中华传统医学养生丛书

养好五脏
不生病

刘莹 ◎ 编著

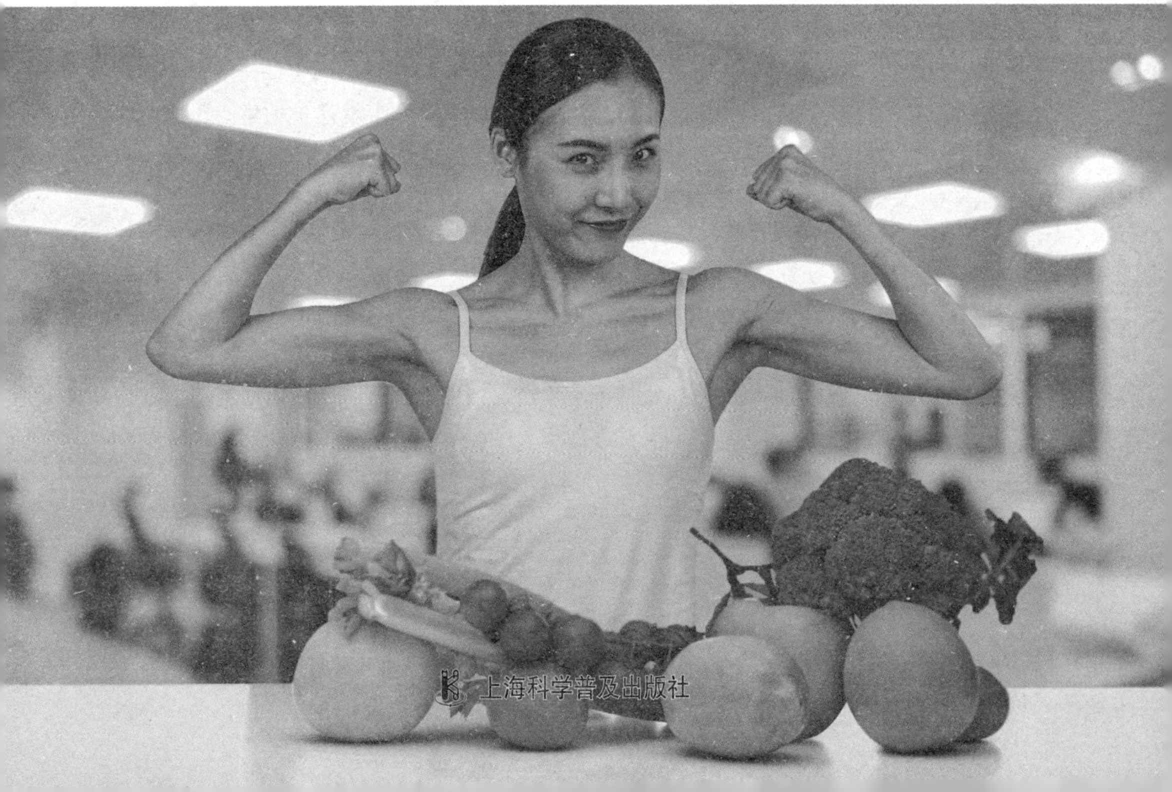

上海科学普及出版社

【前言】

不论是体质养生、饮食养生，还是四季养生，养生的具体方法最终还是落在对五脏的养护上。《黄帝内经》告诉我们，五脏——心、肝、脾、肺、肾是人体生命的核心。其中，心为君主之官，也就是相当于人身体的君主。《黄帝内经》认为君主宁，群臣则安。君主没问题，其他脏腑就没多大的问题，如果君主出现了问题，群臣就乱。所以说，心脏在人体里是非常重要的器官，从养生的角度讲：能把握心脏的平衡是至关重要的；肺呢？《黄帝内经》认为其为相傅之官，也就是宰相。肺位于心的上边，就像辅佐君主的"宰相"一样，主一身之气，协助心脏调节全身的功能活动；肝在《黄帝内经》中被喻誉为"将军之官"。也就是说肝脏相当于一个国家的将军，将军主管军队，是力量的象征。清朝医学家周学海在《读医随笔》中说：医者善于调肝，乃善治百病。由此，我们可以看出肝对人体健康具有总领全局的重要意义；脾在《黄帝内经》中被称之为"谏议之官"，谏议之官是干什么的呢？是给皇上提意见的，可以向皇上提出批评。脾能够知道方方面面的问题都出在哪儿，即"知周"，然后通过自己的作用来把这个问题改善掉。脾在中央，所以它的主要服务对象是心肺；"肾者，作强之官，伎巧出焉"。这个问题非常有趣。"作强之官"到底是什么样的官？前面讲过，心为君主之官，肝为将军之官，肺为相傅之官，脾为谏议之官，这几个"官"都好理解。那么这个"作强之官"到底是什么官？其实，这个作强之官，就是指大力士。"作强之官"大力士就是来护佑心、护佑君主的，如果心有问题、心得病，有可能就是肾护佑心的功能出问题了。

所以说，五脏是人体生理功能的核心，身体所有的问题几乎都同五脏有关系。为了能使五脏发挥正常的功能，远离疾病，我们特意编写了《养好五脏不生病》一书。

本书内容分为五章，分别介绍了五脏的生理功能，并通过合理的饮食、四季养生、时辰养生、情志养生、运动养生、经络养生，以及疾病防治，来讲述怎样养好五脏身体才能健康。我们本着通俗易懂的原则，深入浅出地阐述了五脏养生的理论和方法。书中的养生方简单易学，只要你坚持，就能使你轻松养好五脏，享受健康生活。

生活养生，重在细节。希望本书能使你学会做自己的保健师，乐享健康和幸福的人生历程。

编者

目录

【第一篇】 心为君主之官，养好心脏身体气血足

第一节　认识心脏的生理功能

认识心脏 / 2
心脏的功能有哪些 / 2
中医眼中心脏的生理功能 / 3

第二节　五色养五脏，红色食物最养心

赤入心，多吃红色食物养心脏 / 5
苦味食物，能有效降泻心火 / 6
以脏补脏，中医认为吃啥补啥 / 8
养好心脏要做到合理膳食 / 10
贪杯伤身又伤心 / 11
警惕经常饱餐对心脏的伤害 / 12

第三节　四季养生，注意心主夏

心主夏，夏季养生应养心 / 13
夏季既养"心阳"又养"心阴" / 14
夏季养心的食疗 / 15
夏季养心练"呵"字功 / 16
夏季宜做养心功法 / 17
夏季养心气应"热"着过 / 18
夏季，帮助心脏恢复健康 / 20

第四节　时辰养生，午时养心最适宜

午时，养心记得要小憩 / 21
科学午睡有益健康 / 22
伏案午睡损害健康 / 23
午餐养心的科学饮食 / 23
练练午时养心静坐功 / 25

第五节　情志养生，心在志为喜

心在志为喜，过喜伤心 / 26
抑郁情绪最易伤"心" / 27
过分激动不利于心脏健康 / 29
心理超负荷影响你的健康 / 29
弈棋养情志，善弈者长寿 / 30
垂钓有益于身心 / 31
练习书法学养心 / 32

第六节　运动养生，生命在于运动

心脏养生多去散步 / 33
慢跑，跑出强劲心脏活力 / 34
骑车，锻炼出来的坚强"心脏" / 35
游泳，效果最好的有氧运动 / 36
做做心脏养护操 / 37

第七节 经络养生，小穴位大健康

手少阴心经上的穴位 / 38
极泉——冠心病、肺心病的名穴 / 40
神门与内关
　　——失眠、心悸可按腕上穴位 / 41
通里、少府——按摩可平定情绪 / 42
少冲——点按去除夏季心烦燥热 / 42

第八节 疾病防治，小"心"没问题

冠心病——对身心伤害很大 / 44
心肌梗死——威胁患者的定时炸弹 / 51
心绞痛——心痛时千万别大意 / 54
心悸——心慌是不是一种病 / 59

【第二篇】 肝为将军之官，养肝需喜条达恶抑郁

第一节 认识肝的生理功能

肝脏的位置在哪里 / 64
肝脏的功能有哪些 / 64
中医眼中肝脏的生理功能 / 66

第二节 五色养五脏，青色食物最养肝

青入肝，多吃青色食物养肝脏 / 70
酸养肝，酸味食物滋肝阴，养肝血 / 73
吃肝补肝，适量食用有益于肝脏 / 75
养肝需要注意营养平衡 / 76
常食用养肝的食物 / 77

第三节 四季养生，注意肝主春

春季养肝正当时 / 78
春天养肝护肝注意三点 / 79
春季养肝重在睡眠 / 80

春季养生调肝气 / 80
春季养肝应注意情绪舒畅 / 81
春季养肝应注意多锻炼 / 81
不同体质的养肝方法不一 / 82

第四节 时辰养生，丑时养肝最适宜

丑时保证深度睡眠 / 83
临睡前泡脚有益于肝脏 / 84
安心睡眠，营造舒适环境 / 85
开灯睡觉不利于健康 / 85
充足睡眠对于肝脏的益处 / 86

第五节 运动养生，养肝别忘了运动

缺乏运动伤害你的肝脏 / 87
练练养肝八段锦 / 88
做做养肝保健操 / 91
保肝护肝强肝功 / 92
立位运动的养肝护肝法 / 92

第六节 情志养生，肝在志为怒

中医认为怒伤肝 / 94
心烦意乱易引起肝火旺 / 95
学会自我引导情绪 / 96
宽容忍让，心怀宽广 / 97
戒怒，养生第一要素 / 98
培养积极乐观的态度 / 98

第七节 经络养生，小穴位大健康

足厥阴肝经的穴位 / 100

太冲穴——最值得人心生敬畏的穴位 / 103
蠡沟穴——妇科病的救星 / 107
期门穴、行间穴——拯救肝脏的功臣 / 107

第八节 疾病防治，肝为五脏之贼

乙肝——危害极大的一种疾病 / 109
脂肪肝——文明的富贵病 / 112
肝硬化——曾经肝病的终点站 / 117
肝癌——生命的一大杀手 / 122

【第三篇】脾为后天之本，养生首先记得养脾胃

第一节 认识脾的生理功能

认识一下脾脏 / 128
西医认为脾的生理作用 / 128
中医眼中脾的生理功能 / 129
脾的生理特性有哪些 / 131

第二节 五色养五脏，黄色食物最养脾

多吃黄色食物最养脾 / 133
甘入脾，养脾吃些甘味食物 / 136
健康养脾注意饮食有节 / 137
清淡饮食，脾以素为常 / 139
合理三餐有助于脾胃健康 / 141
细嚼慢咽最养脾胃 / 143

第三节 四季养生，注意脾主长夏

脾主长夏，长夏最宜养脾 / 145
长夏的科学起居调养 / 146
长夏科学饮食 / 147
长夏清补正当时 / 147
长夏养生健脾小动作 / 148

第四节 时辰养生，巳时养脾最适宜

巳时养脾，脾好消化好 / 150
巳时是老年人活动的最佳时段 / 151
流口水有可能是脾虚的缘故 / 152
巳时消化好，工作效率高 / 153
巳时动动脚趾健脾胃 / 153
巳时叩穴步行促消化 / 155

第五节 情志养生，脾在志为思

过思伤脾要注意 / 156
过度劳累会伤脾胃 / 158
压力过大会对脾胃造成伤害 / 159
笑是脾胃最好的医生 / 161
怎样让脾胃不生气 / 163
学会休闲养生养脾胃 / 164

第六节 运动养生，常运动脾常健

叩齿咽津健脾又养肾 / 166
上班一族放松肩部养脾胃 / 167
有益于脾胃健康的医疗体操 / 169
练好呼字功培脾气 / 171
延年九转法，健脾养胃 / 172

五禽戏，熊戏最宜养脾胃 / 174

第七节 经络养生，小穴位大健康

足太阴脾经的穴位 / 178
公孙穴——按揉治消化不良、胃反酸、妇科病 / 183
商丘穴是人体自有的消炎大药 / 183
阴陵泉、百会、印堂——夏季的养生大穴 / 184
阴陵泉和足三里——有效消除黑头 / 184

第八节 疾病防治，脾胃虚弱杂病生

糖尿病——人类健康的第三大杀手 / 186
肥胖——减少疾病拒绝肥胖 / 191

【第四篇】 肺为相傅之官，娇脏还需"娇"着养

第一节 认识肺脏的生理功能

认识一下肺脏 / 196
肺的主要生理功能有哪些 / 196
了解肺的生理特性 / 198

第二节 五色养五脏，白色食物最养肺

养肺宜多食用白色食物 / 200
辛入肺，食用过多小心伤肺 / 203
以脏补脏，以肺养肺 / 203
润燥养肺常食用秋梨膏 / 205

抗秋燥别忘记多喝水 / 208

第三节 四季养生，注意肺主秋

肺主秋，秋季到来应养肺 / 209
秋天要适当的冻一冻 / 210
秋季冷浴，可保证阴精内敛 / 212
秋季的自我按摩养生方法 / 213
秋季预防感冒5个妙招 / 214
养秋膘的科学方法 / 215
秋季中医如何"灭火" / 216

第四节 时辰养生，寅时养肺最适宜

寅时养肺，肺好气血足 / 218
寅时醒来睡不着的方法 / 219
小心寅时心脏病猝死 / 220
寅时要熟睡才能养生 / 221
寅时肺易受寒，注意保暖 / 222

第五节 情志养生，肺在志为忧

过度悲忧，小心伤肺 / 223
悲则气消，养肺切勿过悲 / 224
悲伤过度，适宜哭泣 / 225
长吁短叹，缓解心中压力 / 226
喜胜悲，快乐的情绪能驱走忧伤 / 227
对抗抑郁的"灵丹妙药" / 228

第六节 运动养生，"肺"常运动益健康

腹式呼吸，健康你的肺 / 230
大喊大叫不但益肺还能养胃 / 231

练习一下呼吸保健操 / 232
做做养肺功 / 232
冷水浴，抗寒健体又健肺 / 233

第七节 经络养生，小穴位大健康

手太阴肺经上的穴位 / 236
按揉鱼际穴保肺平安 / 239
点揉太渊穴可补肺气 / 240
经渠穴——治疗咳嗽的万能穴 / 240
点按孔最好处多 / 240
中府——肺健康的镜子 / 240
列缺穴——疏卫解表最有效 / 241

第八节 疾病防治，肺腑之殇应谨记

支气管哮喘——及早预防才是硬道理 / 242
急性支气管炎——及早治疗防慢支 / 245
慢性支气管炎——预防慢支请勿吸烟 / 249
肺炎——肺炎损害健康危害大 / 253
肺癌——严重危害健康的恶性肿瘤 / 256

【第五篇】肾为先天之本，养好肾脏就是养健康

第一节 认识肾脏的生理功能

肾脏的形态和位置 / 260
肾脏的生理作用 / 261
中医眼中肾的生理功能 / 262

第二节 五色养五脏，黑色食物最养肾

黑色入肾，多食黑色食物养肾 / 265
咸味食物善养肾 / 267

补肾宜少吃动物肾脏 / 268

补肾气多吃温暖的食物 / 269

养肾请记得一定要多喝水 / 270

五型人养肾的饮食法则 / 271

第三节 四季养生，注意肾主冬

冬季补肾正当时 / 273

冬季补肾冷热有度 / 275

冬令进补避免四大误区 / 276

冬季进补要对症 / 277

进补养肾养阳气 / 279

冬季按摩三穴可健肾固精 / 280

第四节 时辰养生，酉时养肾最适宜

酉时养肾，肾经决定生命长短 / 281

酉时发低烧可能是肾气大伤 / 282

酉时养肾要休息，忌过劳 / 283

酉时练舌亦能养肾 / 283

酉时养肾保健小妙方 / 285

酉时补肾找准穴位 / 286

第五节 情志养生，肾在志为恐

肾在志为恐，过恐伤肾 / 288

过恐伤肾，以思胜恐 / 289

心理压力过大影响肾脏 / 290

得了肾病的心理保健 / 291

肾病患者如何调节情绪 / 291

第六节 运动养生，不但强身还健肾

仰卧起坐运动补肾虚 / 293

健肾，练练躺卧补肾操 / 294

缩肛护肾又壮阳 / 295

抖肾，瞬间的强肾法 / 296

健肾也可以练练瑜伽 / 297

练习一下益肾固精功 / 299

第七节 经络养生，小穴位大健康

足少阴肾经的穴位 / 301

太溪、复溜、涌泉各显神通 / 307

太溪穴——滋阴补肾治咽炎，阴冷阳痿不用愁 / 309

照海穴——滋肾清热又降火 / 309

水泉穴——专治小便不利 / 311

第八节 疾病防治，肾有疾身有恙

急性肾炎——早治疗预后一般良好 / 312

慢性肾炎——小心转为肾衰 / 316

阳痿——男人的难言之隐 / 319

早泄——是肾虚在作怪吗 / 324

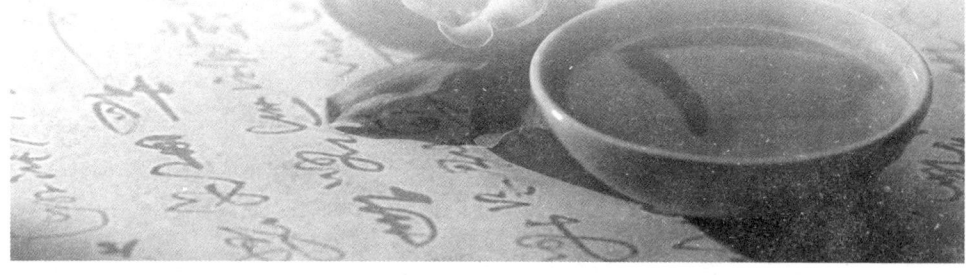

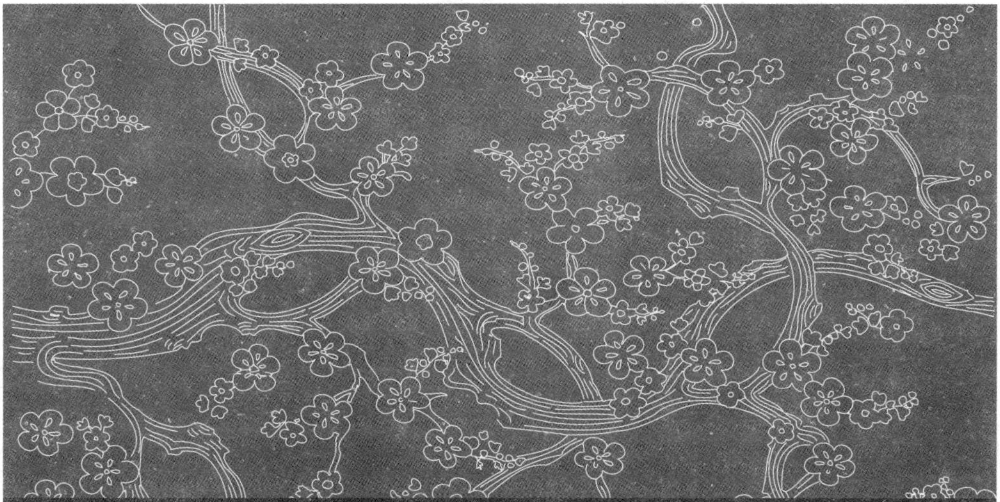

【第一篇】
心为君主之官，养好心脏身体气血足

篇首语

君主是封建王朝对皇帝的尊称，由于《黄帝内经》认为"心者，五脏六腑之大主"，故把心脏喻为君主，以示心功能正常与否对人体健康的重要性。心的功能是：为十二官之主宰，情志思维活动的中枢，主血脉循环，为人体生命活动的中心。

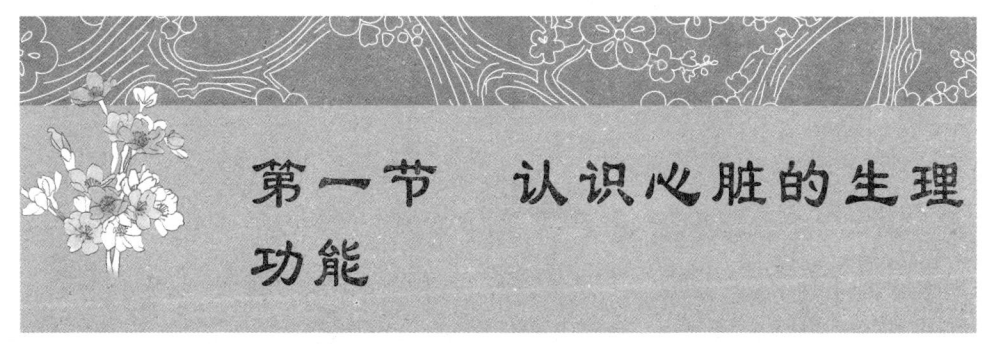

第一节 认识心脏的生理功能

认识心脏

心脏位于胸腔内，膈肌的上方，两肺之间，约2/3在中线左侧。心脏如一倒置的前后略扁的圆锥体。心尖钝圆，朝向左前下方，与胸前壁邻近，其体表投影在左胸前第五肋间隙锁骨中线内侧1～2厘米处，故在此处可看到或摸到心尖搏动。心底较宽，大血管由此出入，朝向右后上方，与食管等后纵隔的器官相邻。心脏壁是由心肌组成的，以每分钟大约70次的节律自动收缩，从而将血液运输到全身各组织。心脏实际上是由两个血液泵系统连接而成的。每个血液泵又由两部分组成：上方的称为心房；下方的称为心室。血液从心房进入心脏，然后流入下方的心室中。心室将血液泵出心脏。通过心脏的工作，右心室输送血液到肺，血液流经肺部后回到左心房，再通过左心室输送至全身。

心脏的功能有哪些

心脏作为人体的泵器官，推动血液流动，向器官、组织提供充足的血流量，以供应氧和各种营养物质，并带走代谢终产物（如二氧化碳、尿素和尿酸等），使细胞维持正常的代谢和功能。体内各种内分泌激素和一些其他体液因素，也要通过血液循环将它们运送到靶细胞，实现机体的体液调节，维持机体内环境的相对恒定。此外，血液防卫功能的实现，以及体温相对恒定的调节，也都依赖血液在血管内的不断循环流动，而血液的循环是由于心脏"泵"的作用实现的。心脏的作用是巨大的，例如一个人在安静状态下，心脏每分钟跳动70次左右，每次泵血70毫升，则每分钟约5升血，如此推算一个人的心脏一生泵血所做的功，大约相当于将3万千克重的物体向上举到喜马拉雅山顶峰所做的功。

中医眼中心脏的生理功能

心为神之主，脉之宗，起着主宰生命活动的作用，故《素问·灵兰秘典论》称之为"君主之官"。心居于胸腔，横膈膜之上，有心包卫护于外。心的生理功能主要有两方面：一是主血脉，二是主神志，并与舌、面等有联系。心与小肠互为表里。

心主血脉

中医学认为，全身的血脉都属于心，心的生理功能是否正常，可以显露于面部的色泽变化。心脏有规律地跳动，与心脏相通的脉管亦随之产生有规律的搏动，称之为"脉搏"。在人体的某些部位，可以直接触及脉搏的跳动，例如颈侧部（人迎脉）、腕部（寸口脉）等可触及。中医通过触摸这些部位脉搏的跳动，来了解全身气血的盛衰，作为临床诊断疾病的依据。心脏的搏动还可以在左乳下触及（相当于西医二尖瓣听诊位置），中医将此部位称之为"虚里"。触摸虚里的跳动，有助于对心脏病的诊断。

心藏神，主神志

在中医学中，广义的神是指人体生命活动的外在表现，是对人体生命活动的高度概括。它可以通过人的眼神、表情、语言、动作等反映于外，又称为"神气"，是中医望诊的重要内容。狭义的神是指人的精神、意识和思维活动。心主神志，主神明，即是指狭义的神。《素问·灵兰秘典论》第八篇称，"心者，君主之官也，神明出焉"。心主神志的生理功能正常，则精神振作，神志清晰，思维敏捷，对外界信息的反应灵敏而正常。反之，即可出现精神意识思维活动的异常，从而出现失眠、多梦、神志不宁，甚则谵狂；或出现反应迟钝、健忘、精神萎靡，甚至昏迷，不省人事等临床表现。

心开窍于舌

舌为心之苗。舌的功能是主司味觉，表达语言。而味觉的功能正常和语言的正确表达，则有赖于心主血脉和心主神志功能的正常。如心的功能正常，则舌质红润，舌体柔软，语言清晰，味觉灵敏。如心神志功能异常，则见舌强语謇，或失语等。心在体合脉，其华在面。脉的生理功能可概括为两个方面：一是气血运行的通道，即血脉对血的运行有一定的约束力，使之循着一定方向、一定路径而循环贯注，流行不止。二是运载水谷精微，以布散周身，滋养脏腑组织器官。这些功能全赖于心主血脉的生理功能。其华在面，是指心的生理功能是否正常，以及气血的盛衰，可以从面部色泽的变化而显露出来。如心气旺盛，血脉充盈，则面部红润光泽；如心气不足，则可见面色发白、晦滞。

心与小肠相表里

心与小肠通过经脉的络属构成表里关系。心脉属心，下络小肠，小肠之脉属小肠，上络于心，心属里，小肠属表。两者经脉相联，故气血相通。生理情况下两者相互协调，心之气通于小肠，小肠之气亦通于心。在病理情况下则相互影响，如心火过旺时，除表现口烂、舌疮外，还有小便短赤、灼热疼痛等小肠热证和证候，叫做"心移热于小肠"。若小肠实热，亦可顺经上于心，则可出现心烦，舌尖糜烂等症状，治疗上即要清泻心火，又要清利小肠之热，相互兼顾，才能取得良好的疗效。

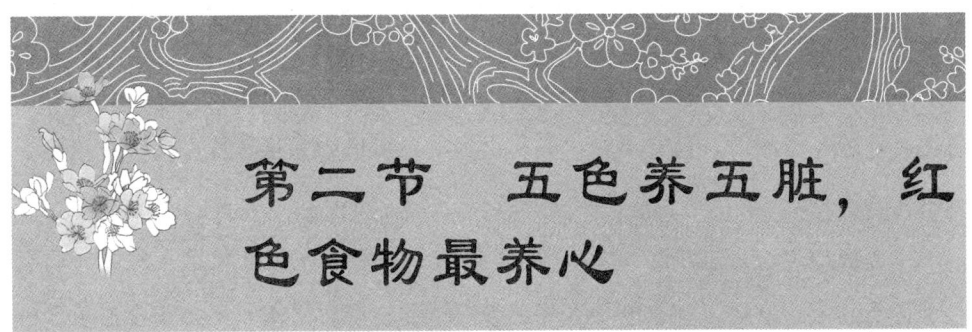

第二节 五色养五脏，红色食物最养心

赤入心，多吃红色食物养心脏

中国人说："民以食为天"。从身体健康来讲，饮食是健康的基础，要合理膳食。中医认为"药食同源"，不同颜色的食物既可以治疗不同的疾病，又可以保证自身血"质"良好。例如，心功能不好的人可多食红色食物；肝功能不好的人可多食绿色食物；脾功能（消化功能）不好的人可多食黄色食品；肺功能不好的人可多食白色食品；肾功能不好的人可多食黑色食品。

《黄帝内经》中讲到"赤入心"。即如果用五色来配五脏的话，那么，赤色配属于心脏。常见的红色食品主要包括胡萝卜、红辣椒、番茄、西瓜、山楂、红枣、草莓、红薯、红苹果等。这些红色食物含有丰富的维生素C和维生素A，能增强人的体力和缓解因工作和生活压力造成的疲劳。尤其是番茄红素有独特的氧化能力、保护体内细胞、使脱氧核糖核酸及免疫基因免遭破坏、减少癌变危害、降低胆固醇、防止便秘。此外，红色食品还能为人体提供丰富的优质蛋白质和大量无机盐、维生素以及微量元素，对心血管具有保护作用，可大大增强人的心脏和气血功能。

例如，红枣。在《本经》中记载："红枣味甘性温、归脾、胃经，有补中益气、养血安神、缓和药性的功能"。现代药理学发现，红枣含有维生素C和维生素A、蛋白质、脂肪、糖类等丰富的营养成分，具有保护肝脏、增强体力的作用，对于胃部虚弱、食欲不振，脾脏功能不好、心律不整等一切虚证有助益。

还有红薯。红薯在北京叫白薯，或者是甘薯，山东叫地瓜，还有的地方叫番薯等。红薯味道甜美，营养丰富，又易于消化，可供给大量热量，所以有的地区把它作为主食。

红薯富含钾、β-胡萝卜素、叶酸、维生素C和维生素B_6，这5种成分均有助于预防心血管疾病。钾有助于人体细胞液体和电解质平衡，维持正常血压和心脏功能。β-胡萝卜素和维生素C有抗脂质氧化、预防动脉粥样硬化的作用。补充叶酸和维生素B_6有助于降低血液中高半胱氨酸水平，后者可损伤动脉血管，是心血管疾病的独立危险因素。

需要注意的是，由于一次性不宜吃太多红薯，所以红薯的食用方法也是大有讲究。首先，生吃红薯不好，因为生红薯中淀粉的细胞膜没有经过高温破坏，很难在人体中消化。其次，红薯也不宜单吃。可以把红薯和米面搭配食用，并控制一次的食用量；其次，吃红薯时可以搭配一些咸菜、咸汤作为中和。另外，可以用少量的明矾溶液、碘盐水浸泡生红薯，然后再加工成各种熟食。

苦味食物，能有效降泻心火

中医认为"药食同源"，也就是说我们日常生活中的大多数食物既是美味也是良药，吃对了不仅可以果腹，还能够养生疗疾。吃得得当，饮食便是最直接的养生。只要合理地摄取食物中的营养，便能增进健康、强壮身体、预防疾病，达到延年益寿的目的。

五味入胃以养五脏，酸入肝、辛入肺、苦入心、咸入肾、甘入脾，是为五入。人们在通过食物摄取酸、辛、苦、咸、甘五味食品时大致是平衡的，其中当属"苦"味最不受欢迎，"吃苦"历来总与"受罪"相提并论，但是苦味食品可入心经而降泻心火，是养心饮食之首选。苦味食品就存在于日常饮食中，如苦瓜、苦丁茶、菊花茶、金银花、咖啡、啤酒、芹菜叶、莴苣（莴笋）、生菜、杏仁、荞麦、莲子芯等，只要我们合理选择食用，"苦"就能为"心"保驾护航。

例如，苦瓜。苦瓜以味得名，因苦字不好听，粤人又唤做凉瓜。它形如瘤状突起，又称癞瓜；瓜面起皱纹，似荔枝，遂又称锦荔枝。夏秋季节都可吃到苦瓜，用作配菜佐膳，不觉得苦。南方人将苦瓜切片，晒干贮存，暑天感冒时可以食用。苦瓜是药食两用的食疗佳品。苦瓜与其他食物一起煮、炒，从不会把苦味传给别的食物，所以又有"君子菜"的美称。

一般来说，到了夏季的时候需要多吃些苦瓜。这是因为立夏过后，气温逐渐攀升，暑湿之毒日益强盛，影响人体健康，人们难免觉得烦躁上火，食欲也会有所下降。中医立夏饮食原则是"春夏养阳"，养阳重在养心，顺应春夏之交养心的生理特点，苦瓜就是清心降火的佼佼者。《本草纲目》记载苦瓜能"除邪热，解劳乏，清心明目"。中医认为，苦瓜味甘、苦，性寒，具有清热解毒、滋肝养血、益气壮阳、清心明目、止立润肺、补脾胃的功效。在日常生活中适当地食用，对高血压、心脏病、糖尿病、便秘、肾炎、前列腺增生、眼底出血、皮肤粗糙、咽喉肿痛、肥胖症、疥疮等大有裨益。现代医学研究证明，苦瓜具有降血糖、降血压、调节血脂、提高免疫力的作用。

还有苦丁茶，它是冬青科冬青属苦丁茶种常绿乔木，俗称茶丁、富丁茶、皋卢茶，主要分布在广东、福建等地，是我国一种传统的纯天然保健饮料佳品。苦丁茶中含有苦丁皂苷、氨基酸、维生素C、多酚类、黄酮类、咖啡碱、蛋白质等200多种成分。其成品茶清香而味苦后甘凉，具有清热消暑、明目益智、生津止渴、利尿强心、润喉止咳、降压减肥、抑癌防癌、抗衰老、活血脉等多种功效，素有"保健茶"、"美容茶"、"减肥茶"、"降压茶"、"益寿茶"等美称。

苦丁茶的药用效果非常明显,中医认为,它具有散风热、清头目、除烦渴的作用,可用来治疗头痛、牙痛、目赤、热病烦渴、痢疾等。现代药理研究则证明,苦丁茶中不仅含有人体必需的多种氨基酸、维生素及锌、锰等微量元素,还具有降血脂、增加冠状动脉血流量、增加心肌供血、抗动脉粥样硬化等作用,对心脑血管疾病患者的头晕、头痛、胸闷、乏力、失眠等症状均有较好的防治作用,因此备受中老年人的青睐。

虽然苦味食物能让你远离上火的烦恼,但是也不能吃得过多。因为吃得太多或者长期食用,容易伤损脾胃,引起恶心、呕吐等不适,并且苦味食物吃得太多也会损人阴液。中医讲,"苦入心,化燥伤阴",因此特别要提醒老年人,如果一向形体消瘦,有手足心热、午后低热、夜间盗汗等阴虚体质表现的人,选择苦味食品时一定要慎重。

以脏补脏,中医认为吃啥补啥

在人体内脏发生病变时,用相应的动物脏器来治疗,或单独使用,或配伍使用,往往能收到一定的疗效,这就是中医"以脏补脏"的理论。用老百姓的话说就是"吃啥补啥"。

"以脏补脏"的说法由来已久,早在商朝的《汤液论》中,就有了这方面的记载。著名医学家李时珍在《本草纲目》中曾对"以脏补脏"的理论有精辟的论述,他指出"以胃治胃,以心归心,以血导血,以骨入骨,以髓补髓,以皮治皮",对于治疗疾病及养生都有重要的指导意义。

"以脏补脏"是基于中医"同气相求"、"以类补类"等理论的。中医学认为,动物脏器气味醇厚,为血肉有情之品,较草本药物更易被人体吸收,因而能迅速起效,尤其在调养、补益方面效果明显,且在形态、组织、功能上与人体脏器十

第一篇 心为君主之官，养好心脏身体气血足

分相似，所谓"同气相求"。

现代研究表明，各种动物（包括人类）的脏器对不同元素，尤其是微量元素都有不同的亲合力。人和动物相同的脏器对微量元素的亲合力是大体相同的，如心脏对钴，眼对锌，骨骼对钙、镁，肝和肾对铁、锌等。当人体内的微量元素失衡或某些组织器官缺乏微量元素，利用动物的相应脏器补充相对不足的元素，可以维持人体内元素间的平衡，从而达到治疗或缓解疾病。

就心脏的养生而言，这里以猪心为例进行说明。猪心能补心，治疗心悸、心跳、怔忡。据现代营养学分析证明，猪心是一种营养十分丰富的食品。它含有蛋白质、脂肪、钙、磷、铁、维生素B_1、维生素B_2、维生素C以及烟酸等，这对加强心肌营养，增强心肌收缩力有很大的作用。临床有关资料说明，许多心脏疾患与心肌的活动力正常与否有着密切的关系。因此，猪心虽不能完全改善心脏器质性病变，但可以增强营养心肌，有利于功能性或神经性心脏疾病的痊愈。

我们说以脏补脏，千万要注意"过犹不及"。否则，动物内脏不仅能成为通治百病的灵丹妙药，还会引起副作用。不偏食、不挑食，加强综合调理的意识，人体脏器的健康不是单一的，而是需要多种营养物质的支持，以防止人为形成的营养不平衡。另外，还需要注意的是所用的内脏、组织器官必须是无病动物的新鲜内脏和组织器官；为提高脏器的功效，在食用卫生的原则下，一般不要煮得太熟烂，烹调时应少放盐或不放盐及其他佐料。

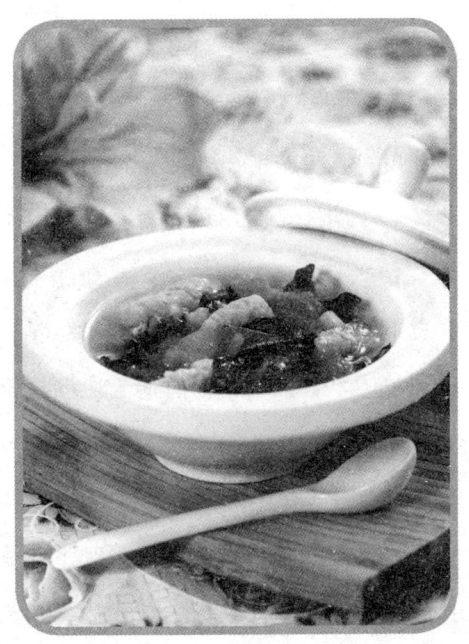

养好心脏要做到合理膳食

按照我国人民的生活习惯和膳食结构特点,参考中国营养学会建议,专家们概括为两句话:

膳食中的一、二、三、四、五,餐桌上的红、黄、绿、白、黑。

1. "一"指每日1袋牛奶。正常人每日需摄入800毫克钙,而我国膳食中含钙一般为500毫克,每袋牛奶含钙约为300毫克,刚好补齐。除含钙外,牛奶蛋白质为优质蛋白质,有轻度降低胆固醇的作用,增强人体免疫力,提高大脑工作效率,还对儿童身高、体重、智力、皮肤光泽度有明显的益处。饮奶应从1岁开始,终身饮用,饮奶腹泻者可改用酸奶或双倍量豆浆替代。

2. "二"指每日250克糖类,相当于主食300克。也可根据个体情况适量增减,糖类应占全天总热量的50%~60%。调控主食可起到调控血糖、血脂和体重的作用。

3. "三"指每日3份高蛋白质食品,相当于每千克体重蛋白质1~1.5克。每份高蛋白质食品相当于50克瘦肉,100克豆腐,1个大鸡蛋,25克黄豆,100克鱼虾或100克鸡鸭。过多的蛋白质对肠道、肾脏是一种负担。

4. "四"是四句话:有粗有细,不甜不咸,三、四、五顿,七八分饱。甜食可促使肥胖,诱发糖尿病、高血脂,高盐饮食诱发高血压,故应少进甜食,每日摄盐6克左右。三、四、五顿指总量控制,少食多餐。七八分饱是控制血糖值峰的最好办法,而心脑血管病与血糖峰值关系密切。

5. "五"是500克蔬菜、水果。我国营养学会建议每日摄入400克蔬菜、100克水果,补充维生素、微量元素和纤维素。

6. "红"是指葡萄酒,每日50~100毫升,能升高高密度脂蛋白,减轻老年人动脉硬化。其他像白葡萄酒、米酒、啤酒,也可饮用。世界卫生组织(WHO)的口号:酒越少越好。另外,每日可吃1~2个番茄,番茄也为红色食品。

7. "黄"是指黄色食物,胡萝卜、南瓜、玉米、红薯、西瓜,这些食品富含维生素,尤其是维生素 A,而我国人民膳食结构中缺乏维生素 A、维生素 B_2 等。

8. "绿"是指绿茶,茶有抗氧自由基、抗动脉硬化及防癌作用,有些茶类还有降压、降脂、减肥作用,并有调节情绪、修身养性之功效。

9. "白"是指燕麦,有研究表明,燕麦有降胆固醇、降三酰甘油、润肠通便的作用,燕麦比大米有更丰富的蛋白质和赖氨酸。

10. "黑"是指黑木耳,它有显著的抗凝作用,有助于防治冠心病、脑血栓、老年痴呆。每日摄入 10～15 克黑木耳,可明显减少血小板聚集、抗凝血、降低胆固醇。

贪杯伤身又伤心

大量饮酒会严重损害人体健康。研究表明,大量饮酒会损害人体一切细胞。饮酒直接损害肝细胞,致肝细胞变性;可刺激胃肠黏膜,引起糜烂、出血、癌变等;会明显增加心脏和肝脏的负担,可直接损害心肌,导致心肌能量代谢障碍,抑制脂蛋白脂肪酶,使肝脏合成低密度脂蛋白(LDL)增加、血中低密度脂蛋白消除减慢,使三酰甘油(TG)浓度升高,从而加速动脉粥样硬化。

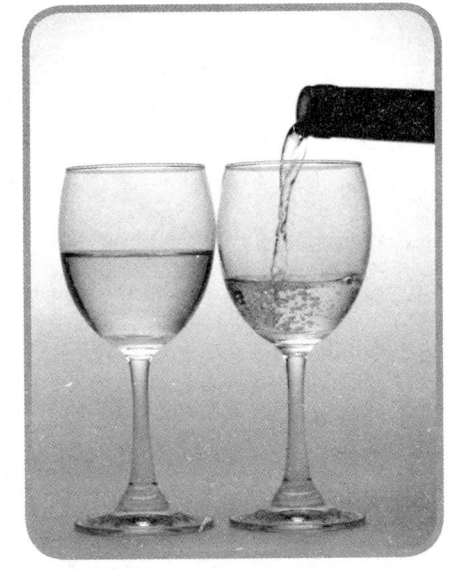

调查研究证明,大量饮酒对患有心脏病的患者极为不利。这是因为大量饮酒可导致血液中的三酰甘油升高,易诱发心绞痛及心肌梗死;空腹过量饮酒,可刺激中枢神经,引起心跳加快,血液循环量

增加，心肌耗氧量增加，同时空腹又处于低血糖状态，更无法满足心肌供血的需要，均可导致心绞痛发作；睡前大量饮酒，特别是饮烈性酒更危险，因它可导致呼吸神经麻痹，使呼吸不畅或阻塞，从而导致心肌缺氧而发生心肌梗死，甚至导致突然死亡。

长期过度饮酒可以引起以心脏排血量降低为特征的心肌病，被称为酒精性心脏病。

所以，想养好你的心就要注意不要贪杯误事，但是建议可以偶尔喝点红酒。这是因为导致心血管病的罪魁祸首是血液中高含量的胆固醇和血脂。葡萄酒中高含量的多酚类物质——白藜芦醇可减低血液中的低密度脂蛋白胆固醇（坏胆固醇）和血脂的含量，从而减轻动脉粥样硬化和心脏病。另外，它还含有超强抗氧化剂，可清除身体中产生的自由基，保护细胞和器官免受氧化，令肌肤恢复美白光泽，所以葡萄酒有"老年人的牛奶"之称。

警惕经常饱餐对心脏的伤害

在对动物的实验中发现，以扩张胃来模拟饱餐试验，在冠状动脉正常条件下，可引起血压升高，心肌耗氧量增加，同时冠状动脉扩张，冠状动脉血流量增加。在冠状动脉狭窄条件下，胃扩张后，虽然血压增高和心肌耗氧量增多的情况与以上相同，但冠状血管却收缩，血流量减少，从而会进一步加重心肌缺血的症状，并可导致各类心律失常的发生。对于人类而言，饱餐后血中的儿茶酚胺增高，这种物质极易诱发冠状动脉的痉挛，使冠状动脉血流急剧减少，引起心绞痛，甚至心肌梗死。

据资料显示，饱餐是猝死的重要诱因，在猝死有诱因的可查病例中，50％以上是由于饱餐引起。所以冠心病患者应避免暴饮暴食，以防心绞痛、心肌梗死和猝死的情况发生。

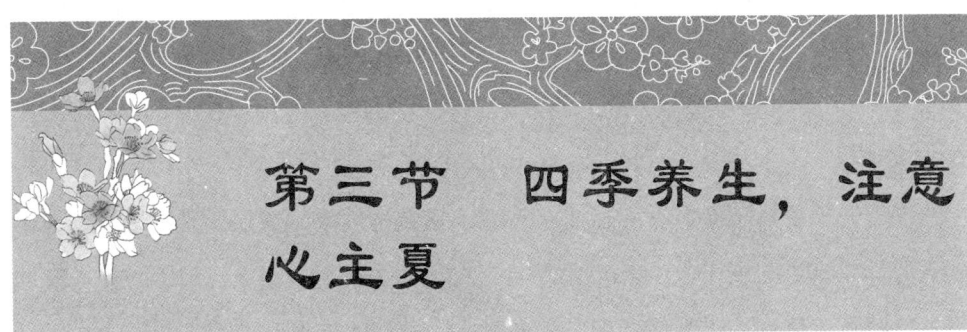

第三节 四季养生,注意心主夏

心主夏,夏季养生应养心

夏天的三个月,谓之蕃秀,是自然界万物繁茂秀美的时令。此时,天地之气相交,植物开花结实,长势旺盛。夏天分为孟夏、仲夏、季夏,就是农历的四、五、六这三个月,这个时候天地之气上下交合,阳气特别旺盛。万物繁荣秀丽,在这阴阳气交会的季节里开花结果。养生自然也在顺应季节的变化而注重养心、养阳。

人体五脏中,心与夏季相同。也就是说,夏季的气候特点有益于心的生理功能,并可保证其正常发挥。《素问·脏气法时论》指出:"心主夏",《素问·六节藏象论》里也讲:"心者,生之本,神之变也;其华在面,其充在血脉,为阳中之太阳,通于下气"。正如诸多医家所指"夏主火,内应于心"。既然心与夏季相应,那么夏季养生的关键自然就是养心了。

 静养

夏养心首先要做到让心静下来,即俗话说的"心静自然凉",清心寡欲、闭目养神都有利于"心"的养护。而听悠扬的音乐、看优美的图画,或钓鱼、打太极拳等缓慢运动,都有利于调节精神、保持心情舒畅。心静自然凉这种现象是有科学根据的。只要保持心境平和与豁达,自然会有丝丝凉意从心中散发出来。因在心境平静的时候,人的交感神经兴奋性下降,所以分泌的肾上腺素和去甲肾上腺素也就下降，故人体代谢减慢，心率也减慢，躁热感就会减轻。因此，心静自然凉也。

慢养

夏天天气炎热，血液循环加速，心脏容易负担过重，所以夏天要慢养心，不能劳累。只有心先慢下来，呼吸才慢得下来。休息时要减慢生活节奏，使心跳减慢、呼吸频率降低，生命活动的节奏慢下来，心脏才能得到休息。

低温养心

夏天温度高，易导致血流加速、心跳加快而加重心脏负担，所以夏天养生还要躲避高温。中医认为，夏天出汗多，汗为心之液，血汗同源，汗多易伤心之阴阳。加之夏天温度高、出汗过多，不仅易导致心脑缺血，还易引起血液浓缩及血黏度增高而加重心脏负担，所以夏天养心要减少活动强度、避免高温环境。但因夏天又属阳，阳气主泄，所以该出汗时不能"闭汗"，开空调的时间也不能过长。出汗过多时，可喝一点淡盐水缓解。

食养心

夏天宜多吃养心安神之品。如：茯苓、莲子、百合、小枣等。同时，还要多吃养阴生津之品，如：藕粉、银耳、西瓜、鸭肉等。此外，夏天不妨吃点"苦"。因为苦入心，可养阴、清热、除烦，如苦瓜、绿豆等。

夏季既养"心阳"又养"心阴"

老年人在夏天要善于养心阳和心阴。心阳虚是心气虚的发展，心气虚指心脏功能减弱，表现为心慌心跳、胸闷气短、活动后加重，并有出汗。如不注重保养，发展为心阳虚就会出现心慌、气喘加重，而且畏寒肢冷，胸痛憋气，面色发白，舌淡胖、苔白滑，脉弱无力。

第一篇 心为君主之官，养好心脏身体气血足

有心气虚或心阳虚症状的人，夏天尤其应该避免多出汗，以免伤了心阳。可用人参 2～3 克、西洋参 3～5 克泡水饮，或服生脉饮（人参或党参、麦冬、五味子）口服液。

心阴虚则是指心阴血不足，不能濡养心脏而出现的病症。因为血属阴，心阴虚可造成心血虚的症状。心阴虚的主要特点是阴虚阳亢，表现为五心（即胸心、两手心、两足心）烦热、咽干失眠、心慌心跳、舌红、脉细数等。

心阴虚者需要注意少劳累、少出汗、多吃养心阴之品，如西洋参 3 克、麦冬 3～5 克、桂圆肉 5～10 个泡水喝，或吃冰糖大枣小米粥，或吃百合藕粉和银耳莲子羹。

夏季养心的食疗

《素问·四气调神大论》说："夏三月，夜卧早起，无厌于日，使志无怒，使华英成秀，使气得泄，若所爱在外，此夏气之应，养生之道也。逆之则伤心，秋为痎疟，奉收者少，冬至重病"。夏季从生而长，天地气相交，此时应夜卧早起，心志平和，顺应夏长气。若不养其长，则会伤心，心伤则夏无以长，故至秋有阴寒之疟，而奉秋收者少。秋无以收，冬何以藏，故冬至重病。是故养夏长之气，不但为秋收之基，且为冬藏之本。

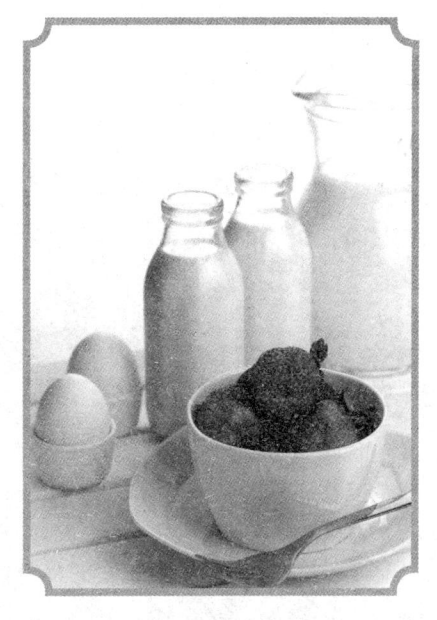

夏属火，其气热，通于心，主长养，暑邪当令，这一时期，天气炎热，暑气迫人，人体阻热偏盛，腠理开泄，汗出过多，耗气伤津。暑为阳邪，其性炎热，升散开泄，体

弱者易为暑邪伤而致中暑。人体脾胃功能此时也趋于减弱，食欲普遍降低，若饮食不节，贪凉饮冷，易致脾阳损伤，出现腹痛、腹泻等脾胃病证；或饮食不洁，易致泄泻、痢疾等肠道疾病和食物中毒。又长夏属土，其气湿，

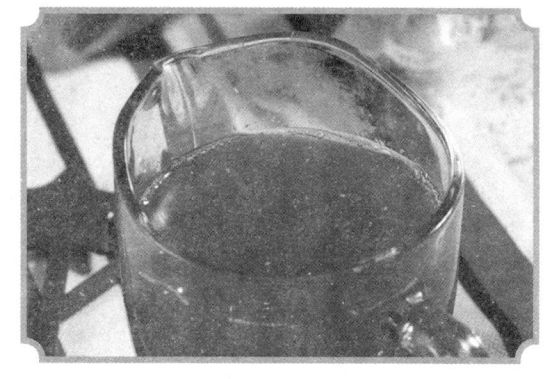

通于脾，湿邪当令。此时每见梅雨季节，阴雨连绵，湿邪充斥，人体易为湿邪所伤，或暑邪挟湿，易患暑湿病证。夏季出汗多，则盐分损失亦多。若心肌缺盐，搏动就会失常。宜多食酸味以固表，多食咸味以补心。

阴阳学说则认为，夏月伏阴在内，饮食不可过寒，如《颐身集》指出："夏季心旺肾衰，虽大热不宜吃冷饮冰雪、蜜水、凉粉、冷粥。饱腹受寒，必起霍乱。"西瓜、绿豆汤、乌梅小豆汤，为解渴消暑之佳品，但不宜冰镇。夏季气候炎热，人的消化功能较弱。饮食宜清淡不宜肥甘厚味。夏季致病微生物极易繁殖，食物极易腐败、变质，肠道疾病多有发生。因此，讲究饮食卫生，谨防"病从口入"。

夏季气候炎热，人的消化功能相对较弱，因此，饮食宜清淡不宜肥甘厚味，要多食杂粮以寒其体，不可过食热性食物，以免助热；冷食瓜果当适可而止，不可过食，以免损伤脾胃；厚味肥腻之品宜少勿多，以免化热生风，激发疔疮之疾。

夏季养心练"呵"字功

孙思邈在《孙真人卫生歌》中，提到夏至的养生方法之一："夏至呵心火自闲"。意思是夏季经常练习"呵"字吐纳功，可以使人心平气静，对于老年人和久病者因气虚、气郁等引起的夏季烦躁不安、咽喉红肿热痛、汗多、手足发热等症状，有缓解和预防作用。

首先将两脚自然分开，与肩同宽，两膝微屈，头正颈直，含胸收腹，直腰拔背。两手臂自然下垂，两腋虚空，肘微屈，两手掌轻靠于大腿外侧。全身放松，两眼微开，平视前方。

如果老年人体力较弱或行动不便，练习时也可采取正直坐姿。

待身体放松、呼吸调顺后，两手缓缓上提至胸肋部时，两手虚握拳，在胸前用力向内击打，但并不相碰。至胸正中线位置时，再收拳回到身体两侧。

随后，手指自然伸展。右手向上托起，如擎重物状；左手心向下，做用力下按状。同时，上半身稍微向右侧转动，仰头缓缓深吸一口气，尽量使气吸到腹部。

待双手就位并开始发力之后，低头缓缓吐气，用力念"呵"字，以尽量吐尽腹中浊气。念时口自然张开，舌顶下腭，感觉到腹肌用力，发声时注意将气一气吐出，不可间断，否则难以起到调理心气的作用。

做完一次"呵"字功之后，将这套动作重复5次，即总共6次。这一过程中，左右手上举和下按的动作交替进行，身体左转和右转也交替进行，注意用力均匀，一般6次往复之后，会感觉到腰腹部微微发热，气血通畅，情绪放松。

夏季宜做养心功法

在夏季，人体的新陈代谢是最活跃的时候，室外活动多，活动量相对增大，加之夏天昼长夜短，天气炎热，故睡眠时间也较其他季节少一些。因而，体内消耗的热量多，血液循环加快，汗出亦多。显而易见，在这个季节，心脏的负担是很重的，倘若不注意对心脏的保养，很容易使心脏受到伤害。因此，中医学的养生理论中，早就有夏季宜养心的说法，在夏季可多做一些有益于心脏的功法。

双手握拳

端坐，两臂自然放于两股之间，调匀呼吸，然后两手握拳，用力紧握。吸气时放松，呼气时紧握，可连续做6次。这种功法具有调节气血的作用，随呼吸而用力，对于调气息及血液循环有好处。而当用力握拳时，可以起到按摩掌心劳宫穴的作用，具有养心的功效。

上举托物

端坐，以左手按于右腕上，两手同时举过头顶，调匀呼吸。呼气时，双手用力上举，如托重物，吸气时放松。如此做10～15次后，左右手交换，再做一遍，动作如前。这种功法的作用是疏通经络，行气活血，活动上肢肌肉关节。

手足争力

端坐，双手十指交叉相握，右腿屈膝，踏于两手掌中，手、脚稍稍用力相争。然后放松，换左腿，动作如前，可交替做6次。这种功法的作用可以去心胸间风邪诸疾，宽胸理气，亦有活动四肢筋骨的作用。

闭目吞津

端坐，两臂自然下垂，置于股上，双目微闭，调匀呼吸，口微闭，如此静坐片刻，待口中津液较多时，便将其吞咽，可连续吞咽3次。然后上下牙叩动（即叩齿）10～15次。这种功法的作用可以养心安神、固齿、健脾。

在夏季，如果天天能够练习养心功法，对于身体健康是十分有益的。在练习时，宜选择安静、凉爽、空气流通的地方，清晨或者夜晚都是锻炼的好时间。年老体弱及心脏功能较弱的人，在夏季尤应多练养生功法。

夏季养心气应"热"着过

老百姓常说夏天不热，冬天不冷，迟早要作病。这是什么意思呢？

冬天由于气血闭藏，储藏营养，为明年的生发做好准备。冬天不很好地储藏阴精，春天就容易得热性疾病。冬天冷的时候毛孔处于闭塞状态，有助于气血内收。夏天热的时候毛孔开放，有助于气血往外走。这时候如果经常开空调，代谢不畅，能不得病吗？

农村很多上百岁的老年人都住平房,因为平房冬暖夏凉,这些老年人得地气,能长寿。在平房里消暑,我们不主张用空调,最好是用扇子,小大由之。现在大家都住楼房,不得不用空调。空调出来的是透骨头的风,年轻人阳气旺盛可能不觉得,男同志过了32岁,女同志过了28岁,再老呆在空调房里,就觉得透骨的

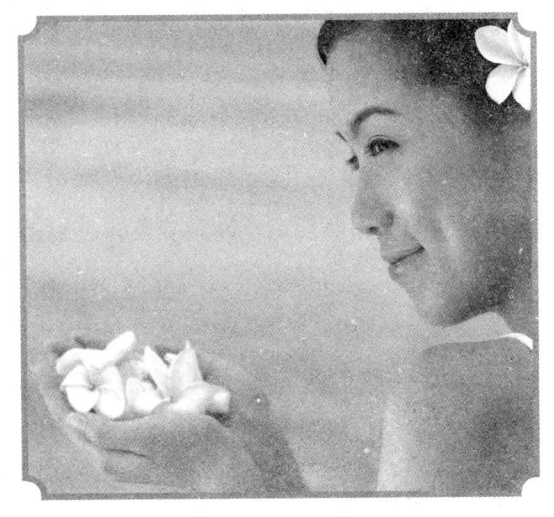

凉气。"虚邪贼风,避之有时"。冬天的热风、夏天的寒风都是和时令季节不同的风,就是贼风,对身体健康特别不利。

我们每个人,如同落叶树,春天的时候开始发芽,气血开始向外走;到夏季,所有的气血到了外面,所以枝繁叶茂,而根里没有什么营养了;只要秋风一起,树叶一落,气血从外向里走;到冬天,外面的树叶没有了,所有的营养都到根部去了。人也是一样的,春天的时候气血由内向外走,到夏天气血都已经到外面了,里面就相对不足了。夏天为什么容易闹肚子?不仅仅是细菌和病毒的问题,更重要的是你的状态变了,阳卫之气都在外面,所以吃点黄瓜、凉粉就闹肚子。

夏天,人的气血由内向外走,外面的气血越来越旺盛,而里面的阳气就相对不足了。所以这时候要用点西洋参这样的药物辅助你的阳气。夏天特别热,出汗特别多的时候会觉得心慌气短。因为汗液出去的同时,你的阳气扩散了。中医大夫这时候叫你吃点生脉饮,这是唐朝药王孙思邈创造的方剂,是治疗暑热非常有益的方子。人参补中气,五味子收心气,麦冬清肺气,起到了清肺气、收敛心气的作用。夏天多喝点生脉饮就不会感到很疲劳。

夏季，帮助心脏恢复健康

中医提倡"冬补三九，夏养三伏"。夏天是大部分心血管病患者病情稳定的季节，正是调理体质的大好时机。因此，必须抓住"夏养三伏"的机会。心血管系统疾病中有不少病症，如心力衰竭、冠心病、心绞痛、高血压病等具有在冬季病情加重的现象，而在夏天，由于气温较高，周围血管扩张，心血管负担减轻而病情趋于稳定。因此，心脏病患者在治疗中应充分利用夏天的季节优势，抓紧病情相对稳定的大好时机，帮助心脏恢复健康。

夏宜补气

夏天气温高，往往出汗较多，心脏病患者汗出较多则伤心气；而且心脏病患者大多有心气虚，表现为动则出汗，汗多则心气更加受损。因此，在夏天，尤其是三伏天内，适当服用人参或中药以补益心气对心脏病患者来说是十分重要的。

夏宜养肝

肝与心是相生的，肝为心之母，调养肝脏有益于心气得到恢复和充养。在夏天食用些枸杞子、麦冬、枣仁、菊花、决明子等养肝、柔肝、清肝的药茶或药粥，对心脏也是很有益的。

但有一点要注意的是，高血压和心力衰竭患者在补充盐分时要慎重，以免引起水钠潴留、加重心血管负担。荤菜也不宜吃得过多，肥甘厚味易生痰浊，使血脉失于通畅，易引起心血管急性病变。冠心病患者应避免贪食冷饮或冰西瓜等。由于食管紧挨着心脏，冰冷的食物可以导致冠状动脉痉挛，引起心绞痛发作，甚至心肌梗死。

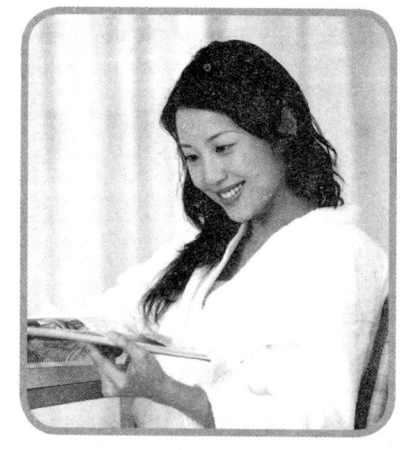

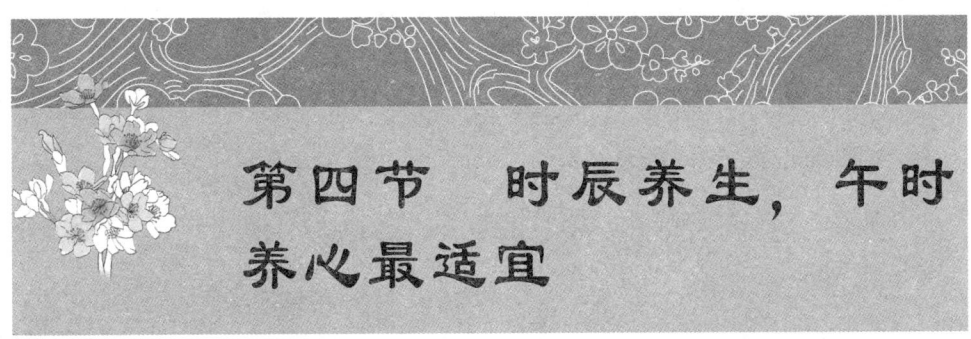

第四节 时辰养生,午时养心最适宜

 午时,养心记得要小憩

午时,就是中午的 11～13 时,心经当令,此时不宜做剧烈运动。午时动养阳,静养阴,所以此时宜静养,可以静卧闭目养神或小睡一会儿,但午睡不宜超过 1 小时,否则易引起失眠。此外,午餐时也不要吃得太多,凡事过犹不及。

中国养生古文化非常重视子时和午时,我们知道,子时阳气生发,而午时的特点就是午时阴生。一上午的运化全是阳气,到这个时候才生阴。考虑到这时候阴气开始升起了,从某种意义上说这个时候是阴阳的转换点。也就是说,子时和午时是天地气机的转换点,人体也要顺应这种变化,顺应自然,才能保持健康。

《黄帝内经》讲:心主血脉,心主神明。人的全身内外上下、脏腑四肢,哪儿都需要血脉的滋养,都需要血脉来提供热量;同时,人的精神思维活动、情绪变化,也由心所主。加上现代人生活节奏快,精神压力大,更增加了心的负担,所以现在患心血管疾病和抑郁、失眠、健忘症的人非常多。其主要根源就是因为心过于劳累,负担过重,以致"积劳成疾",主血脉和主神明的功能出了问题。人在午时能睡片刻,对于养心大有好处,可使下午乃至晚上精力充沛。尤其对于高血压患者,午休最有补益。午休也有助于消化。

科学午睡有益健康

午睡前不要吃得太饱

太油腻和太饱会使胃膨胀，膈肌升高，影响心脏正常收缩和舒张；太油腻还会增加血黏度，加重冠状动脉病变。

午饭后不宜立即工作

因为饭后大量血液流向胃部，血压降低，大脑供氧明显减少，此时工作易造成大脑供血不足。因此，应先午睡20分钟后再工作。

注意睡姿

睡觉宜采取头高脚低及右侧卧位，以减轻对心脏的压力，并应防止打鼾。

有高血压的患者，睡前忌服降压药

这是因为在入睡后，人体的血压较低，比醒时下降20%左右，睡前服药易使心、脑、肾等重要脏器供血不足，促使血小板等凝血物质附着在血管壁上形成血栓，导致缺血性中风。

午睡时间

午睡的时间以1小时左右为宜。起床前应先在床上稍微活动一下手脚，然后再慢慢坐起。可在心前区和胸部做5～10分钟的自我按摩，以增加血液循环。下床后，最好能立即喝一杯白开水，以补充体内水分，稀释过稠的血液，以利于扩张血管和减少血栓形成。

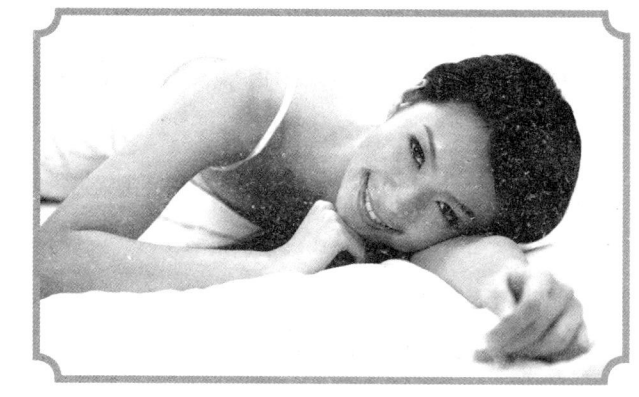

伏案午睡损害健康

损害视力

眼科医生认为，趴在桌子上睡觉容易压迫眼球，使眼睛充血，造成眼部血压升高，甚至还会引起角膜变形，眼球弧度改变等结果。尤其是高度近视的人，经常伏案午睡会严重损害视力。

脑部缺血

伏案午睡后人的心率会逐渐减慢，流经各组织的血液速度也会相对变慢，流入大脑的血液也会比平时减少。而午饭后较多的血液还要流入胃肠道帮助消化和吸收，如果伏案睡觉，就会使脑部的缺血更加严重，出现生理性的一时"脑贫血"，产生头晕、耳鸣、腿软、乏力等症状。

压迫胸部

伏案睡觉时，人的上身需要趴在桌子上，这样就使身体的弯曲度有所增加，而这样的直接结果就是压迫胸部，影响呼吸，使呼吸不顺畅。伏在桌子上睡觉时总觉得呼吸很困难，上不来气，其实这就是由于胸廓无法舒展所造成。经常这样就会导致心脏负担加重诱发心脏病，女性经常压迫胸部的姿势还可能会诱发乳房疾病。

午餐养心的科学饮食

午餐是三餐中补充食物最好的时候，应多摄取完整营养，尤其应强调蛋白质的补充。在营养的设计上，要注意与自己的体力消耗结合起来。在进餐前半小时，最好能喝一杯生蔬菜汁或是吃些水果。在一般情况下，每日米或面的摄入量在 300～400 克，午餐至少应摄入 160 克左右，这样才会有充沛的精力胜任全天的工作、学习。

健康的午餐应以五谷为主，五谷杂粮既含有丰富的糖类、蛋白质、脂肪，也有较多的膳食纤维和维生素，再配合大量蔬菜、瓜类、水果，以及适量肉类、蛋类及鱼类食物，并减少油、盐及糖分，这样就能保证一份营养午餐。

在健康午餐的主食中，以五谷米饭为最好，同时若能将豆类加入，则营养更完整。主菜可选一份鱼或者肉，配一些蔬菜（少许含淀粉的食品和大量绿色蔬菜），如果是自带主菜，在家烹调时炒至六七分熟就行，以防微波加热时进一步破坏其营养成分。饭后，来一份乳制甜点（酸奶、奶油甜点）、一小份果泥或者一份水果沙拉，以促进消化。

午餐要尽可能多变换花样，不要为了省事老是吃一种食物，有条件时可多食富含维生素A、维生素C和微量元素的食物，多喝水，可选择一些清热的饮料如绿茶、菊花茶等，预防上火症状。在食堂用餐者，要避免吃馅饼、比萨、熏肉之类的食品，它们都含有大量的脂肪，却不易被人觉察。

为了改进工作午餐质量，美食专家提出以下建议：

1. 注意午餐中的"三低一高"，即低油、低盐、低糖及高纤维。

2. 注意营养午餐食物分量分配的"123"，即：1/6是肉或鱼或蛋类，2/6是蔬菜，3/6是饭或面或粉（三者比例1∶2∶3）。

3. 宜吃蛋白质和胆碱含量高的肉类、鱼类、禽蛋和大豆制品等食物。因为这类食物中的优质高蛋白质可使血液中酪氨酸增加，使头脑保持敏锐，对提高理解和记忆功能有重要作用。

4. 宜多吃瘦肉、鲜果或果汁等脂肪含量低的食物，要保持有一定量的牛奶、豆浆或鸡蛋等优质蛋白质的摄入，可使人反应灵活，思维敏捷。

5. 忌以糖类食物为主，如吃了富含糖和淀粉多的米饭、面条、面包和甜点心等食物，会使人感觉疲倦，上班工作精力难以集中。

6. 忌以方便食品代替午餐，例如方便面、西式快餐等，这些食品营养含量低。

练练午时养心静坐功

中医认为，人在上午的气血运化都属阳气，到午时开始生阴，是养心的时间。午时静坐片刻对于养心大有好处，可使下午乃至晚上精力充沛，且有助于推动血液运行，间接起到养神、养气、养筋的作用。如果此时活动量过大，下肢耗氧量会增加，流入消化系统的血流量就要减少，头部缺氧也会加重，出现胃痛、消化不良、头晕、头痛等情况。因此，午饭后适当静坐，闭目养神10～30分钟。

午时养心静坐。对于很多职场不方便睡午觉的朋友来说，我们教给大家一个小方法"午时养心静坐功"。尽量找一个安静的环境，人可以平坐在椅子上，身体要摆直、摆正，双脚放松平放在地上，从头到肩、脚全部放松一遍。然后用自己的右手抓住自己左手的拇指放在自己的脐下，同时头微微垂下，眼睛微微合上，这样静坐5～10分钟。这中间不论自己是左右摇晃，还是想打瞌睡等都不要去管它，等时间到了，自然睁开双眼即可。这样同样会起到养护心气的作用。

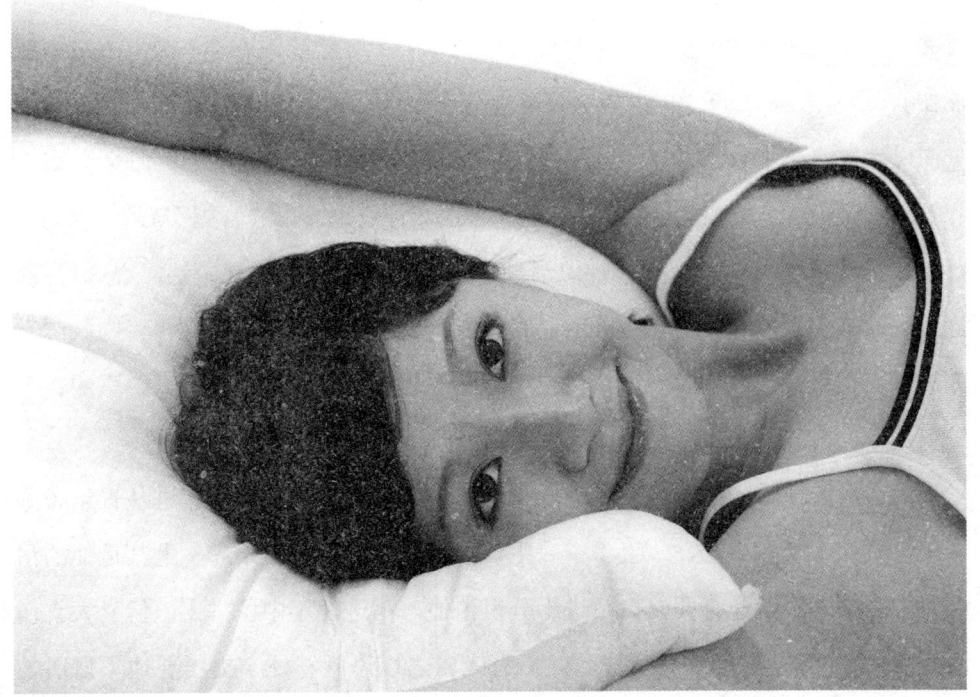

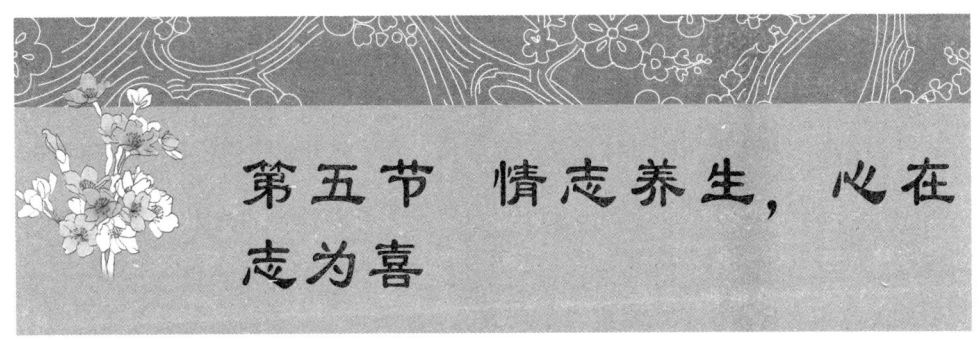

第五节 情志养生,心在志为喜

 心在志为喜,过喜伤心

心的生理功能和情志活动的"喜"有关。喜,对外界信息的反应,一般属于良性反应。适当的喜乐能使血气调和,营卫通利,心情舒畅,有益于心的生理活动。"喜则气和志达,营卫通利"(《素问·举痛论》)。但过度的喜乐则可损伤心神。故曰:"喜伤心"(《素问·阴阳应象大论》)。如,心藏神功能过亢,可出现喜笑不休,心藏神功能不及,又易使人悲伤。由于心能统领五志,故五志过极皆能伤心。

说到过喜伤心,很多人都想不明白,要说喜是最好的情绪了,怎么会伤心呢?《黄帝内经》上说,"心者,君主之官也,神明出焉"。"喜则伤心"。因为心藏神,主管人的思维、意识、神志活动。正常的喜乐使人精神愉快,心气舒畅。这里的喜其实说的是大喜,过分的高兴、兴奋会损伤心气。中医讲"喜则气缓",太高兴、太兴奋了,心气涣散,就出现喜笑不休、心悸、失眠等症,严重的甚至发疯。

大家熟知《儒林外史》中有这样一个故事:范进中举,讲述范进从青年考到老年,不知考了多少次,一直不中。生活贫困潦倒,被人瞧不起,尤其是他的岳父对他非常之狠,非打即骂,范进十分惧怕他。范进晚年中了举人,但"大喜伤心",精神失常,一场欢喜反成悲。后有人告之以恐胜喜法,提出要他平日所怕

第一篇　心为君主之官，养好心脏身体气血足

之人施以恐吓，才能解除。他的岳父狠狠地骂道："该死的畜牲，你中了什么？那报录的话是哄骗你的。"一个耳光打去，才把范进打醒，疯病也就好了。

同样的例子在外国也有，加拿大一位贫穷的鞋匠，在得知自己中了百万元的巨彩后，竟"因喜暴亡"，直到入殓之时，仍面带笑容。

这种因过度兴奋造成的损伤，中老年人尤其要注意。人过中年，全身的动脉均会发生程度不同的硬化，如若心脏剧烈地跳动，必然增加能耗，心肌将会发生相对的供血不足，从而出现心绞痛甚至心肌梗死，或心搏骤停。这是"乐极生悲"的一个原因。

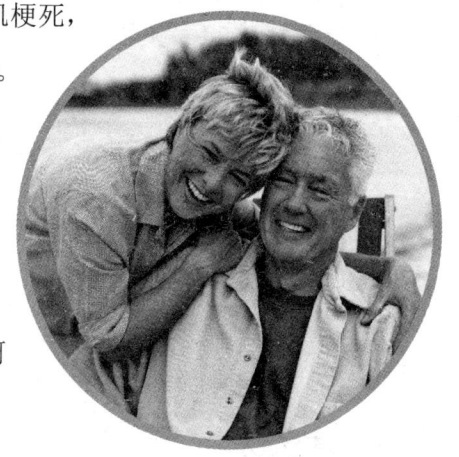

所以任何情绪的过分激动都是不可取的，对于喜事与悲事、兴奋与气愤、顺境与逆境、快乐与痛苦等，都应一视同仁，应采取"冷处理"的方法，善于自我调节情感，保持稳定的心理状态，一定注意任何情感都不要超过正常的生理限度。

抑郁情绪最易伤"心"

抑郁是一种消极、压抑、悲观的情绪，当这种情绪持续时间较长，且情绪表现强烈时，即为抑郁症。有研究发现，抑郁症与心肌梗死的增加有关。

抑郁症在初期有较明显的心理障碍，如果不能得到及时、有效的治疗，症状就会不断加重，随后就会发展为心理疾病；对患者的生活、工作、学习和社会交往等造成严重的负面影响。

抑郁症主要表现为情绪持续低落，终日忧心忡忡，对任何事情都缺乏兴趣，打不起精神，严重者可产生自杀念头；反应迟钝、话语减少、表情僵硬、行动迟缓；多数患者伴有失眠、易醒、入睡困难等睡眠障碍；对食物失去兴趣、食欲不

振、消化不良，少数患者可出现贪食的症状；另有少数患者会因焦虑情绪严重而易激动，因小事而发脾气、冲动。

相关资料表明，一次急性心脏病发作之后，女性患抑郁症的可能性是男性的2倍。而心脏病发作后的抑郁状态，容易导致心脏病复发。由此而形成一个恶性循环，对患者的危害显著增加。

如何有效地消除抑郁对身心的危害，专家建议做到以下四个方面：

培养豁达的人生观

培养豁达的人生观是克服忧郁最有效的办法。例如，人不能总是纠缠于过去的事情，要尽量把过去不愉快的事情忘掉，把更多的精力放在考虑以后的事情上。尽量做到知足常乐，这是释放、治愈忧郁的一剂良药。

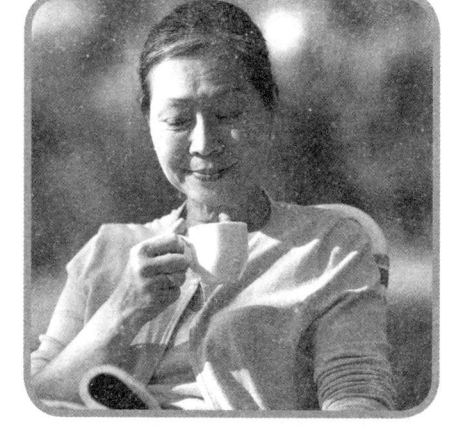

广交朋友

生活的最佳境界之一，就是要积极参加集体活动，以贡献一己之力。广交朋友、互相关心、互相帮助，对消除忧郁情绪大有益处。

加强体育锻炼

体育锻炼可以给人一种轻松的感觉，有益于克服精神上的忧郁症状。但锻炼必须有一定的强度、持续时间和频率，才能达到预期效果。专家们建议经常忧郁的人每天步行1500米，并力争在15分钟内走完。以后逐渐加大距离，直到45分钟走完4500米。

吃一些有益于愉悦的食品

消除抑郁的方法有很多，其中吃也是一种很好的选择。适当吃些甜品与果汁，可以快速提升脑中的血液张力，使神经系统暂时得到舒缓，让你的心情暂时放松。不过，采用这种办法可能会导致之后的忧郁状况更加严重。而多糖食品则能比较好地改善这种状况，此类食品包括全谷米、大麦、小麦、燕麦、瓜类和含高纤维多糖蔬菜与水果等。许多与情绪安定有直接关系的食品是制造情绪激素的原料，例如香蕉、奶制品、火鸡肉等，都可以充分摄取。

过分激动不利于心脏健康

当人们在生活和工作中遇到过于强烈的精神刺激而过分激动时，大脑皮质在这种刺激的作用下容易发生紊乱，自主神经的调节功能亦会失调，此时即会出现交感神经过度兴奋、儿茶酚胺分泌过多，血液循环速度就会加快，脉搏、呼吸的次数也会增加，随之血压升高、心肌耗氧量增加。

同时，过分激动会促使血小板集聚，增大血黏度和凝聚性，亦可引起脂质代谢紊乱，使血脂升高。或者引起自主神经功能的紊乱，导致冠状动脉痉挛等。这时，如果再有动脉粥样硬化，就会加重心肌缺血缺氧，可诱发心绞痛、心肌梗死等，甚至可诱发猝死；如果患有脑血管疾病，还可能猝发脑栓塞、脑出血等。这就是为什么有人在与他人发生激烈争执时，或是在突获振奋人心的消息时，或是在观看激烈比赛时，会突然晕倒，甚至不省人事。

要防止因过分激动而诱发冠心病，平时要注意心态的调整，凡事以一颗平常心来看待，切忌大喜大悲，避免对生命健康构成威胁。

心理超负荷影响你的健康

人的心理承受能力有一定限度，如果所受的刺激超过了这个限度，即为心理超负荷。医学研究证实，人体在心理超负荷状态下，体内植物神经功能和内分泌系统会出现剧烈变化。若持续时间过长，不仅会严重损害人的心理健康，而且会造成人体的某些重要器官的功能衰竭，引起疾病或使原患疾病急剧恶化，甚至诱发猝死。那么，如何知道自己的心理是否超负荷呢？有专家经大量研究发现，有五条标准可以判断人的心理负荷。

1. 近期（一两周内）受过强烈的劣性精神刺激，或较长时间内连续反复受到劣性刺激（如亲人的伤亡、失业、恐怖事件等），精神一直持续在紧张状态之中。

2. 较长时间（两周以上）内经常出现疲惫感，尤其是清晨起床后仍感到很疲倦，或出现原因不明的极度疲劳。

3. 懒言、寡语、抑郁、不愿与他人交往、心慌意乱、烦闷不安、没有明显原因的嫉妒和妄想、好生气等。

4. 食欲下降、头痛、失眠、便秘或腹泻、血压波动、心律不齐等。

5. 工作和学习效率下降，注意力不集中，记忆力减退等。

如果一个人出现了三项或三项以上的上述情况，那么就基本表明此人现在的心理世界在超负荷运行，千万不可轻视大意。一旦发现自己的心理超负荷，最好马上进行心理调节，适当停止工作或减少工作量，增加休息。适当进行身体放松和锻炼，同时注意消除劣性精神刺激的影响。

弈棋养情志，善弈者长寿

棋是一种千变万化、奥妙无穷的文娱活动。当弈棋时，心神集中，意守棋局，神情专一，杂念尽消；或谋定而动，谈笑风生，以决胜负，乐在棋中。当一举势成，则心中畅快；一招失误，牵动全局，又紧张分析，专意谋略，神情有弛有张，心潮一起一伏，客观上起着调节之功，故有所谓"善弈者长寿"之说。

下棋，能锻炼思维，开发智力。在棋盘上两军对垒，行兵布阵，虽然只有可数的棋子，但变化无穷，趣味横生。它是思维的较量，智力的角逐。中青年人下棋，锻炼思维，开发智力；老年人下棋，能减慢脑细胞的衰亡，有养生延年之功。

另外，下棋可以充实老人们的精神生活，可在谈笑搏杀之间品味其中的乐趣。同时，弈棋也是一种有益的社交活动，通过棋类活动，相会众多棋友，经常评论切磋，能增进友谊，进而消除孤独感，并使精神有所寄托。

弈棋能怡养情志。能使人把注意力从日常生活的负重状态中摆脱出来。弈棋具有凝神静气的作用，对于孤闷无聊引起的神志损伤及老年退休者，尤为适宜和有益。

垂钓有益于身心

传统医学举荐钓鱼是一种很好的医疗保健处方。它能祛虑，平衡心态，解除"心脾燥热"。现代医学把生理、心理和环境三种因素确定为人体致病的机制。而钓鱼恰对这三种致病机制具有"抗、控、防"的效应。许多有着多年钓鱼经历的人这样总结：钓鱼是一项多功能的文体运动，静中见动，集锻炼与娱乐于一身，其中的乐趣只有钓鱼者才能体验到。

钓鱼有助于提高生活情趣，改善生理功能，是保持心理健康，防止抑郁症、精神沮丧及焦急、暴躁等不良情绪的好方法。钓鱼使人心情舒畅，情绪稳定，精神饱满。再说野外空气清新，阳光充足，噪声小，对养身保健大有益处。河边、池塘等场所的空气中氧气充足，经常呼吸新鲜空气，可引起人体良好的生理反应。日光可使人获得健美的皮肤，红润健康的面容。人体经日光中紫外线照射后，可以增强皮肤和内脏器官的血液循环，促进体内的新陈代谢。城市噪声已构成环境的严重污染，经常到空旷恬静的水域钓鱼，幽静的环境能消除两耳的疲劳，有助于保持良好的听觉功能。

练习书法学养心

书法对于人体有很好的养生效果，不论你是书写还是欣赏，都会给人一种心平气和的效果。心情烦闷时可以寄托于习字来解脱是一种很不错的选择。书法作为一门艺术，它的养生之道一般体现在以下几个方面：

调气血通经脉

因为写字时的每一笔都要全神贯注，集周身之气达于肩、肘、腕、掌、指，以至笔毫之端，浓墨挥洒于纸上，气力运营于周身，动静相随，抑扬顿挫，外练其字，内练其气。从这个意义上说，书法是一种很好的气功引导法，它可以使你气血调和，健身防病。

充实生活

若练习书法，则可寄情于笔墨，唤起对生活的乐趣。情绪好了，对身心健康自然有益。

陶冶情操

俗话说：言为心声，书为心画。练习书法无疑能陶冶人的情操，赋予生命积极向上的活力，使人在艺术、眼界、胸襟、修养、气质上都得到升华。

调节情绪

书法可调节心态，使情绪稳定。狂喜之时，习书能凝神静气，精神集中；暴怒之时，能抑郁肝火，心平气和；忧悲之时，能散胸中之郁，精神愉悦；过思之时，能转移情绪，抒发情感；惊恐之时，能神态安稳，宁神定志。

形神共养

书法体现了形神共养的统一性。使书家形神一体，心身统一，从而健康长寿。

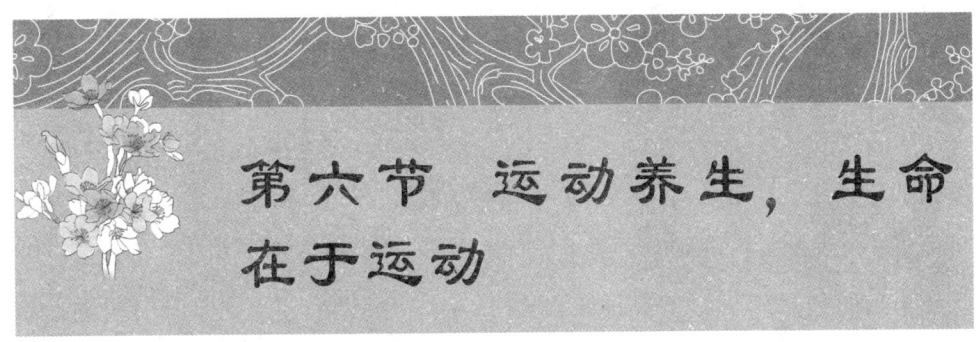

第六节 运动养生，生命在于运动

心脏养生多去散步

发表在美国心脏学会学报《循环》上的一份研究报告说，对2678名71～93岁夏威夷男子进行的调查研究结果表明，每天步行3000米者，冠心病等心脏病发作的危险只有步行400米者的一半。得克萨斯大学的斯内尔和米切尔说，步行能减少动脉粥状硬化，还可减少心律失常，有助于预防心脏病。

散步的时机一般选择在清晨或傍晚进行，散步的地点应选择空气新鲜、环境优美的区域，并且划定行走路线，测定路程的长度和确定休息的适当位置，以便掌握和控制活动量。散步的持续时间，应根据患者的病情及体质不同而定，但最短不少于15分钟，最长不超过1小时，一般以20～30分钟为宜。步行时肌肉收缩，呼吸循环系统功能增强，有利于将代谢产物排泄出体外，消耗体内过多的脂肪，而许多疾病均与脂肪过多有关。步行锻炼使血管扩张，血压下降，每周3小时以上的步行可减少动脉粥样斑块，降低动脉硬化，有助于预防冠心病发生。

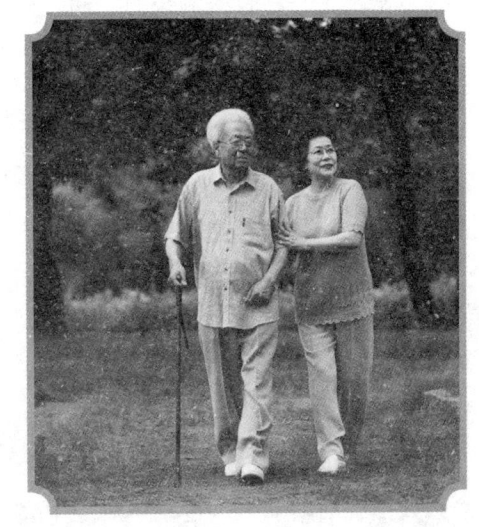

散步的速度因人而异。中等速度的步速每分钟110～115步，每小时3～5千米；快速步行每分钟为120～125步，每小时5.5～6千米。

在步行中，应根据体力情况适当休息1～2次，每次3～5分钟；以后可逐渐增加步行速度和持续时间，直至达到每小时3～5千米的速度，步行30分钟可休息5分钟。每日可散步2次，长期坚持。应该注意的是，患者在散步前，散步结束后即刻、3分钟、5分钟各测脉搏1次，并记录下来，作为制订合理运动计划时的参考。

心肌梗死患者在病后8周，只要身体情况许可，即可进行适宜的锻炼。初始阶段可按步行程序进行。4～6周时每日散步1次，每次5～10分钟，由400米渐增至800米；7～10周，每日散步1次，每次10～20分钟，由800米渐增至1600米；11～12周，每次20～30分钟，1600米以上。此后至半年，心肌已趋愈合，一般已无明显症状，从恢复期进入到复原维持期，其运动量可逐渐增大，并进行康复锻炼。

慢跑，跑出强劲心脏活力

慢跑是一种轻松愉快的运动。慢跑时除了头面部肌肉群活动较小外，全身所有组织器官都在活动，特别是呼吸、血液循环、肌肉等系统的活动量较大，内脏也不例外。跑步时的组织器官是在生理条件下进行锻炼，这样更有利于组织器官的代偿、修复和健壮，坚持慢跑可以达到改善全身血液循环、改善脂质代谢、调整大脑皮质兴奋与抑制的过程、增强新陈代谢、

提高抗病能力。研究发现，慢跑对冠心病、高血压、动脉粥样硬化、肥胖症、神经衰弱、骨骼关节病、慢性气管炎、消化性溃疡、内脏下垂等，都是一种很好的防治措施。

慢跑对人体的作用比较全面，能锻炼人的心脏，增加机体的最大摄氧量，增强人体的活动能力。特别是对于中老年人来说，慢跑可以促使冠状动脉保持良好

的血液循环，保证有足够的血液供给心脏。最好每天坚持慢跑最好，至少每周进行 3 次。慢跑前应先做几分钟准备活动，使全身筋骨松弛。开始跑步时，应尽量跑得慢一些，配合自己的呼吸，向前跑 2～3 步吸气，再跑 2～3 步之后呼出。双手可以前后内外方向轻微摆动，上半身应稍向前倾，尽量放松全身肌肉，在平坦的马路上进行慢跑可以用脚前掌着地，利用下半身的弹性；上坡或逆风慢跑时，步子要放慢，使身体在整个跑步过程中感觉如一。心率每分钟超过 120 次时，应暂时停止运动，待恢复正常后再开始运动。如果在运动中出现胸闷、气短、头晕等不舒适的感觉时，要立即停止运动。因此，有心血管病的人须经医师检查决定是否可以慢跑。

通过慢速而较长距离的跑步，能显著增加肺排气量和氧气吸入量，促进有氧代谢，改善心肺功能，增强心脏对运动负荷的适应能力。虽然慢跑容易取得锻炼效果，但体力消耗大，对体力较差而无运动基础者来说，不宜采取此种锻炼方法，以免发生意外。慢跑时应穿合适的运动鞋及宽松的衣裤，保持轻松的步伐，注意地面和环境，防止发生外伤。跑步前后应有适量的活动，做好准备和放松工作。如果在雨、雪或大风天气，或因其他原因不能外出锻炼时，可以在室内进行原地跑步。

骑车，锻炼出来的坚强"心脏"

在我国，多数家庭均有自行车，它既是交通工具，又是很好的健身器材。骑自行车锻炼，对心脏的作用，可与慢跑、游泳等媲美。

经常骑自行车锻炼，可使血管弹性增加，使心脏收缩力增强，从而增强心肺功能，故对心脏病防治有利。骑自行车锻炼，可在马路上进行，可在运动场内进行，也可在健身房内进行。在健身房内，可在自行车测功计（简称功率车）或固定的自行车台上进行，它们不仅对下肢肌肉是一种力量性训练，而且对心血管系统也是一种耐力性有氧训练。马路上锻炼时的注意事项如下：

1. 首先应选择好合适的地点、合适的时间进行锻炼。地点，以选择人流少的地段为好；时间以上午 10～11 时、下午 4～5 时为好，因此时避开了吃中饭及下班的人流高峰时间。

2. 在骑自行车锻炼前，应调整好自行车车座的高度和车把的弯度；行车中，要保持身体稍向前倾，应避免用力握把，以达到锻炼效果。

3. 每天骑自行车锻炼的次数、时间、距离等，应遵循量力而行、循序渐进的原则，一般可参照步行锻炼的距离和速度加倍进行。

4. 如遇下雨、下雪、大雾、刮风等天气时，应停止骑自行车锻炼，以防发生不测。

游泳，效果最好的有氧运动

游泳时全身的关节和肌肉都能得到有效的调节。同时，水流又可对身体产生按摩作用，有利于皮肤和血管的保健。游泳既有利于大脑、心血管系统、呼吸系统等功能的发挥和改善、提高人体反应能力，又可有效预防各种慢性疾病，被专家们称为"最有效的有氧运动之一"。

改善心血管功能

慢速游泳可以放松肌肉和血管。通过游泳还可以改善血液的质量、增加血液中高密度脂蛋白的含量，促进糖类代谢，增加胰岛素反应的灵敏度，具有抗血小板凝集的作用，可防止动脉粥样硬化的形成。

改善心肺系统

游泳是一种全身性的运动，热量消耗较大，需氧量和需血量增加，血管扩张，输血功能增强，循环和呼吸系统的供氧能力增加。

加强心肌功能

游泳时动作的伸展性较大，有利于心脏的收缩和舒张。从而可起到加强心肌功能、保持身体状态稳定的作用。

做做心脏养护操

1. 预备时保持身体直立，两臂自然下垂，两脚分开与肩同宽。

2. 两臂伸直经体前缓缓上举至肩平，掌心向下，同时吸气。然后还原成预备式，同时呼气，重复做 8 次。

3. 两臂屈肘于体侧，掌心向上，右手向前伸出，掌心转向下，再向外做平面划圈，同时右腿成弓步，然后掌心逐渐转向上回到预备式。如此左右交替进行 10 次。

4. 两臂由体侧举至头上，然后两手缓慢放于头顶百会穴，同时吸气，两手再由百会穴沿头经面部于身体前侧缓缓落下，反复进行 10 次，还原成预备式。

5. 左腿前跨成弓步，右腿在后伸直，身体前倾，两臂向前伸直。然后身体后倾，左腿伸直，右腿成后弓步，两臂向后拉，两肘屈曲，似摇橹。反复做 8 次。然后以右腿前跨成弓步，左腿在后伸直，再做摇橹动作。反复 8 次，还原成预备式。

6. 上体向左侧屈，右臂上提，同时吸气，还原时呼气。再上体向右侧屈，左臂上提，同时吸气，还原时呼气。交替进行 8 次。

7. 两臂平举展开，左腿屈曲提起，然后两臂与左腿同时放松下落成预备式。再两臂平举展开，右腿屈曲提起，然后同时落下。交替做 8 次，还原成预备式。

8. 右足向前跨出一步，身体重心随其前移，左足尖跷起同时两臂上举，掌心相对，展体吸气，然后还原呼气。再左足向前跨出一步，身体重心随其前移，右足尖跷起，同时两臂上举，掌心相对，展体吸气，然后还原呼气。交替进行 8 次，还原成预备式。

9. 左右腿交替屈曲上抬，做原地高抬腿踏步。进行 2 分钟后停止。

第七节 经络养生，小穴位大健康

手少阴心经上的穴位

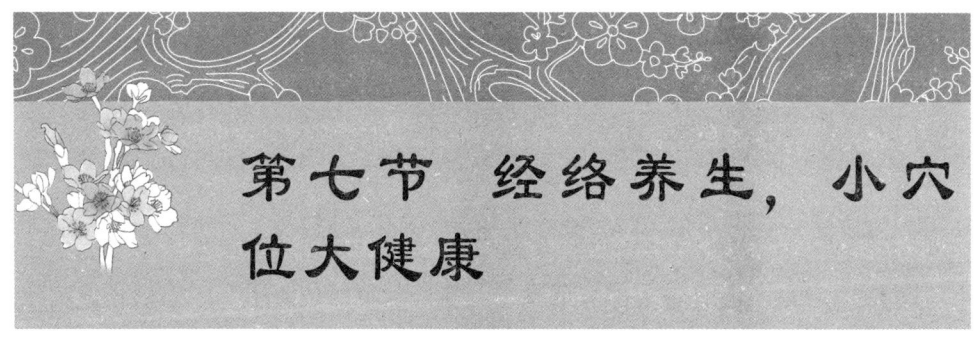

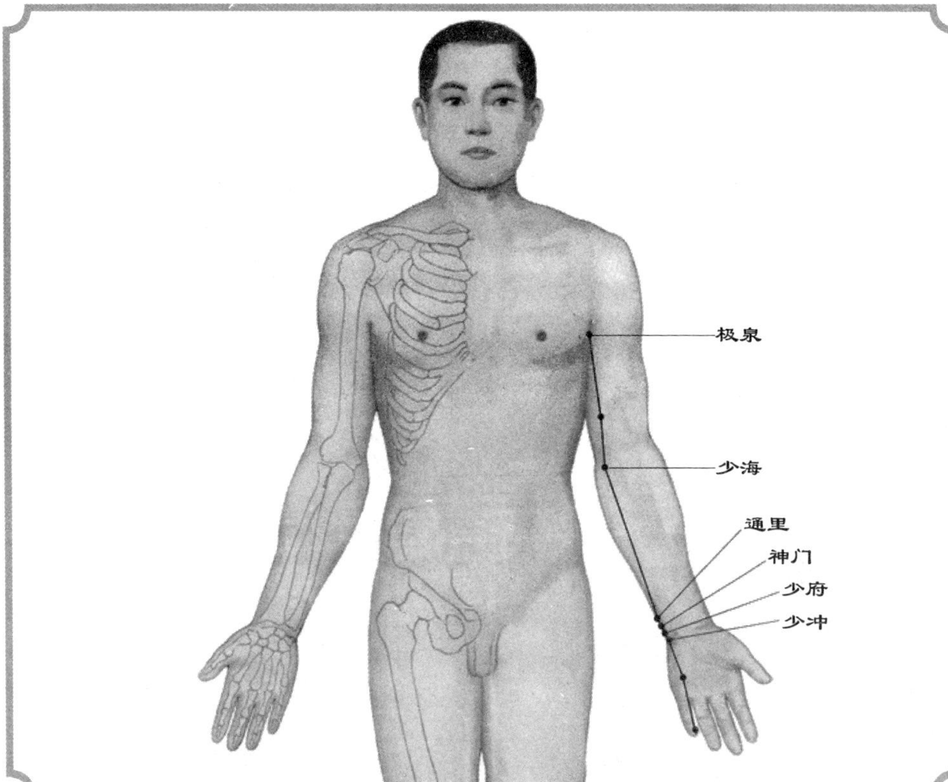

本经共9个穴位。1个穴位在腋窝部，8个穴位在上肢掌侧面的尺侧。极泉（首穴）、青灵、少海、灵道、通里、阴郄、神门、少府、少冲（末穴）。

极泉穴

【位置】位于腋窝顶点,腋动脉搏动处。
【功能】宽胸理气,通经活络。
【主治】心痛,咽干烦渴,胁肋疼痛,瘰疬,肩臂疼痛等。

青灵穴

【位置】位于臂内侧,当极泉与少海的连线上,肘横纹上3寸,肱二头肌的内侧沟中。
【功能】理血止痛。
【主治】头痛振寒,目黄,胁痛,肩臂疼痛等。

灵道穴

【位置】位于前臂掌侧,当尺侧腕屈肌腱的桡侧缘,腕横纹上1.5寸。
【功能】宽胸理气。
【主治】心痛,暴喑,肘臂挛痛等。

少海穴

【位置】屈肘,当肘横纹内侧端与肱骨内上髁连线的中点处。
【功能】理气通络,益心安神,降浊升清。
【主治】心痛,瘾病、暴喑、健忘、癫狂善笑、痫证;肘臂挛痛,臂麻手颤,头项痛、目眩、腋胁痛;瘰疬。

通里穴

【位置】腕横纹上1寸,尺侧腕屈肌腱的桡侧缘。
【功能】宁志安神,益阴清心。
【主治】心悸,怔忡,暴喑,舌强不语,腕臂痛等。

阴郄穴

【位置】腕横纹上0.5寸,尺侧腕屈肌腱的桡侧缘。

【功能】宁心凉血。

【主治】心痛，惊悸；骨蒸盗汗；吐血，衄血、失音。

神门穴

【位置】在腕横纹尺侧端，尺侧腕屈肌腱的桡侧凹陷中。

【功能】宁心安神，宽胸理气。

【主治】心痛，心烦，怔忡，失眠，健忘，惊悸，癫狂，痫症。

少府穴

【位置】在手掌面，第4、5掌骨之间，握拳时当小指与无名指指端之间；在4、5掌指关节后方，仰掌屈指，当小指端与无名指端之间。

【功能】清心宁神。

【主治】心悸，胸痛，小便不利，遗尿，阴痒痛，小指挛痛等。

少冲穴

【位置】小指桡侧指甲角旁0.1寸；在小指桡侧，去指甲角桡侧根部，约去爪甲指0.1寸许取穴。

【功能】清热熄风，宁神醒脑。

【主治】心悸，心痛，胸胁痛，癫狂，热病，昏迷、喉咙疼痛。

极泉——冠心病、肺心病的名穴

极泉穴为什么叫极泉呢？"极"的意思是到头了，"极"字左边是木，与木头有关，这是哪根木头呢？以前人盖房子，房子的最高点屋脊叫"极"，有到极点或是超越的意思。极泉就是最高的泉，因为脚心是涌泉，所以古人给经穴起名字是非常有意思的，光从字面上就可以知道它的作用了。

极泉在腋窝顶点，当上臂外展时，腋窝中部有动脉搏动处即是此穴。极泉在自我保健中主要用于三个方面的疾病：冠心病和肺心病的预防、治疗颈椎病所致的上肢麻木，此外，还可以用于心绞痛发病时的辅助治疗。主要的操作都是弹拨穴位，也就是先用手指点按在穴位上，稍微加力至有点酸胀等感觉为止，然后向旁边拨动，注意拨动时手指的力不要减。一般会有麻感顺着手臂向下传导直到手指。

神门与内关——失眠、心悸可按腕上穴位

神门穴在腕部，腕掌侧横纹尺侧端，尺侧腕屈肌腱的桡侧凹陷中。神门在针灸临床上主要用于治疗心慌、失眠等病，在自我保健时也主要着眼于这几个方面的病症。

睡眠不好是都市人群的典型症候。专家建议，失眠时不妨按按手腕上的内关、神门两穴。两穴均可缓解心血管系统的不适，并各有侧重。内关穴的定位为"前臂正中，腕横纹上2寸，在桡（骨）侧屈腕肌腱同掌长肌腱之间"。有个简单的测量办法，即先握拳屈腕，可摸到手臂正中的两根最为凸起的筋，内关穴约在两筋之间，再以手掌与手腕相接的横纹到肘部的距离为12寸，则选择靠近手腕一端的六分之一处为内关穴。按此穴可缓解胸闷、心慌、眩晕、晕船、胃痛、呕吐。

神门穴对失眠的缓解效果更为突出。其位置是"手腕关节手掌侧，尺（骨）侧腕屈肌腱的桡（骨）侧凹陷处"。简单来说，先握拳屈腕，摸到手臂上最靠近小指一侧的一根筋，神门穴的位置在这根筋近大拇指方向且在手腕横纹上。每天用手指对此穴进行缓慢的按揉，力量不需要太大，也不用追求所谓的酸胀感，力量大了反而不好。平时除了点按揉以外，还可以艾灸。

通里、少府——按摩可平定情绪

通里穴和少府穴均有清心宁神的作用，神经性心悸、心动过速、心律不齐、神经衰弱及精神病，多取两穴按摩。遇事紧张之时，放松心神，在两穴处作和缓的按摩，有很好的平定情绪的作用。

通里穴在前臂掌侧，尺侧腕横纹上1寸处。

少府穴在手掌处，第4、5掌骨间，平劳宫穴。取穴时，半握拳，手指端压在掌心上，手小指指尖所点之处，即是。少，指手少阴心经；府，指神气所居处。穴属手少阴心经荥穴，居神门之后手掌中，故称"府"。

按摩方法

① 一手屈肘，前臂斜向胸约45°，另一手四指并拢，靠在前臂内侧，拇指指端放在通里穴处，用指端甲缘按陷，一掐一松，连做14次。

② 一手屈肘，前臂斜向胸，另一手四指并拢，越过尺侧，托在前臂背侧，拇指指腹放在通里穴处，用指腹向指尖方向推擦，连做14次。

③ 一手前臂在胸前，另一手四指在手背部，拇指指端按放在通里穴处，用指腹向肘关节方向推擦，连做14次。

④ 一手在胸前，掌心朝上，掌微屈，拇指指端放在少府穴处，用指端甲缘按掐，一掐一松，连做14次。

⑤ 一手屈肘在胸前，掌心朝上，掌微屈，四指向正前方，拇指指腹放在少府穴处，四指并拢，抵放在少府对侧的手背部位，用指腹推擦少府穴，连做1分钟。

少冲——点按去除夏季心烦燥热

夏季天气炎热，容易让人出现上火症状，加上湿度也很大，因此疾病也就多了起来，由于身体的湿邪和热毒无法排除身体内火侵犯人们的健康，牙痛、眼分泌物多、鼻子痛、肠胃不适、便秘、心情烦躁也就成了很常见的情况。缓解此类症状单靠药物治疗往往使人更加烦躁，因此应该利用食疗或者是按摩的方法进行缓解。

如果是心烦燥热就要选择少冲穴。少冲穴，属手少阴心经。在小指内侧（桡侧）指甲角外约一分处。老年人在暑期常有心中烦热，或夜寐不安、口渴思饮、口舌生疮、尿黄等症的出现。中医认为，这是伏天的伏火炎热外蒸、心火上炎所致。这时可通过点按少冲穴去火点缓解。用大拇指用力按压此处，要有酸麻胀的感觉，并持续1分钟，两手交替进，每日2次，有行气活血、清热醒神的作用。

另外，掐按此处穴位，可以紧急救治中风猝倒和心脏病发作的患者；按压此穴位，对各种各样的心脏疾患、热病昏迷、心悸、心痛等病症，具有良好的缓解作用。

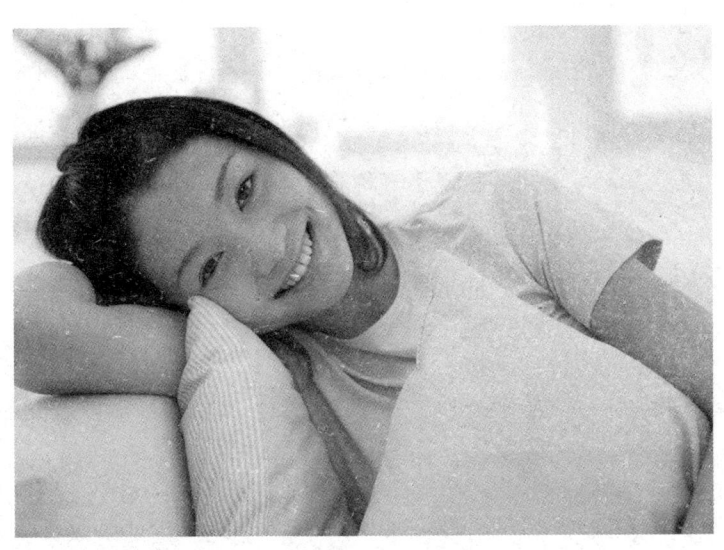

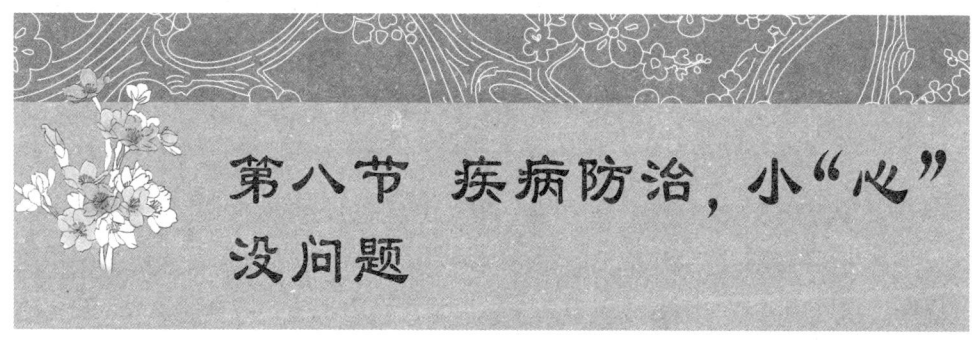

第八节 疾病防治,小"心"没问题

冠心病——对身心伤害很大

冠心病就是冠状动脉粥样硬化性心脏病(CHD)的简称。因为提供心脏营养物质的血管——冠状动脉发生了粥样硬化。这种粥样硬化的斑块堆积在冠状动脉内膜上,时间越长堆积得越多,使冠状动脉管腔严重狭窄直到闭塞。因此,引起了心肌的血流量减少,氧气供应不充分,使心脏的工作不能正常进行,由此出现一系列缺血性表现,如胸闷、憋气、心绞痛、心肌梗死甚至猝死等。所以说冠心病也叫做缺血性心脏病。

根据不同的临床表现,冠心病临床可分为5种类型:隐匿型;心绞痛型;心肌梗死型;心力衰竭和心律失常型,又称缺血性心肌病;猝死型。各型之间有密切的联系,同一患者可于同期表现出多种临床类型,如心肌梗死的患者可同时存在心绞痛和心力衰竭。单一类型的患者也不是一成不变的,如心绞痛的患者可突然出现心肌梗死,并且前面4种类型都有发生猝死的可能。

① 隐匿型

患者没有自觉症状,但常规静息心电图显示有异常的缺血性改变,并排除主动脉瓣狭窄或关闭不全、心肌病、甲亢、贫血等。

② 心绞痛型

表现为劳累及紧张时阵发性的心前区疼痛或不适感,多呈压迫或紧缩或窒息感,常放射至左肩或左臂、小指或无名指,有一些放散至牙齿及上腹部引起牙痛或胃痛，持续3～5分钟，休息或舌下含服硝酸甘油1～3分钟后疼痛可消失。

③ **心肌梗死型**

表现为突发的心前区的剧烈疼痛，持续30分钟以上或数小时，常并发严重的心律失常、心力衰竭或休克，危及生命可至猝死。

④ **缺血性心肌病型**

表现为心脏扩大和心力衰竭、严重和顽固的心律失常等，预后不良。

⑤ **猝死型**

多发生在动脉粥样硬化和心肌病变基础上，可随时随地发生，表现为突然倒地呼吸和心跳停止，意识丧失，如在发病4～6分钟内给予有效的心肺复苏，5%～6%的患者可以生存。故一旦发生应及时抢救，对挽救的生命具有重要意义。

中医将冠心病分为本虚和标实两种情况。多数冠心病既有本虚又有标实，急性发作期以标实为主，缓解期以本虚为主。标实常见有阴寒内结、痰浊闭阻、血瘀气滞、痰瘀气阻；本虚常见有气阴两虚、心脾两虚、心肾两虚、气虚血瘀。

实证型冠心病的辨证分型

实证型冠心病主要由气滞、血瘀、痰阻、寒凝等所致，中医辨证分型主要包括以下几种。

① **肝郁气滞型**

主要症状表现为胸闷心痛，隐痛阵阵，时发时止，痛无定处；善叹息，遇到心情不畅、情绪不佳时，即可诱发或加剧疼痛；有时可出现胃脘胀痛，经嗳气或矢气后，会有舒畅感；苔薄或薄腻，脉细弦。治疗的方法为疏肝解郁、理气通滞。选择的方药为丹栀逍遥散加减。药物包括：柴胡、当归、白芍、牡丹皮、栀子、茯苓、白术、薄荷、郁金、合欢花等。

② 气滞血瘀型

主要症状表现为胸热剧痛，两胁胀闷、善太息、多惆怅、烦躁易怒、舌紫暗或有瘀斑、脉弦涩。治疗的方法为行气解郁、活血化瘀。选择的方药为逍遥散合桃红四物汤加减。药物包括：丹参、桃仁、红花、白芍、川芎、熟地黄、降香、当归、牡丹皮、薄荷、茯苓、苍术、白术、三七粉等。

③ 痰浊痹阻型

主要症状表现为胸闷心痛、遇有阴天极易发作，咳唾痰浊，舌苔白滑腻或黄腻，脉弦或滑；或兼有口黏、恶心、纳呆、倦怠、便软、舌歪斜偏瘫、手足震颤、麻木等症状。治疗的方法为祛痰通痹、散结化浊。选择的方药为瓜蒌薤白桂枝汤或瓜蒌薤白散加减。药物包括：瓜蒌、薤白、桂枝、枳实、厚朴、茯苓、丹参、桃仁、郁金、川芎；或全瓜蒌、薤白、半夏、丹参、檀香、砂仁、川芎、石菖蒲、黄连、枳壳、陈皮、水蛭等。

④ 痰瘀互结型

主要症状表现为胸闷胸痛、面红、烦躁、气喘、不得平卧、多痰、腹胀、大便燥结、舌紫暗、舌苔黄腻、脉弦滑细数。治疗的方法为活血化瘀、宽胸祛痰。选择的方药为温胆汤加减。药物包括：茯苓、半夏、枳壳、桔梗、竹茹、陈皮、赤芍、三七、红花、生蒲黄、片姜黄、升麻、荷叶、苍术、甘草等。

⑤ 水气凌心型

主要症状表现为心悸胸痛、眩晕、胸脘痞满、肢寒体冷、小便短少、下肢水肿、口渴而不欲饮、恶心流涎、舌质淡、苔白滑、脉弦滑细数。治疗的方法为健脾益气、祛湿利水。选择的方药为导水茯苓汤加减。药物包括：白术、茯苓、麦冬、泽泻、桑白皮、大腹皮、紫苏、槟榔、陈皮、木香、砂仁、灯心草、木瓜等。

⑥ 寒凝心脉型

主要症状表现为突发性心痛如绞、肢体寒冷、遇有凉气或受风寒而心痛加剧；易发冷汗、心悸气短、心痛彻背、背痛彻心、舌质淡红、舌苔薄白、脉迟涩。治疗的方法为通痹宣阳、祛寒止痛。选择的方药为当归四逆汤加减。药物包括：桂枝、细辛、紫苏梗、当归、芍药、甘草、红枣等。

虚证型冠心病的辨证分型

虚证型冠心病主要由心脾肾之阴阳气虚亏所致，中医辨证分型主要包括以下几种。

① 心气虚弱型

主要症状表现为心悸心慌、胸闷气短、倦怠乏力、懒言、面色苍白、极易发汗、舌淡苔白、脉细数或结代。治疗要则为补益心气、益气生脉。选择的方药为生脉散加减。药物包括：人参、炙甘草、麦冬、玉竹、五味子、白芍、丹参、赤芍等。

② 心阴不足型

主要症状表现为心痛时有发作，或灼痛，或兼有胸闷，心悸怔忡、心烦失眠、头晕、口干盗汗、大便干结，或伴有面红升火之症状，舌红少津、舌苔薄白或光剥、脉细数或结代。治疗原则为滋阴益气、养心安神。选择的方药为左归饮加减。药物包括：熟地黄、山茱萸、枸杞子、山药、茯苓、麦冬、甘草等。

③ 心阳亏虚型

主要症状表现为心悸心痛、胃寒，遇到寒气则会加剧，神乏、胸闷气短、动则更甚，肢体寒冷，自汗，舌质淡、苔白，脉虚细迟或结代。治疗的原则为温煦心阳、安神益气。选择的方药为桂枝甘草龙骨牡蛎汤合参附汤。药物包括：桂枝、龙骨、牡蛎、人参、附子、甘草等。

④ 气阴两虚型

主要症状表现为胸痛时有发作、气短乏力、口干多汗、五心烦热、大便燥结、舌苔淡白、舌尖红、脉虚细或结代。治疗的原则为滋阴益气、和营疏络。选择的方药为生脉散合人参养营汤加减。药物包括：党参、黄芪、白术、茯苓、麦冬、熟地黄、当归、白芍、远志、五味子、甘草等。

⑤脾肾阳虚型

主要症状表现为心胸憋闷、肢体寒冷、面色苍白无华、纳呆腹胀、时有便溏、夜尿频繁、舌淡苔白、脉沉细无力。治疗的原则为温阳益气、健脾补肾。选择的方药为生脉散加味。药物包括：人参、麦冬、五味子、附子、丹参、红花、瓜蒌等。

⑥心脾两虚型

主要症状表现为心悸头晕、失眠健忘、倦怠乏力、不思饮食、面色无华、舌质淡红、脉象细弱。治疗的原则为养心健脾、益气补血。选择的方药为归脾汤加味。药物包括：党参、白术、当归、茯苓、制远志、炙甘草、生姜、红枣等。

⑦心阳暴脱型

主要症状表现为心中剧痛猝发，面色苍白、冷汗不止、气短声微、四肢厥冷，严重者可出现晕厥、大小便失禁、面青肢冷、脉沉细欲绝或兼有结代等表现。治疗的原则为回阳救逆、益气生脉。选择的方药为四逆汤合六君子汤加味。药物包括：熟附子、干姜、肉桂、人参、白术、茯苓、陈皮、炙甘草、五味子、半夏、生姜、麝香等。

冠心病患者常用的食疗养生

洋葱回锅肉

【原料】瘦猪肉50克，洋葱100克，郫县豆瓣、白糖、豆豉各适量，植物油5毫升。

【制作】将猪肉煮至七成熟捞起，凉后切片；洋葱改片。将锅烧热后下油烧热，下肉片炒片刻，再下豆瓣、豆豉炒香，下洋葱断生，加白糖、精盐炒匀起锅。注意：由于郫县豆瓣中已加精盐，故注意起锅时加精盐的分量，可不加或少加精盐。

【功效】具有降血脂、防治动脉硬化的功效。主治冠心病、心脑血管病等。

陈皮兔肉

【原料】兔肉 500 克，陈皮 20 克，精盐、黄酒、味精、酱油、醋、白糖、葱段、生姜片、花椒、辣椒、植物油、麻油各适量。

【制作】将兔肉洗净切成块，加入精盐、酱油、生姜片，一同放入盘中，腌一段时间，放热油锅中炸上色，捞出沥油。锅内留适量油，烧热放干辣椒、花椒、陈皮、葱、生姜炸成金黄色，随后倒入兔肉，加白糖、醋、酱油和清水适量，大火烧热，改用小火炖至肉熟，放入味精，淋上麻油即成。佐餐食用。

【功效】具有补益脾胃，健脑益智的功效。适用于冠心病等。

橘子山楂羹

【原料】取橘子 300 克，山楂糕丁 40 克，桂花糖、白糖各适量。

【制作】橘子去皮、子、橘络，将橘子切成丁，放在容器里。锅内放入水烧热，再放入白糖，待白糖汁沸时，撇去浮沫，将橘子丁放入锅内，撒上山楂糕丁及桂花糖，出锅即可。佐餐食用。

【功效】具有润肺理气、活血化瘀、降脂降压的功效。适用于冠心病等。

黑木耳水果粥

【原料】取粳米、小米各 50 克，黑木耳 20 克，苹果 1 个，香蕉 2 个，白糖适量。

【制作】黑木耳泡发，择洗干净，切小块。将苹果洗净，削去皮，挖掉核，切成小方块。香蕉剥去皮，切成小段。粳米、小米洗净，放入锅内，加适量水，置于大火上煮沸，改用中火熬成粥。黑木耳块、苹果块、香蕉段、白糖放入熬好的粥中搅拌均匀，煮至沸，即可将锅离火。当早餐或晚餐食用。

【功效】具有活血通脉的功效。适用于冠心病等。

二冬粳米粥

【原料】麦冬、天冬各 10 克，粳米 80 克，冰糖 20 克。

【制作】天冬和麦冬洗净，入沙锅，加水，小火煎 15～20 分钟，去渣留汁。

粳米置入粥锅中，倒入药汁和水。大火煮沸，再改小火熬至粳米烂熟，调入冰糖拌匀，稍煮即可。

【功效】滋阴益肾、补气养心、生津润肺。主治冠心病。

复方山楂饮

【原料】取山楂片60克，大枣15枚，红糖20克。

【制作】将山楂片与大枣洗净，同入锅中，加水适量，煎煮2次，每次30分钟，取汁，合并后调入红糖，拌匀即成。每日早晚分饮。

【功效】具有行气消积、活血祛瘀的功效。适用于冠心病等。

冠心病的预防

预防冠心病首先要从改变生活方式和饮食习惯做起，主要目的是控制血压、血脂、血糖等，降低心脑血管疾病复发的风险。

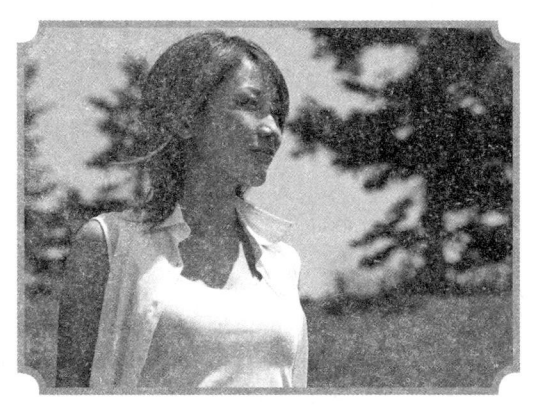

① 起居有常，早睡早起，避免熬夜工作，临睡前不看紧张、恐怖的小说和电视节目。

② 身心愉快，忌暴怒、惊恐、过度思虑以及过喜。

③ 控制饮食，饮食要清淡，易消化，少食油腻、脂肪、糖类。要多食蔬菜和水果，少食多餐，晚餐量少，为宜喝浓茶、咖啡。

④ 戒烟少酒，吸烟是造成心肌梗死、中风的重要因素，应绝对戒烟，少量饮啤酒、黄酒、葡萄酒等低度酒可促进血脉流通，气血调和，但不能喝烈性酒。

⑤ 劳逸结合，避免过重体力劳动或突然用力，饱餐后不宜运动。

⑥ 体育锻炼，运动应根据各人自身的身体条件、兴趣爱好选择，如打太极拳、乒乓球、健身操等。要量力而行，使全身气血流通，减轻心脏负担。

心肌梗死——威胁患者的定时炸弹

心肌梗死是冠状动脉闭塞，血流中断，使部分心肌因严重的持久性缺血而发生局部坏死。

临床上有剧烈而较持久的胸骨后疼痛，发热、白细胞增多、红细胞沉降率加快，血清心肌酶活力增高及进行性心电图变化，可发生心律失常、休克或心力衰竭。

心肌梗死的症状：根据典型的临床表现，特征性的心电图改变和实验室检查发现，诊断本病并不困难，无痛的患者，诊断较困难，凡年老患者突然发生休克、严重心律失常、心力衰竭、上腹胀痛或呕吐等表现而原因未明者，或原有高血压而血压突然降低且无原因可寻者，手术后发生休克但排除出血等原因者，都应想到心肌梗死的可能。

此外，年老患者有较重而持续较久的胸闷或胸痛者，即使心电图无特征性改变，也应考虑本病的可能，都宜先按急性心肌梗死处理，并在短期内反复进行心电图观察和血清心肌酶测定，以确定诊断。

急性心肌梗死属于中医"卒心痛"范畴，包括"厥心痛"、"真心痛"。按类型分为：

寒凝心脉

卒然心痛如绞，感寒益甚，甚至胸痛彻背，背痛彻胸，伴形寒肢冷，手足不温，冷汗自出，心悸气短，舌质淡，苔薄白，脉弦紧。治疗原则为散寒活血，宣痹通阳。药物选择为乌头赤石脂丸配服苏合香丸。

痰浊闭塞

胸部憋闷沉重，痛引肩背，多为体胖之人，伴见头晕腹胀，恶心纳呆，心悸气短，舌质淡胖，边有齿痕，苔白厚腻，脉多弦滑或沉迟。治疗原则为豁痰散结，通阳泄浊。药物选择为瓜蒌薤白半夏汤加味。

瘀血阻滞

暴怒之后卒然心痛剧烈，痛有定处，如锥如刺，伴胸闷气憋，心悸气短，唇青舌暗有瘀斑，脉沉涩、结代。治疗原则为活血化瘀、通脉止痛。药物选择为血府逐瘀汤加味。

阴血亏虚

心胸烦闷而痛。头晕口干，五心烦热，尿赤便干，舌深红，少苔或无苔，脉细数或促、结代。治疗原则为滋阴补血，活络止痛。药物选择为桃红四物汤送服六味地黄丸。

阳气虚损

心胸满闷而痛，动则尤甚，畏寒肢冷，面白唇暗，体倦乏力。气短自汗，舌淡胖，苔白，脉沉细而迟，或结代。治疗原则为温阳益气、活络止痛。药物选择为桂枝人参汤（《伤寒论》）加味。

心肌梗死常用的食疗养生

山楂莱菔粥

【原料】莱菔子10克，山楂50克，粳米80克。

【制作】山楂洗净，去核。莱菔子洗净、去杂质，装入双层纱布制成的药袋，扎紧袋口。药袋置入沙锅，加水，小火煎煮20～30分钟，去渣留汁。将粳米置入锅中，倒入药汁、山楂肉和水。大火煮沸，改小火熬煮至米粒开花即可。

【功效】通调血脉、降浊化痰、消食化滞。适应于痰浊瘀阻型冠心病、心肌梗死恢复期患者。

四味活血茶

【原料】川芎、红花、赤芍各5克，丹参12克。

【制作】四味药材一同捣成末，装入由双层纱布制成的药袋，扎紧袋口。药袋放入保温瓶，冲沸水，盖好瓶盖，闷泡20～25分钟即可。

【功效】活血化瘀、理气止痛。适用于气滞血瘀型冠心病及心肌梗死恢复期患者。

葛根粉粥

【原料】葛根30克，粳米50克。

【制作】将葛根切片，水磨澄取淀粉，加粳米（浸泡一夜）同入沙锅内，加水500毫升，用文火煮至米花粥稠，当半流饮料，不拘时，稍温服食。

【功效】清热除烦、生津止渴、扩张血管、降低血压。适用于高血压、冠心病、老年糖尿病等患者，还可防治心肌梗死及脑卒中等。

人参麦冬鸡

【原料】人参9克，麦冬15克，鸡腿肉100克。

【制作】将洗好去皮的鸡腿肉和适量冷水同时入锅，在文火中煨开10分钟后，入净洁的药物，直煨至肉烂，加入少量精盐、味精。趁热嘱患者食用。

【功效】选用鸡腿肉是因为腿肉系横纹肌，内含多量的钾离子，对心肌有镇静、平衡作用。人参大补元气，鸡腿肉也补气，麦冬甘寒养阴，能使心肌梗死缓解。适应于冠心病并发心肌梗死恢复期患者。

香菇莼菜汤

【原料】香菇50克，莼菜250克，冬笋25克，盐、麻油、醋等调味品各适量。

【制作】将香菇和莼菜用水发好。将冬笋洗净后切片。将冬笋片与香菇、莼菜一起入锅加适量的清水熬汤，汤好后加入盐、麻油、醋等调味品即成。可每日吃1剂。

【功效】此方具有养血和血、健脾利水的功效，适合伴有胸闷、气短、胃脘闷胀不适的心肌梗死恢复期患者使用。

三七牛肉汤

【原料】三七粉0.5克，山药片10克，牛肉100克，精盐、胡椒粉等调味品各适量。

【制作】将牛肉洗净后切成碎块。将牛肉块与山药片、三七粉一起入锅加适量的清水煮汤，肉熟后加入胡椒、盐等调味品即成。可食肉喝汤，每日吃1剂。

【功效】此方具有活血止痛的功效，适合伴有心绞痛的心肌梗死恢复期患者使用。

心肌梗死的预防护理

① 避免过度劳累

尤其避免搬抬过重的物品。在老年冠心病患者可能诱发心肌梗死。

② 放松精神

愉快生活，对任何事情要能泰然处之。

③ 洗澡时要特别注意

不要在饱餐或饥饿的情况下洗澡。水温最好与体温相当，洗澡时间不宜过长，冠心病程度较严重的患者洗澡时，应在他人帮助下进行。

心绞痛——心痛时千万别大意

心绞痛是指由于冠状动脉粥样硬化狭窄导致冠状动脉供血不足，心肌暂时缺血与缺氧所引起的以心前区疼痛为主要临床表现的一组综合征。其特点为阵发性的前胸压榨性疼痛感觉，可伴有其他症状，疼痛主要位于胸骨后部，可放射至心前区与左上肢，常发生于劳动或情绪激动时，持续数分钟，休息或用硝酸甘油制剂后消失。本病多见于男性，多数患者在40岁以上，劳累、情绪激动、饱食、受寒、阴雨天气、急性循环衰竭等为常见的诱因。

心绞痛可分为稳定型心绞痛和不稳定型心绞痛两类。

稳定型心绞痛亦称稳定劳累性心绞痛，是在冠状动脉固定性严重狭窄的基础上，由于心肌负荷增加引起心肌急剧的、暂时的缺血和缺氧的临床综合征。本症男性患者多于女性，多数患者年龄在40岁以上，劳累、情绪激动、饱餐、受寒、急性循环衰竭等为常见的诱因。

不稳定型心绞痛的胸痛部位、性质与稳定型心绞痛相似，但具有以下特点之一：

1. 原为稳定型心绞痛，在1个月内疼痛发作的频率增加、程度加重、时限延长、诱发因素变化、硝酸甘油类药物缓解作用减弱。

2. 1个月之内新发生的心绞痛，并由较轻负荷所诱发。

3. 休息状态下发作心绞痛或较轻活动即可诱发，发作时表现为ST段抬高的变异型心绞痛也属此列。

4. 此外，由于贫血、感染、甲状腺功能亢进（简称甲亢）、心律失常等原因诱发的心绞痛，称之为继发性不稳定型心绞痛。

中医根据冠心病心绞痛的临床表现，按标本虚实归纳为实证和虚证两大类。治疗上按实则泻之，虚则补之原则，心绞痛发作时以邪实为主，先治标；疼痛缓解后以本虚为主，宜治其本；虚实夹杂时，可根据虚实的主次，适当兼顾。

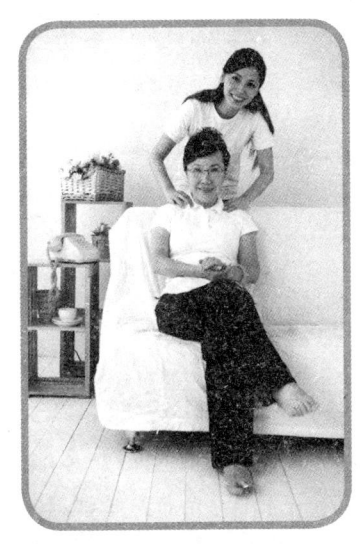

痰浊痹阻型

症见胸闷如窒而痛，或痛引肩背，肢体沉重，形体肥胖，苔腻，脉滑。治宜通阳化浊，方用瓜蒌薤白半夏汤加减（瓜蒌、半夏、延胡索、枳壳各12克，石菖蒲、丹参各15克，薤白、桂枝、厚朴、陈皮各10克）。每日1剂，水煎服。

气滞血瘀型

症见胸痛如刺，或呈绞痛，胸闷气短，心慌，口唇、舌质瘀斑或暗，脉细涩或结代。治宜理气活血通络，方用血府逐瘀汤加减（桃仁、红花、枳壳各10克，当归尾、赤芍、郁金、延胡索、桔梗各12克，川芎、丹参各15克）。每日1剂，水煎服。

心气阴两虚型

症见胸闷隐痛，时作时止，心悸气短，面色少华，倦怠懒言，头晕目眩，舌质偏红或有齿印，脉细弱无力。治宜益气养阴，方用生脉散加减（太子参18克，麦冬、郁金、远志各12克，白芍、丹参、茯苓、何首乌各15克，五味子10克，夜交藤20克）。每日1剂，水煎服。

心肾阴虚型

症见胸闷且痛，心悸盗汗，心烦不寐，头晕耳鸣，腰膝软，舌红苔少，脉细数。治宜滋养心肾，方用左归饮加减（熟地黄1克，山茱萸、山药、枸杞子、丹参各15克，茯苓、麦冬、酸枣仁、知母、龟版胶各12克）。每日1剂，水煎服。

心绞痛常用的食疗养生

葛根粳米粥

【原料】葛根粉30克，粳米100克。

【制作】先将葛根洗净切片，经水磨面澄取淀粉，晒干备用。粳米淘洗干净，加入葛根粉30克，加水适量，同煮为粥。

【功效】葛根中提取的黄酮苷能扩张脑及心脏血管、增加脑和冠状血管的血液流量，并有降低血糖的作用。用于高血压引起的头痛、项背强痛及冠心病引起的心绞痛有一定疗效。

丹参山楂粥

【原料】丹参15～30克，山楂30～40克，粳米100克，砂糖适量。

【制作】先将丹参、山楂放入沙锅煎取浓汁，去渣，加入粳米、砂糖煮粥。两餐间当点心服食，不宜空腹服，7～10日为1个疗程。

【功效】健脾胃、消食积、散瘀血。适用于冠心病、心绞痛、高血压、高脂血症等患者。

山楂炖牛肉

【原料】山楂15克,红花6克,红枣10枚,熟地黄6克,牛肉200克,胡萝卜200克,绍酒、葱、姜、盐各适量。

【制作】把山楂洗净、去核;红花洗净,去杂质;红枣去核;熟地黄切片;牛肉洗净,用沸水焯一下,切成4厘米见方的块,姜拍松,葱切段。把牛肉、绍酒、盐、葱、姜放入炖锅中,加水1000毫升,用中火煮20分钟后,再加入上汤1000毫升,煮沸,下入胡萝卜、山楂、红花、熟地黄、用文火炖50分钟即可。每日1次,吃牛肉50克,随意食胡萝卜、喝汤。

【功效】补气血、祛瘀阻。适于心绞痛(心痹)之冠心病患者食用。

归参鳝鱼羹

【原料】鳝鱼200克,党参、当归各6克,火腿15克,麻油、葱、姜、盐、胡椒粉、黄酒、淀粉、味精各适量。

【制作】将鳝鱼烫死,去头、骨、内脏,洗净,切丝;党参、当归装入纱布袋,封口待用;火腿、姜切丝,葱切段。把鳝鱼、党参、当归、火腿放入锅内,加水适量,煎煮1小时后,去药渣,加调料焖10分钟,加淀粉勾芡,淋上麻油即可。每周2次,可连服。

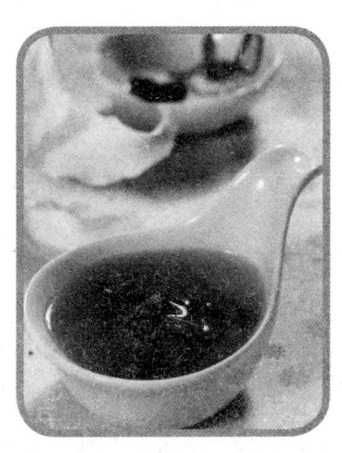

【功效】补中气、养血明目。用以治疗气血两虚型心绞痛也有良好的效果。亦可用于白血病恢复期。

党参田七炖鸡

【原料】党参15克,田七10克,鸡肉100克。

【制作】先将田七研成细粉,备用。将党参切片,用纱布袋装后扎口,与鸡肉同入锅,加水适量,加葱、姜、精盐、料酒,用文火炖至肉烂,加入田七粉,拌匀即成。佐餐,当菜食用,每日1次或隔日1次,连续食用半个月以上。

【功效】补养心气、改善心肌缺血。适用于气虚兼夹血瘀的冠心病心绞痛,症见胸痛、痛有定处、心悸气短、苔薄白、舌质紫、脉细。

附片羊肉汤

【原料】附子片10克,羊肉200克,生姜5克,葱10克,胡椒3克,盐5克。

【制作】将制附片用纱布袋装上扎口,先煮1小时,待用;羊肉用清水洗净,入沸水锅,焯至断红色,捞出起锅剔去骨,沥干水分,切3厘米见方的块;再入清水中浸漂去血水,骨头拍破;姜洗净拍松,葱切段。在锅内注入清水100毫升,置于武火上,下入姜、葱、胡椒、羊肉,再投入制附片药袋和药液。先用武火煮30分钟,后改文火炖煮1小时即成。每日1次,吃羊肉、附片,喝汤。

【功效】温肾助阳、补气血、逐寒止痛。适宜于冠心病心绞痛患者食用。

心绞痛的预防护理

① 科学饮食

多吃富含维生素和膳食纤维的食物。如新鲜蔬菜、水果、粗粮等;多食用有利于降血糖和改善冠心病症状的食物,如大蒜、洋葱、山楂、黑木耳、大枣、豆芽、鲤鱼等食物。避免饮食过度油腻、少吃动物内脏等;避免一餐过饱;吸烟可引起及加重冠心病,导致心绞痛,应坚决戒烟;限酒;避免大喜、大悲、高度紧张、抑郁、焦虑、发怒等不良的精神情绪刺激,预防心绞痛。

② 起居规律

过度的劳累容易导致心绞痛,防止过度脑力紧张和重体力劳动,保证足够的睡眠时间。初发或发作突然变为频繁而加重者,应在安静的环境中进行短期休息和疗养,预防心绞痛。

③ 治疗并发症

高血压、感染、贫血及甲状腺功能亢进、便秘等疾病,都能增加心脏负担而使心绞痛加重,应予积极治疗。纠正低血压、休克;各种心律失常可诱发或加重心绞痛,需尽量设法纠正;积极治疗糖尿病、高血脂,从病因上防止发生冠心病,预防心绞痛。

心悸——心慌是不是一种病

所谓心悸，也就是通常所说的心慌，乃是由于人们主观感觉上对心脏跳动的一种不适感觉。心悸可以由于心脏活动的频率、节律或收缩强度的改变而导致，也可以在心脏活动完全正常的情况下产生，后者系因人们对自己心脏活动特别敏感而致。健康人一般仅在剧烈运动、精神高度紧张或高度兴奋时才会感觉到心悸，属于正常情况，而在某些病理情况下，如心率过快、过慢以及有过早搏动时，如心脏神经官能症或过度焦虑的患者，虽然没有心律失常或器质性心脏病，但由于交感神经张力增高，心跳有力，患者也常以心慌而就诊。

心悸是临床常见的病症，共分心虚胆怯、心脾两虚、阴虚火旺、心阳不振、水饮凌心、心血瘀阻、痰火扰心7个症候进行辨证论治。

心虚胆怯

心悸不宁，善惊易恐，坐卧不安，少寐多梦而易惊醒，食少纳呆，恶闻声响，苔薄白，脉细略数或细弦。治宜镇惊定志，养心安神。方药选择安神定志丸。

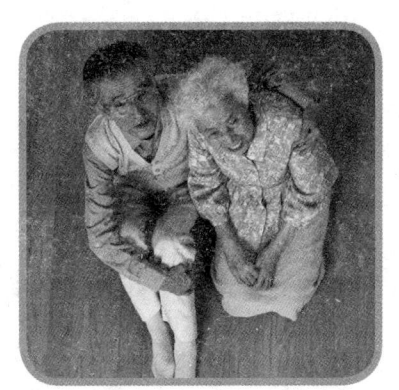

心脾两虚

心悸气短，头晕目眩，少寐多梦，健忘，面色无华，神疲乏力，纳呆食少，腹胀便溏，舌淡红，脉细弱。治宜补血养心，益气安神。方药选择归脾汤。

阴虚火旺

心悸易惊，心烦失眠，五心烦热，口干，盗汗，思虑劳心则症状加重，伴有耳鸣，腰酸，头晕目眩，舌红少津，苔薄黄或少苔，脉细数。治宜滋阴清火，养心安神。方药选择黄连阿胶汤。

心阳不振

心悸不安，胸闷气短，动则尤甚，面色苍白，形寒肢冷，舌淡苔白，脉虚弱，或沉细无力。治宜温补心阳，安神定悸。方药选择桂枝甘草龙骨。

水饮凌心

心悸，胸闷痞满，渴不欲饮，下肢水肿，形寒肢冷，伴有眩晕，恶心呕吐，流涎，小便短少，舌淡苔滑或沉细而滑。治宜振奋心阳，化气利水。方药选择苓桂术甘汤。

心血瘀阻

心悸，胸闷不适，心痛时作，痛如针刺，唇甲青紫，舌质紫暗或有瘀斑，脉涩或结或代。治宜活血化瘀，理气通络。方药选择桃仁红花煎。

痰火扰心

心悸时发时止，受惊易作，胸闷烦躁，失眠多梦，口干苦，大便秘结，小便短赤，舌红苔黄腻，脉弦滑。治宜清热化痰，宁心安神。方药选择黄连温胆汤。

心悸常用的养生食疗

珍珠蒸膏蟹

【原料】珍珠5克，膏蟹1只，鸡蛋6个，胡椒粉适量，料酒10毫升，生姜10克，葱10克，盐3克，味精2克。

【制作】将膏蟹宰杀，揭开蟹盖，除去肠杂，留膏，洗净。打鸡蛋取清，放入盘内，加入盐、味精搅匀，把蟹放入鸡蛋清盘内，撒上珍珠粉，将蟹盖复原，仍成蟹状。将蟹放入蒸笼内，置武火蒸笼内蒸20分钟即成。

【功效】滋阴补血，调经安神。适用于气血两亏致心悸、失眠、月经不调、神经官能症辅助治疗。

【宜忌】不宜与萝卜、柿子、梨、花生、香瓜、泥鳅、荆芥等同食。

郁李柏仁粥

【原料】郁李仁、柏子仁各10～15克,粳米50～100克,蜂蜜适量。

【制作】先将郁李仁、柏子仁去尽皮、壳、杂质,捣烂,同粳米煮粥,待粥将熟时,兑入蜂蜜;稍煮1～2沸即可。每日2次,2～3次为1个疗程。

【功效】润肠通便,养心安神。适用于心悸、失眠、健忘、长期便秘或老年性便秘。

参枣米饭

【原料】党参10克,大枣30克,糯米250克,白糖50克。

【制作】将党参、大枣放在沙锅内,加水泡发后煎煮30分钟左右,捞出党参、大枣,药液备用。将糯米洗净,放在大瓷碗中,加水适量,蒸熟后,扣在盘中,将党参、大枣摆在糯米饭上,药液加白糖,煎成浓汁后浇在枣饭上即成。可作早餐食用。

【功效】健脾益气。适用于体虚气弱、乏力倦怠、心悸失眠、食欲不振、便溏水肿等。

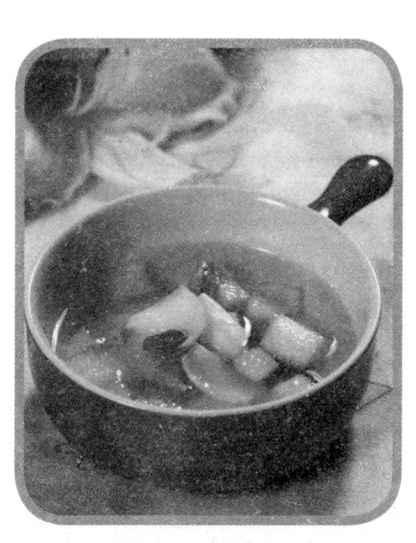

猪心大枣汤

【原料】新鲜猪心1只,大枣20克,调味品适量。

【制作】先将猪心除去附着物,洗净切片,大枣去核,与调味品共放于锅中,加水适量,炖煮烧汤,约30分钟即可。食猪心及大枣,饮汤,可分2次食用。

【功效】补血,养心,安神。适用于心血不足之心悸怔忡、乏力倦怠、面色无华及各种心脏病的补养调治。

桂圆怀山药糕

【原料】怀山药500克,白砂糖200克,熟面粉100克,熟莲子、蜜饯青梅、桂圆肉、花蛋糕、白瓜子仁各26克,猪油、蜂蜜、蜜饯樱桃各少许。

【制作】将怀山药研粉、熟面粉、白砂糖加水揉成圆形，放平盘内，按成圆饼。用莲子、樱桃、桂圆肉、花蛋糕（切成菱形片）、瓜子仁，从外沿向内，分别摆上5圈，青梅（切成柳叶片）在当中摆成花叶形，余下花蛋糕切成小丁备用。用一张大绵纸盖于怀山药面饼上，上笼蒸约15分钟，取出去纸，撒上花蛋糕丁作花；再于锅内放适量清水，加蜂蜜，武火烧沸，撇去沫，入淀粉勾芡，加猪油后浇于饼上。空腹服食，每日1次。

【功效】补益心脾，养血安神。适用于血虚心悸、健忘失眠、脾虚泄泻、病后体虚、年老体弱、神经衰弱等症。

莲子桂圆汤

【原料】莲子（去心）、茯苓、芡实各10克，桂圆肉15克，红糖适量。

【制作】将上4味药洗净，文火炖煮50分钟，至煮成黏状；再搅入红糖，冷却后作为宵夜食用。每日饮服1次。

【功效】补心健脾，养血安神。适宜于平素劳神过度、心脾两虚所致的心悸怔忡、失眠健忘、乏力肢倦、虚汗频出，以及各种贫血、神经衰弱等病症。

心悸的预防护理

① 情志调畅，饮食有节及避免外感六淫邪气，增强体质等是预防本病的关键。积极治疗胸痹心痛、痰饮、肺胀、喘证及痹病等，能预防和治疗心悸发作。

② 保持精神乐观，情绪稳定，坚持治疗，坚定信心。应避免惊恐刺激及忧思恼怒等。

③ 生活作息要有规律。饮食有节，宜进食营养丰富而易消化吸收的食物，宜低脂、低盐饮食，忌烟酒、浓茶。轻症可从事适当体力活动，以不觉劳累、不加重症状为度，避免剧烈活动。

④ 重症心悸应卧床休息，还应及早发现疾病先兆症状，做好急救准备。

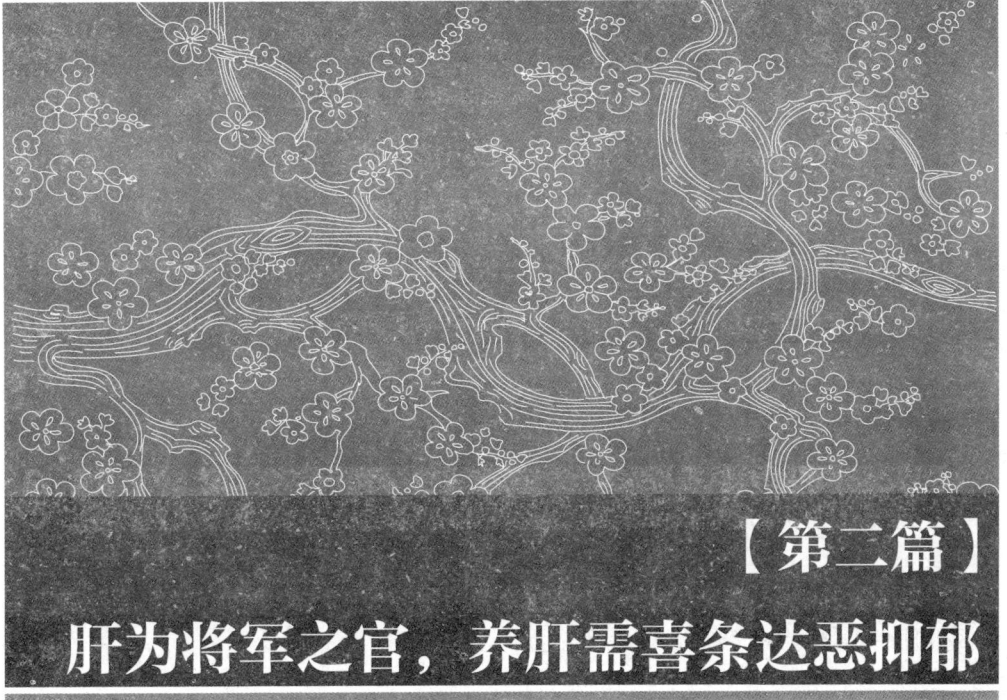

【第二篇】
肝为将军之官，养肝需喜条达恶抑郁

篇首语

肝脏相当于一个国家的**将**军，将军主管军队，是**力**量的象征。清朝医学家周学海在《读**医**随笔》中说：医者善于**调**肝，乃善治百病。由此，我们可以看出**肝**对人体健康具有总领全局的**重**要意义。

第一节 认识肝的生理功能

肝脏的位置在哪里

肝脏主要位于右季肋区和腹上区,大部分肝脏为肋弓所覆盖,仅在腹上区、右肋弓间露出并直接接触腹前壁,肝上面则与膈及腹前壁相接。从体表投影看,肝上界在右锁骨中线第5肋骨,右腋中线平第6肋骨处;肝下界与肝前缘一致,起自肋弓最低点,沿右肋弓下缘左上行,至第8、第9肋骨结合处离开肋弓,斜向左上方,至前正中线,到左侧至肋弓与第7、第8肋骨之结合处。一般认为,成人肝上界位置正常的情况下,如在肋弓下触及肝脏,则多为病理性肝肿大。幼儿的肝下缘位置较低,露出到右肋下一般均属正常情况。

肝的位置常随呼吸改变,通常平均呼吸时升降可达2~3厘米,站立及吸气时稍下降,仰卧和吸气时则稍升。医生在给患者肝脏触诊检查时,常要患者做呼吸配合就是这个道理。

肝脏的功能有哪些

肝脏被喻为"人体最大的化工厂",而每个最小活性单位——肝小叶就是化工厂里面的一个"车间"。在这个化工厂里每时每刻都在各种催化酶的参与下,进行着各种各样的生物化学反应。

肝脏功能相当复杂，几乎参与体内一切代谢过程。平常到医院检查的肝功能项目，不过是其功能的很小一部分，系统地说肝功能分为几大部分：

解毒和防御功能

肝脏是处理人体内各种代谢终末产物及毒物的器官，各种内源性或外源性有毒物质，如农药、食品添加剂、药物及肠道吸收来的腐败产物等，大多经肝细胞的作用使其毒性消失、减弱，或结合、转化为可溶性物质，随尿液或胆汁排出体外。

肝脏还可将氨基酸代谢产生的大量有毒的氨形成无毒的尿素，经肾脏排出体外。肝血窦的星状细胞是吞噬系统的重要组成部分。经过肠道吸收的微生物、异物等有害物质，多被星状细胞吞噬消化而被清除。

再生及恢复功能

肝脏有两条输入血管和一条输出血管，流经肝脏的血液量每分钟可达1000毫升以上，因此肝脏具有旺盛的再生和恢复能力。

实验证明，经手术切除肝脏的75%，老鼠于3周后便恢复原状，而狗需要8周，人则需要4个月左右。在临床实践中，因患肝癌切除肝脏的患者生存10年以上者已不乏其人，个别人可存活20年。

合成和储存功能

肝脏作用广泛，其进行的生物化学反应达500种以上，从消化道吸收来的营养物质经肝门静脉进入肝脏，由肝细胞合成机体需要的多种物质，如血浆蛋白质，即白蛋白、球蛋白、纤维蛋白、凝血酶原、脂蛋白及糖原等。

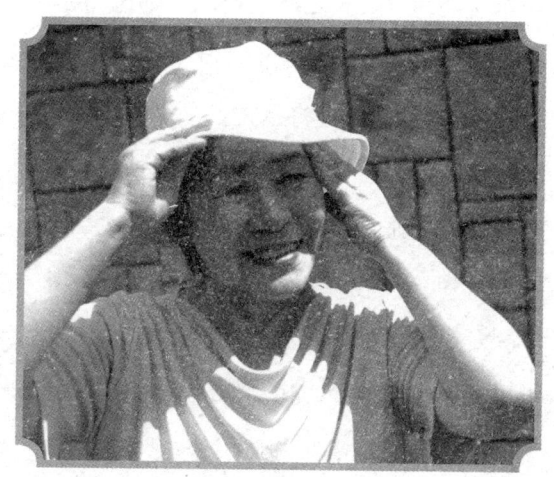

肝细胞还可合成胆固醇、胆盐等物质，也参与维生素的代谢，如储存维生素A、B族维生素、维生素D、维生素K等。糖原储存于肝细胞内，其分泌物（葡萄糖等）则释放入血。而肝脏的星状细胞有储铁的功能。

肝脏是人体最大的内脏器官。当右腹上部以及右季肋区受到暴力打击或肋骨骨折时，可导致肝脏破裂。

中医眼中肝脏的生理功能

肝的生理功能为主疏泄，又主藏血，与人的情志活动有关，并促进人体的消化和气、血、水的正常运行。故其生理特性可概括为：肝为刚脏，体阴而用阳；肝喜条达而恶抑郁。

肝在志为怒，在液为泪。主筋，其华在爪，开窍于目。其经脉络于胆，与胆相表里。

肝主疏泄

所谓"疏泄"，即指疏通、畅达、宣散、流通、排泄等综合生理功能。古代医家以自然界树木之生发特性来类比肝的疏泄作用。自然界的树木，春天开始萌发，得春风暖和之气的资助，则无拘无束地生长，舒畅条达。肝就像春天的树木，条达疏畅，充满生机。其舒展之性，使人保持生机活泼。故《素问·灵兰秘典论》说："肝者，将军之官，谋虑出焉"，《素问·六节脏象论》说："肝者，罢极之本，魂之居也"。肝主疏泄的功能主要表现在调节精神情志、促进消化吸收，以及维持气血、津液的运行三方面。

① 调节精神情志

人的情志变化，是大脑对外界刺激的反应。在中医理论中，人的情志活动，除了为心所主宰外，还与肝的疏泄功能有密切的关系。肝的疏泄功能正常，气机调畅，方能保持精神乐观，心情舒畅，气血平和，五脏协调。反之，若肝主疏泄功能障碍，气机失调，就会导致精神情志活动的异常，表现为如下两方面：一是肝的疏泄功能减退，导致人体气机阻滞不畅，不但出现胸胁、两乳的胀闷疼痛，同时还可出现郁郁寡欢，闷闷不乐，情绪低沉，多疑善虑等病理现象，中医称之为"肝郁"，或"肝气郁结"；二是肝的疏泄功能太过，情志亢奋，出现头胀头痛，面红目赤，急躁易怒，甚则不能卧寐等症状，中医称之为"肝火亢盛"。

② 促进消化吸收

人体的消化功能，包括对食物的受纳和腐熟、水谷精微的输布和吸收等生理、生化过程。这些生理活动，虽然主要由脾胃主管，但也需要得到肝主疏泄的促进作用，方能维持消化的过程顺利进行。归纳起来，肝助消化的作用，主要体现在下述两个方面：一是肝能促进胆汁的生成和排泄；二是维持脾胃气机的正常升降。如肝失疏泄，可影响脾胃的升降和胆汁的排泄，从而出现消化功能异常的症状，如食欲不振、消化不良、嗳气反酸，或腹胀、腹泻等，中医称为"肝胃不和"或"肝脾不调"。

③ 维持气血、津液的运行

血液的运行和津液的输布代谢，有赖于气机的调畅。气能运血，气行则血行，故说肝气的疏泄作用能促进血液的运行；使之畅达而无瘀滞。若气机郁结，则血行障碍，血运不畅，血液瘀滞停积而为瘀血，或为癥瘕，或为肿块，在女子可出现经行不畅、经迟、经闭等。若肝气上逆，迫血上涌，又可使血不循经，出现呕血、咯血等出血，或女子月经过多、崩漏不止等症。气能行津，气行则津布，故说肝的疏泄作用能促进津液的输布代谢，使之无聚湿成水生痰化饮之患。若肝气疏泄功能失常，气机郁结，亦会导致津液的输布代谢障碍，形成水湿痰饮等病理产物，出现水肿、痰核等病症。

肝主藏血

肝藏血，是指肝脏具有贮藏血液、调节血量和防止出血的功能。

① 贮藏血液

肝贮藏一定血液于肝内及冲脉之中，以供机体各部分活动所需。肝又称"血海"。

② 调节血量

肝根据生理需要调节人体各部分血量的分配。在正常情况下，人体各部分的血量，是相对恒定的。当人体处于相对安静的状态时，部分血液回肝而藏之。当人体处于活动状态时，则血运送至全身，以供养各组织器官的功能活动。故有"肝藏血，心行之，人动则血运于诸经，人静血归于肝脏"之说。若肝藏血功能失调，则血液逆流外溢，可出现呕血、衄血、月经过多、崩漏等出血性疾病。

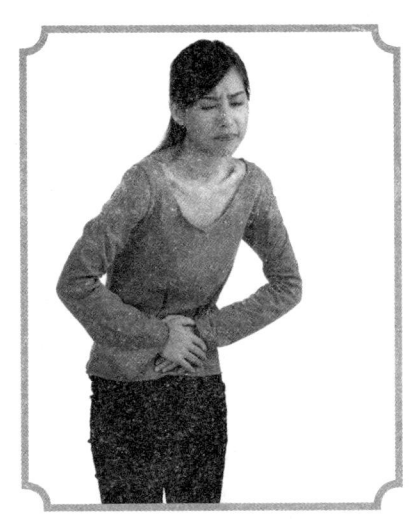

③ 防止出血

肝主凝血以防止出血。气有固摄血液之能，肝气充足，则能固摄肝血而不致出血；又因阴气主凝，肝阴充足，肝阳被涵，阴阳协调，则能发挥凝血功能而防止出血。故明朝章潢《图书编》说："肝者，凝血之本"。肝藏血功能失职，引起各种出血，如吐、衄、咯血，或月经过多，或崩漏等出血征象称为肝不藏血。其病机大致有三：一是肝气虚弱，收摄无力。二是肝阴不足，肝阳偏亢，血不得凝而出血不止。三是肝火亢盛，灼伤脉络，迫血妄行。

肝开窍于目

肝开窍于目，是说肝的精气通于目，肝脏的经路又上联目系，而目的视力，要靠肝血的濡养。《黄帝内经》说:"肝受血而能视",古人有"泪为肝液"之说,肝和则能辨五色,肝功能正常则目光有神,视物清楚明亮。如肝功能受损,也可以反映目的病变上。如肝阴不足,则两目干涩;肝血不足,则视物模糊和夜盲;肝火上炎,则目赤肿痛,畏光流泪、或目赤生翳;肝阳上亢,则头昏目眩;肝风内动,则目斜视上吊。因此,目是肝脏病变外在表现的一个方面。

肝在体合筋,其华在爪

筋,即筋膜、肌腱。筋膜附着于骨而聚于关节,是联结关节、肌肉,主司运动的组织。故《素问·五脏生成篇》说:"诸筋者,皆属于节"。筋和肌肉的收缩和弛张,即能支配肢体、关节运动的屈伸与转侧。筋膜有赖于肝血的充分滋养,才能

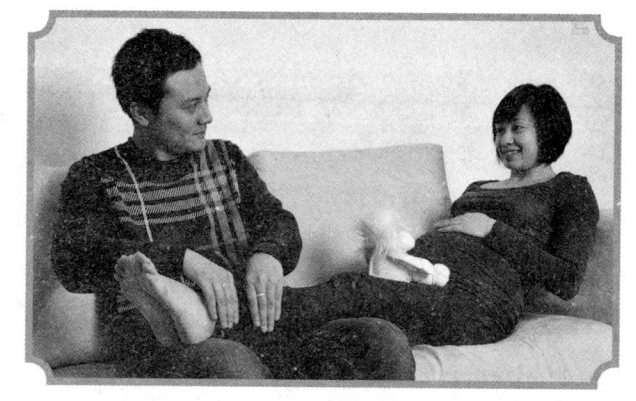

强健有力,活动自如。所以《素问·痿论》说:"肝主身之筋膜。"《灵枢·九针篇》说:"肝主筋"。《素问·六节脏象论》又称肝为"罢极之本",是说肢体关节运动的热量来源,全赖于肝的藏血充足和调节血量功能的正常。如果肝血虚少,血不养筋,则可见肢体麻木,屈伸不利,甚则拘挛震颤;若热邪侵袭人体,燔灼肝经,劫夺肝阴,筋膜失养,则可见四肢抽搐,颈项强直,角弓反张等动风之象。故《素问·至真要大论》说:"诸风掉眩,皆属于肝"。

爪,即爪甲,包括指甲和趾甲。中医认为,爪乃筋之延伸到体外的部分,故称"爪为筋之余"。爪甲的荣枯,可反映肝血的盛衰。故《素问·五脏生成篇》说:"肝之合筋也,其荣爪也。"肝血充足,爪甲坚韧明亮,红润光泽。若肝的阴血不足,爪甲失养,则爪甲软薄,颜色枯槁,甚则变形脆裂。

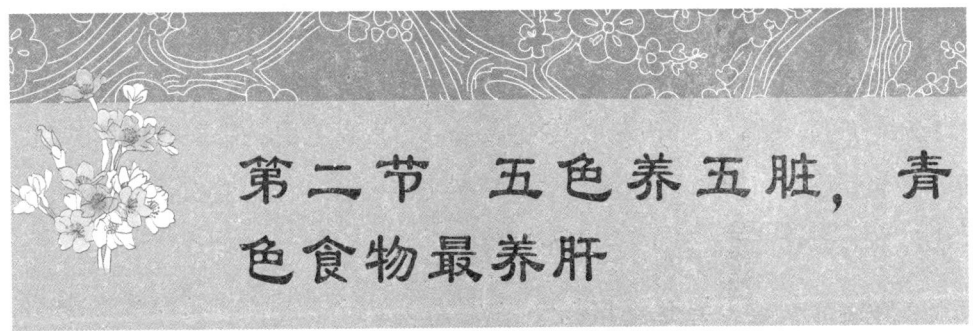

第二节 五色养五脏,青色食物最养肝

 青入肝,多吃青色食物养肝脏

中医认为:"肝主青色,青色入肝经"。绿色食物能有益肝气循环、代谢,还能消除疲劳、舒缓肝郁,多吃些深色或绿色的食物能起到养肝护肝的作用,而辛辣、刺激、大鱼大肉、油炸的食物会增加肝脏负担。人干的活多了,就会被累倒,肝也是一样,也会出问题。

中医五行理论把春天归为青色,也就是绿色。我们经常说绿水青山,所说的青就是绿色。冬天属肾,颜色是黑的,应该吃豆类,要吃滋补的东西,而到了春天,就不应该再吃肉了,应该吃一些绿色的植物。春天在五行里面归属于木,对应的是我们的肝,也就是说春天是肝气升发的季节,伴随着自然的同步,人体的肝气、胆气都开始变得旺盛起来。肝主青色,所以顺应春天的生发之气,正是吃草木的时候,比如吃蔬菜,或是吃一些树的嫩叶、嫩芽。

药物中的青蒿、青皮都是入肝经的。食物中的青菜也大多入肝胆,如仙人掌、青柠檬、青黄瓜等,当季蔬菜中的韭菜、茼蒿、菠菜、香椿等都是餐桌上的美味春芽。麦苗色青,还是治疗黄疸的良药。在口苦口干比较明显时,如果不是血虚所致的虚火,可食用黄瓜、绿豆等都有清肝火、解毒的效果,但虚热以养阴血为主,阴血足则火自然敛降。

比如荠菜，它是一种野菜，也是春天里最有代表性的一种植物。荠菜也被称为春菜，因为它对气温要求比较低，回春比较早。中国人吃荠菜的历史很长久，而且荠菜的味道非常鲜美，《诗经》里面就有"甘之如荠"的诗句。还有人用荠菜做馅包春饼、春卷、饺子。汤中加入荠菜，可以代替味精。用点荠菜、豆腐还有小蘑菇做汤，简简单单，味道却鲜美无比。

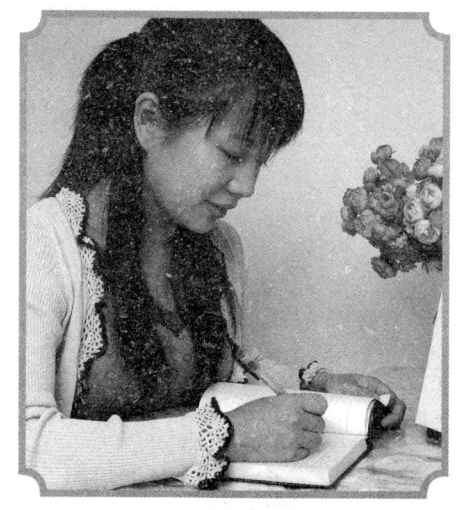

荠菜本身也是很好的中药，中医认为荠菜味甘性平，能和脾、利水，还能明目，《名医别录》说它能利肝气，也就是能促进肝气的生发，是得春气之先；肝开窍于目。产妇吃荠菜，或者把荠菜榨汁掺在母乳中，可以去除婴儿的胎毒。另外，荠菜还可以消水肿，有非常好的凉血、止血的作用。很多人春天随着天地之气的生发容易血压升高、脾气暴躁甚至流鼻血，还有小儿在春天会惊厥，可以用鲜荠菜、白茅根煮水喝。荠菜能唤起人的食欲，还能化消积食瘀滞。

另外，出去采荠菜本身就是一种很好的春游活动。荠菜的颜色、形状都会随着周围环境的变化而变，你要在草丛里仔细寻找，寻找荠菜的过程就是放松身心、亲近自然、与大自然融为一体的有益身心的活动。

在春天还需要常食的有香椿。香椿被称为"树上蔬菜"，是香椿树的嫩芽。每年春季谷雨前后，香椿发的嫩芽可做成各种菜肴。到农村的山上到处可以看见红香椿的身影，随手可以采摘到这些美味的食品。制作可以用鸡蛋和面裹起来油炸，非常好吃。它不仅营养丰富，且具有较高的药用价值。香椿叶厚芽嫩，绿叶红边，犹如玛瑙、翡翠，香味浓郁，营养丰富远高于其他蔬菜，为宴宾之名贵佳肴。香椿芽的营养极丰富。据测定，每 100 克香椿中含蛋白质 9.8 克（居群蔬之冠），钙143毫克，维生素C115毫克（仅次于辣椒），磷135毫克，胡萝卜素1.36毫克，核黄素1.50毫克，铁4.5毫克，粗纤维1.56克。均名列群蔬前茅。此外，它还含有磷、胡萝卜素、铁、B族维生素等营养物质，具有较高的营养价值。现代医学研究还证实，香椿具有养颜、抗菌

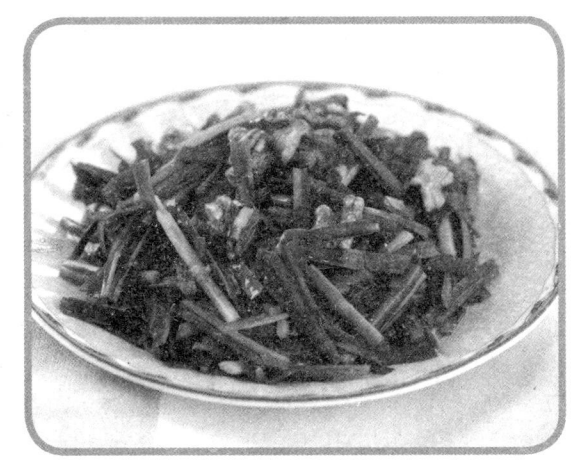

功效。用鲜香椿芽捣取汁液抹面，可治疗面疾、滋润肌肤，具有较好的养颜美容功效，提高机体免疫功能，润泽肌肤，香椿含有丰富的维生素C、胡萝卜素等营养物质，有助于增强机体免疫功能，并有很好的润滑肌肤的作用，是保健美容的良好食品。

香椿味道鲜美，但是吃香椿还要注意以下几个问题：

首先，不要过量食用香椿。香椿辛香的味道能鼓舞肝胆之气，但是一旦鼓舞过了，就会变成肝风、肝火，人就会出现抽搐或者不由自主地颤抖的症状，还有人出现醉酒的状态，昏昏欲睡。

另外，香椿如果跟寒性的猪肉一起吃的话，也容易导致噎食积滞，壅塞经络。香椿芽以谷雨前为佳，应吃早、吃鲜、吃嫩；谷雨后，其膳食纤维老化，口感乏味，营养价值也会大大降低。

中医认为，香椿辛温，为发物，多食易诱使痼疾复发，所以慢性疾病患者应该少吃或不吃。

韭菜也是春天里不可多得的美味菜。俗话说：正月葱，二月韭。说的就是农历二月最适合吃韭菜了。韭菜对人体有保温作用，还有散瘀、补肝肾、暖腰膝、壮阳固精的作用，也适合常常手脚冰冷、下腹冷、腰酸或月经迟来的女性。韭菜

容易栽种，几乎有土地就能生长，少虫害、生命适应力强，因此有长生菜、懒人菜等别名。此外，《本草纲目》中描述韭菜：韭温中下气，补虚、调和脏腑，令人能食，益阳，止泻。因此，古代又称为壮阳草，现在则有天然威而钢之称。

韭菜的吃法，民间菜式花样多多。南方人喜欢用韭菜煲汤做粥，北方人则喜欢用韭菜做馅，多用来包水饺或者制作其他馅料菜式。比如，著名的"三鲜水饺"，荤三鲜是猪肉、海米和韭菜混合成馅，素三鲜是豆腐、粉丝和韭菜混合成馅。

韭菜虽然对人体有很多好处，但也不是多多益善。《本草纲目》就曾记载："韭菜多食则神昏目暗，酒后尤忌"。现代医学认为，有阳亢及热性病症的人不宜食用。

韭菜的粗纤维较多，不易消化吸收，所以一次不能吃太多韭菜，否则大量粗纤维刺激肠壁，往往引起腹泻。最好控制在一顿 100～200 克，不能超过 400 克。

酸养肝，酸味食物滋肝阴，养肝血

在我国传统医学里面，将味道分为——酸、苦、甘、辛、咸。这五种味道分别对应五脏，与人体健康息息相关，《黄帝内经》中就记载，"酸入肝，苦入心，甘入脾，辛入肺，咸入肾"。

"酸入肝"是指吃山楂、五味子、乌梅、白芍等酸味食物或药物可以养肝。

"养肝"指的是通过"滋肝阴，养肝血"，达到柔肝、调肝的意思。只有肝阴、肝血充足了，肝脏的各项生理功能方可正常发挥。腹胀、食欲不振、水肿、月经不调、眼睛不适等症，往往从肝论治。

在日常饮食中，可以适当进食一些酸味食品，如山楂、橘子、葡萄等，在进餐或做某些菜肴时，依需要和习惯适当加点醋也可以起到酸养肝的作用。

喝醋可辅助降氨基转移酶。一道美味佳肴很难离开食醋，临床发现，有些处于肝炎急性期的患者常常会有想喝点醋进行调味的要求，中药中的乌梅、五味子、山楂等也具有较为明显的酸味，无论是醋还是以上中药，只要食用适量，就会起到降低患者丙氨酸氨基转移酶的作用。

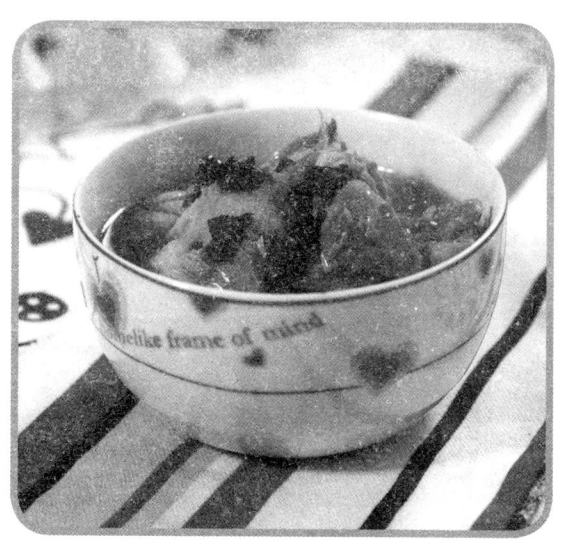

烹饪加醋，营养加倍。肝病患者往往会食用鱼肉或较瘦的牛羊肉来补充机体所需的蛋白质，但由于鱼肉有些腥味，所以患者喜欢加入一些醋进行去腥；而牛羊肉往往不易煮烂，所以有的患者也会在牛羊肉中加入少许醋进行蒸煮，这样更容易煮烂，也更有利于营养的吸收。在一些食物中加入少许醋不仅可以促进营养的吸收，还能使食物的香味更浓，如在炖排骨汤的时候加一点醋，有利于骨头中钙、磷等营养物质溶出，更方便人体的吸收；在以海带调制凉菜之前，将海带加水并加入少许醋进行煮制，会使海带更柔软、更可口；在烹制土豆丝的过程中，加入少量醋会使土豆丝变得香脆爽口；夏天用醋拌一些凉菜，也会有杀菌消毒、清凉爽口的作用。

需要注意的是醋的摄入量不可过多。这是因为如果醋的摄入量过多，就会对肝脏造成负面的影响，若肝炎患者每天摄入了 100 毫升以上的食醋，就会延缓肝炎的恢复，如果摄入量更多还会使肝细胞的再生修复功能受到制约。因此，肝病患者可以在烹制食物的过程中加入少许醋进行调味，并应讲究适度，如果放醋过多就会加重病情，不利于患者恢复。有些人曾经用五味子粉来降低人体的丙氨酸氨基转移酶，但常常在服用后出现反酸、烧心、食欲不佳等症状，一旦停用五味子粉，则会有半数人的丙氨酸氨基转移酶出现反跳。一般认为，若用乌梅、五味子、食醋、山楂入药时，不能过量使用。

吃肝补肝，适量食用有益于肝脏

猪、羊等动物的肝脏常被称为"强肝食品"，这种说法到底有没有科学根据呢？中国营养学会保健品分会研究员徐琪寿认为，根据中医"以脏补脏"的理论，适当地吃一些肝类食品，会起到保护和强化肝脏功能的作用。

动物肝脏蛋白质含很高，而且含有人体所需要的蛋白质，对于人的肝脏，尤其是处于病态的肝脏，这些优质的蛋白质是最理想的蛋白质源；其所含氨基酸也与人体接近，较易被吸收利用；所含的多种维生素也高于猪肉。同时，动物肝脏还含有大量的泛酸和矿物质，除铁之外，有丰富的磷、钙、锌等，所以"吃肝补肝"有一定的道理，以肝补肝不仅能补充营养，对肝病也有一定的治疗作用。

猪肝是主要的肝类食品，其营养成分的含量十分丰富，每100克猪肝含蛋白质21.3克，脂肪4.5克，糖类1.4克，此外还含有多种维生素和矿物质。另外，牛肝、羊肝、鸡肝也都属于高蛋白质、低脂肪、低热量食品，这些食物含有相当丰富的维生素、矿物质及微量元素，特别是维生素A的含量较高，是护肝、帮助肝细胞恢复的最佳选择。

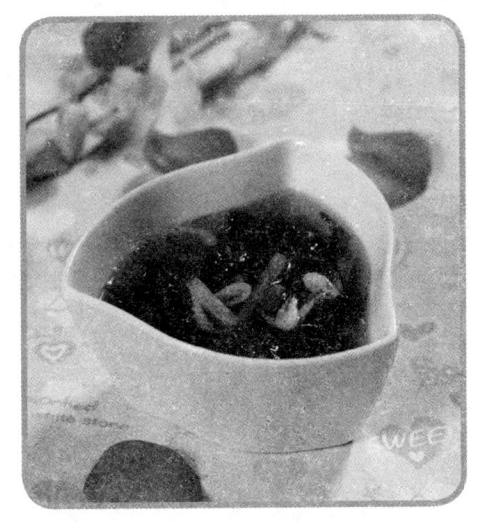

猪肝虽然营养丰富，但食用时也需要注意以下3点。

1. 猪肝里的胆固醇含量特别高，并非优质营养补给品，一些患有高血压、冠心病、高血脂、高胆固醇的患者，需要格外控制食用量。

2. 猪肝本身是猪体内最大的解毒器官，各种有毒代谢产物和饲料中的某些有毒物质，都会留在猪肝内。因此，买回来的生猪肝应用自来水冲洗10分钟，再放在水中浸泡30分钟，才可食用。

3. 考虑到胆固醇含量偏高，所以即使是健康人群，每月最多食用一两次。

养肝需要注意营养平衡

"有病就必须吃药"的传统思想对于慢性肝病患者是不太正确的。因为肝脏的作用之一就是代谢。但是，当肝脏本身有病时，其基本功能已难以发挥，再加上药物代谢，则不堪重负。而选择正确的食疗方法，保持营养平衡，少吃或不吃无关紧要的药物，对肝病患者来说是十分有益的。

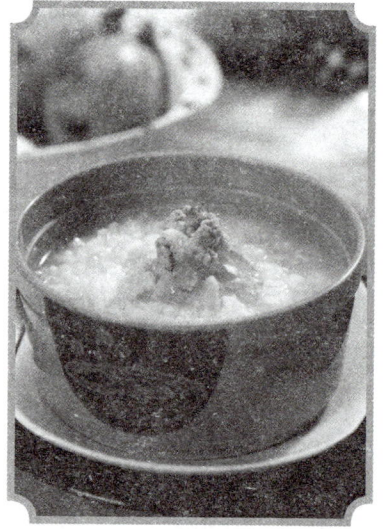

那么，应该如何保持营养平衡呢？

控制能量的摄入

为保障肝细胞再生，需要补充足够的能量；但摄入过多的能量可导致能量堆积而形成脂肪肝，反而影响肝功能的恢复。

摄取优质的蛋白质

因为蛋白质是肝脏修复肝细胞的必需物质，所以每日必须摄取优质的蛋白质。一天最低的摄取量为90克。而优质蛋白质主要来源于动物的蛋白质。

摄取充足的多种维生素

维生素可以激活肝功能：维生素A具有保护肝脏的功能，可以防止肝癌，维生素A的前体——β萝卜素主要存在胡萝卜中。B族维生素是推动体内代谢，把糖类、脂肪、蛋白质等转化成热量时不可缺少的物质。如果缺少B族维生素，则细胞功能降低，引起代谢障碍，人体会出现倦怠和食欲不振。维生素C可提高肝脏酶的活性，可强化分解和解毒功能。从而成为肝脏病患者必不可少的物质。维生素E具有抗氧化作用。它可以防止过氧化脂质给肝脏带来的损害，还可以加速脂肪代谢。所以应摄入适量的维生素E，可起到防止肝损害等多种作用。

多摄取膳食纤维

大量的膳食纤维可消除便秘、肥胖等，因便秘等可给肝脏造成负担，故摄取足量的膳食纤维可减轻肝脏负担。养成一日三餐按时进餐的好习惯。规律性进餐可强化肝脏的各种营养素，减轻肝脏负担。

常食用养肝的食物

养肝首选的食物是谷类，如糯米、黑米、高粱、黍米；其次为红枣、桂圆、核桃、栗子；还有肉鱼类，如牛肉、猪肚、鲫鱼等也对肝有保健作用。

大豆及豆制品含有丰富的蛋白质、钙、铁、磷、B族维生素、中等量脂肪及少量糖类，对肝脏修复非常有益。

海鲜类，如带鱼、黄鱼、银鱼等。另外，甲壳类如牡蛎、蟹等，能增强免疫功能，修复破坏的组织细胞、不受病毒侵犯。但选择烹调要得当，否则会食物中毒，蒸煮应在100℃加热半小时以上。若对海鲜过敏则忌食，可多食香菇、银耳、海带、紫菜等。

西瓜有清热解毒、除烦止渴、利尿降压之效，富含大量类、维生素及蛋白酶等。蛋白酶可把不溶性蛋白质转化为可溶性蛋白质。

含钾丰富的肝、瘦肉、鱼、虾、鸡、鸭、蛋类等高蛋白质、适量脂肪的饮食。

新鲜的蔬菜、水果及金针菇、大枣、芝麻、山楂等。

绿茶对肝脏有好处，有抗凝、防止血小板黏附、聚集，减轻白细胞低下和活血化瘀作用。但饮茶应适时适量，清晨可泡一杯不太浓的茶，每日茶水总量不超过1000～1500毫升，在饭前1小时暂停饮茶以免茶水冲淡胃液，妨碍食物消化吸收。

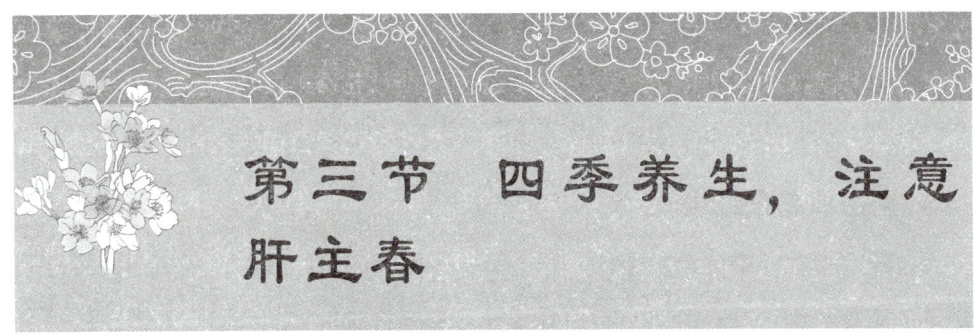

第三节 四季养生,注意肝主春

 春季养肝正当时

《素问·六节藏象论》中说道:"肝者……于春气"。《难经四十一难》中也说:"肝者,东方木也,木者,春也"。这些充分说明了五脏之中肝与春季的关系密切。从事物的五行属性看,肝属木,应于春。春归大地,树木抽丝吐绿,舒展枝桠。肝胆生理特性就像春天的树木一样,具有生长、生发的特征,因而肝气易生发为顺,主人体一身阳气之升腾。所以古人把肝的特性描述成"喜条达而恶抑郁","条达"原为树木枝条旁达舒展,顺畅不屈之意,为木之本性。在正常的生理情况下,肝气之升发,犹如树木之舒展,柔和顺畅,既非抑郁,也不亢奋,以冲和条达为顺。中医认为,肝主疏泄(即疏通畅达之意),有保证全身气血运行顺畅的功能。肝主藏血,有储藏血液和调节人体血量分布的作用。肝还能调节情绪、分泌排泄胆汁和帮助饮食消化吸收。就如城市交通秩序的井然有序需要交警有条不紊的指挥一般,肝性条达,肝气调畅、肝功能正常,才能保证人体气血调和,经脉通利,脏腑器官等活动正常协调。若肝失条达,不能疏泄,则周身气血运行紊乱,脏腑器官的功能活动也将受到干扰而产生疾病。

明代医学家张景岳说:"春应肝而生。"春天的到来,温暖的气候使人体的新陈代谢日趋旺盛,无论是血液循环还是营养供给都相应地增多加快,以适应人体各种生命活动的需要。肝主疏泄,调节血量,能促进脾胃对食物的消化和吸收。所以在春季,人体的生命活动、新陈代谢与肝的关系极大。春季养肝是多方面的，如精神情绪、饮食起居、运动锻炼、休闲娱乐等，都要顺应春季阳气升发的气候特点，以促进肝阳的生长、肝气的生发条达，使气血流通。

此外，中医还认为："肝开窍于目"。即肝与眼睛的关系较为密切，所以春季养肝还应特别注意眼睛的保健和视力的保护。

春天养肝护肝注意三点

多吃新鲜蔬菜、水果

有些食物属于养肝食物，例如小白菜、油菜、番茄和柑橘、柠檬等新鲜果蔬，富含维生素C，具有抗病毒的作用；胡萝卜、苋菜等黄绿色蔬菜，富含维生素A，具有保护和增强上呼吸道黏膜和呼吸系统上皮细胞的功能；富含维生素E的芝麻、青色卷心菜、菜花等，可提高人体免疫功能，增强机体抗病能力。其中重点推荐的是胡萝卜、番茄、大枣、火龙果等红颜色的蔬菜和水果。

多喝水

初春寒冷干燥易缺水，多喝水可补充体液，增强血液循环，促进新陈代谢。多喝水还可促进腺体，尤其是消化腺和胰液、胆汁的分泌，以利消化、吸收和废物的排除，减少代谢产物和毒素对肝脏的损害。肝火旺的人可以早晚餐前空腹喝一杯保青茶：将枸杞子、大枣、山楂、茯苓、灵芝、白术、决明子各10克，甘草5克，加水煎煮30分钟即可饮用，可以滋阴，清肝火。

不贪睡

春季养肝当然还应该重视精神调养。在早春，生活不要过分劳累，精神上要保持愉快。遇到事情，当情绪不舒畅时不要暴怒，因为伤的是自己的肝。还有，由于春困乏力，人会感觉对什么都提不起兴趣，但此时别太贪睡，因为久睡会造成新陈代谢迟缓，气血循环不畅，筋骨僵硬。

春季养肝重在睡眠

传统养生学理论认为"春与肝相应",说明春季的气候特点与人体的肝脏有着密切的关系,故春季的养生保健应以保养肝脏为主。杏林箴言说:"春令进补有诀窍,养肝明目是首要"。如果肝功能正常,人体气机通畅,气血就会和谐,各个脏腑的功能也能维持正常工作。

中医认为,肝脏最重要的功能就是藏血。人卧则血归于肝,在该休息的时候,一定要注意休息,尤其是凌晨两三时,肝经当令,若人处于睡眠状态,肝血推陈出新,是修补损伤细胞和养气血的最佳时机。

如果长期睡眠不好伤肝又伤身。所以说养肝最好的方式就是保证高质量的睡眠,特别在春天,护好肝对一整年的健康都有非常重要的意义。然而现在很多人都被睡眠障碍所困扰——入睡困难、早醒、睡眠不安、易醒、失眠等。长期下来容易消耗肝阴,往往有眼睛干涩、脸色蜡黄、精神不易集中、健忘、消瘦等症状,不仅伤肝还伤身。

因此,要注意,春季养肝重在睡眠,要记得按时休息,不要熬夜,中午有时间的话可以小憩 1 小时。

 ## 春季养生调肝气

中医学认为,人作为自然界中的一员,当顺应自然,协调阴阳,"顺应天时养生",才能健康长寿。春属东方,五行归木,于脏为肝。因此,春季养生宜顺应肝的生理特点,注意"养护肝阳"。万物复苏的春天,正是采纳自然阳气调养肝气的好时节。将身心融入大自然之中,尽情享受春光的沐浴。正如《黄帝内经》所说:"春三月,此谓发陈,天地俱生,万物以荣,夜卧早起,广步于庭,被发缓形,以使志生"。大自然的博大清新,不仅使人神清气爽,心旷神怡,也使人肝气舒畅条达,气血经脉调和,无形之中增强了身心健康。

工作强度大的上班族最要关心自己的肝脏。过度操劳的结果之一就是肝气偏弱，因为长时间的工作状态让身体各器官血液需求量大大增加，血气消耗很大，而肝是体内的藏血器官，疲于工作就会使之受损。

肝火旺盛的人在春季尤其要注意。虽说春天天气好，但阳气骤升引动体内热气，热性体质的人经常"肝火"旺盛，就像一个火药桶被引爆了一样，最吃亏的就是肝脏。

春季养肝应注意情绪舒畅

春季养生，情绪上要乐观，不宜抑郁或发怒，不要过分劳累，以免加重肝脏负担。有肝脏疾患的人，要做到心宽、心静。在繁忙浮躁和充满诱惑的尘世纷扰下，要做到"恬然不动其心"，就能保持机体内环境的稳定，防治心理疾病的发生。

尽量保持精神愉快，尤其要避免怒气。科学研究发现，快乐可以增加肝血流量，活化肝细胞。而怒气不仅伤肝，也是古代养生家最忌讳的一种情绪："怒气一发，则气逆而不顺"。所以一定要注意多休息，会休息，有节奏地工作和生活，不能劳累。多看点老子和庄子的书籍，多接触一些中医，以接受一点养生方面的知识，"淡泊以明志，宁静而致远"，知足常乐，用平和的心态为人处世。

平时还要多注意培养一些兴趣和爱好，培养乐观和积极向上的态度。

春季养肝应注意多锻炼

冬季人体新陈代谢变慢，阳气下降，春暖花开之时，正好可以重新补充身体的阳气。起早运动，舒筋活络也是养护肝脏的方法之一。

专家指出，万木吐翠的春天，正是采纳自然阳气养肝的好时机，而运动则是绝好的方法。各人应根据自身体质状况，选择适宜的锻炼项目。清晨、傍晚及节假日，可漫步于芳草小径，舞拳弄剑于河畔林间，或去郊外踏青问柳，游山戏水，赏花行歌，登高望远，身心融入大自然之中，天人合一，无形之中增强了心身健康。

还可以练习一下气功，气功不但可以缓和神经肌肉，还能平衡自主神经系统。初学的人可以试试看最简单的呼吸调节法：静静坐下或站定，全神关注在呼吸调节中，慢慢地，一点一点用鼻子吸气、吐气，并重复数次。简单的深呼吸可以排除体内积热，让身体重新获得热量。

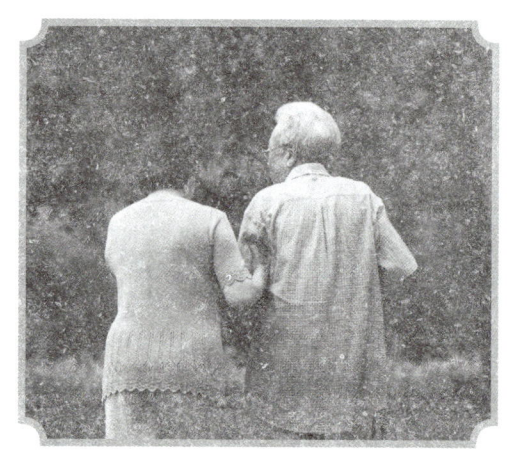

不同体质的养肝方法不一

从中医角度来看，按照个体的体质不同，肝脏主要分为两种类型：阴虚体质和阳盛体质。

阴虚体质指肝阴虚，其易导致肝阳上亢，使血压升高，诱发高血压病加重，甚至并发脑血管病。阳盛体质主要是内热火上。春天天气逐渐转热，使人的体内余热加重，从而影响肝脏的疏泄，造成肝精余热余火，易出现情绪抑郁或躁动，爱发脾气等。此在中医为实证。阳盛体质在青年人，中年人，肥胖、营养过剩的人群中较常见。

分清体质，养肝就要有针对性。对于阴虚体质的人，养肝原则是滋阴潜阳，让上亢的阳气降下来。多吃动物性食材，如动物肝脏、麻蛤等，蔬菜可选择生菜、大头菜等。对于阳盛体质的人，养肝原则是疏肝解瘀，清热降火。多食芹菜，多喝菊花茶。菊花可清肝明目、降火，防止头晕眼花等。

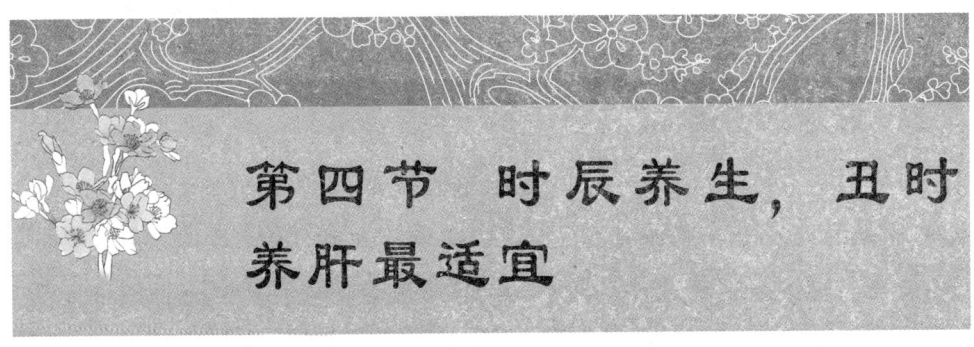

第四节 时辰养生，丑时养肝最适宜

丑时保证深度睡眠

丑时，也就是凌晨的1～3时，这个时候，气血流注肝经，肝经当令的时间到了，也是肝脏排毒的最旺盛时期。此时若不让身体进入睡眠状态，肝脏就无法完成代谢废物的任务，健康、养生、长寿均无从谈起。

和子时一样，丑时最重要的依然是睡觉，这个时候人要达到深度睡眠。只有这样，肝血才能及时回流，肝脏才能正常发挥自己的代谢功能。如果此时不休息，精神处于亢奋状态，这就使得肝脏不得不继续输出热量来支持人的思维和行动，导致新陈代谢无法完成，这是非常伤肝的。所以丑时不睡觉的人通常面色黄灰，神情倦怠并且急躁，血液里面的"垃圾"无法及时净化。

《素问·五脏生成论》中说："故人卧则血归于肝，肝受血而能视，足受血而能步，掌受血而能握，指受血而能摄"。它的意思指的是当人躺在床上的时候，血液会回到肝脏中，肝脏有了血液的滋养才能让人有良好的视力，脚有了血液的滋养才能走路，手掌有了血液的滋养才能弯曲把握，手指有了血液的滋养才能抓住东西。

很多人白天起来没有精神，这是因为丑时没有好好睡觉，或丑时没有深度睡眠，初生之阳气没有得到厥阴的滋养，缺乏热量和动力。如果白天没精神，千万不要甘于委靡不振，不要白天贪睡，以免晚上再次睡不着，陷入恶性循环。要打起精神，全神贯注与工作或学习，减少不必要的妄想和忧思。

还有的人早上起来容易有肝火旺的现象发生，肝上火的临床症状一般为头痛，胁痛，眼睛干涩，耳鸣耳聋，情绪激动，口干口苦，舌红苔薄，形体消瘦，小便短赤，大便燥结，心烦气躁，失眠多梦。女性患者还可能会出现月经提前，量多色暗甚至血崩的现象。这些都说明丑时睡眠不足，造成"阴不养阳"而导致内火上升的缘故。

所以要强调的是，丑时一定要睡眠，而且必须要"在这段时间内睡着"。你一定要想办法尽量在子时前就寝，此时肝胆都需要养护。退而求其次，如果你在前一天晚上睡眠不好，就一定要在第二天找时间适当休息一会儿，这样才有助于强化肝脏。

临睡前泡脚有益于肝脏

热水泡脚俗语中医足疗法之一，也是一种常见的中医外治法。热水泡脚对足部穴位及经络有刺激渗透作用，改善局部血液循环，驱除寒冷，促进代谢，从而起到养生保健作用。

根据"中医经络学说"，人体的五脏六腑在脚上都有相应的部位。经常洗脚，按摩脚趾、脚掌心，能防治局部及全身的诸多疾病。大足趾是肝脾两经的通路，可疏肝健脾、增进食欲、治疗肝脾肿大；二足趾外侧属阳明胃经，可调节胃肠道功能；第四趾属胆经，能防治便秘、胁痛；小趾属膀胱经，能治疗小儿遗尿症，矫正妇女宫体位置；脚掌心是肾经涌泉穴所在，能治疗肾虚体亏。

另外，晚上泡脚还能有助于睡眠，而丑时是肝经当令的时辰，只有好的睡眠才能有助于肝脏的养护。泡脚的时候还可以用柴胡、白芍、防风、艾叶、桂枝、玫瑰花等中药，将其配合在一起，起到养血柔肝、升发阳气、温经通络的功效。在春季使用此方泡脚，对肝脏具有非常好的养护作用。

但是需要注意的是：最好用较深、底部面积较大的木质桶，水量则以没过小腿的2/3至及膝为佳，泡脚的水温宜在40℃～50℃。时间不能太长，最好控制在 15～20 分钟。饭后半小时内不宜泡脚，它会影响胃部血液的供给，长期下来会使人营养不良。泡脚后不能马上睡觉。趁着双脚发热的时候揉揉脚底，及时穿好袜子保暖，待全身热度缓缓降低后再入睡效果最好。

安心睡眠，营造舒适环境

对生活紧张的现代人来说，睡个好觉已经越来越成为一件奢侈的事了。但其实，只要懂得一些诀窍，同样可以安枕无忧到天亮！暗黑无光、静寂无声、躺倒放松，这是睡眠的三大条件。不过，事情总不那么绝对，有时单调而重复的声音，反而使人昏昏欲睡。我们要努力营造一个安静、舒适的睡眠环境。具体要求是：

卧室宁静，空气流通

良好的睡眠要求卧室整洁宁静、空气清新流通，这是十分重要的。因为喧闹嘈杂的环境只能使人情绪烦躁，心神不安，根本无法睡眠。如果卧室空气流通差，二氧化碳含量高，空气混浊，在这样的环境里睡觉，醒来后往往有头昏、头痛、疲乏之感。因此，除特别寒冷的季节之外，一般应开窗睡觉。

房间的主色调看似无关紧要，其实对睡眠影响不小

如果房内充斥红色、橘红或鲜黄色等令人振奋的颜色，会使人不易入睡；而紫色、黄褐色或海军蓝等深暗的色调，可能造成你心情沉重，最好选择淡蓝、淡绿或略带其他色彩的浅色调，作为卧房主色。使房内维持适度的光线与安静，将有助于睡眠。如果选用双层窗帘或隔音窗帘，不仅可使室内光线变暗，还有隔音效果。入睡前应先拉上窗帘，关掉灯，使卧室处于一种暗寂状态。

开灯睡觉不利于健康

许多人习惯开灯睡觉，认为这样有安全感，殊不知这种习惯对身体有极大危害。

睡觉时关闭所有电灯，半夜起来上厕所也不要开灯。因为即使短暂的灯光也会使人体内分泌褪黑素的酶分泌量锐减。我们的大脑中有一个叫做松果体的内分泌器官，在夜间，当我们进入睡眠状态时，松果体就会分泌出褪黑素，这种激素在夜间11时至次日凌晨分泌量最为旺盛，而在天亮之后便停止分泌。褪黑素的分泌可以抑制人体交感神经的兴奋性，使我们的血压下降，心跳速度减慢，从而使心脏得以喘息，使机体的免疫力得到增强，消除白天工作和学习所带来的身体和大脑疲劳，甚至还可以杀灭癌细胞。如果经常开灯睡觉或挑灯夜战，这种褪黑素的分泌就会受到抑制，它所发挥的功效相应有所减弱，对人体的保护作用当然也会被削弱，这时人体患病的概率就会有所提高，健康就会受到威胁。国外曾有研究显示，经常开灯睡觉或夜间点灯活动的人，他们的癌症发生率比正常人要高2倍。可见，为了健康，熄灭灯睡觉大有必要。

充足睡眠对于肝脏的益处

好的睡眠姿势和优质的睡眠质量不仅可以消除疲劳，还有利于肝脏功能的恢复，这是因为人在睡眠的时候，会分泌大量的生长激素，这些激素能够促进生长、合成人体必需蛋白质等重要物质。此外，肾上腺皮质激素是在晚上睡眠后半夜开始分泌的，它具有使体内物质分解、代谢和提高机体产生热量的作用。

肝炎恢复期患者及慢性肝病患者每晚睡足8小时，中午保证午休1小时就可以了。久卧会造成新陈代谢下降、营养障碍、气血不畅、筋脉不舒。睡眠的姿势最好采用右侧卧位为佳，这种姿势能使全身肌肉得以充分放松，使劳累一天的各个器官得到充分的休息，还可以避免右肺和纵膈对心脏的压迫，并且促进胃肠道蠕动排空，可使睡眠安稳、舒适、自然。记得要有一个良好的睡眠环境，卧室要尽可能保持安静，温度适宜，通风。睡觉前可以用热水泡泡脚。

另外，晚饭不要吃得太迟太饱，睡前不要饮浓茶、喝咖啡或刺激性饮料，以免引起大脑过度兴奋而影响睡眠。

第五节 运动养生,养肝别忘了运动

缺乏运动伤害你的肝脏

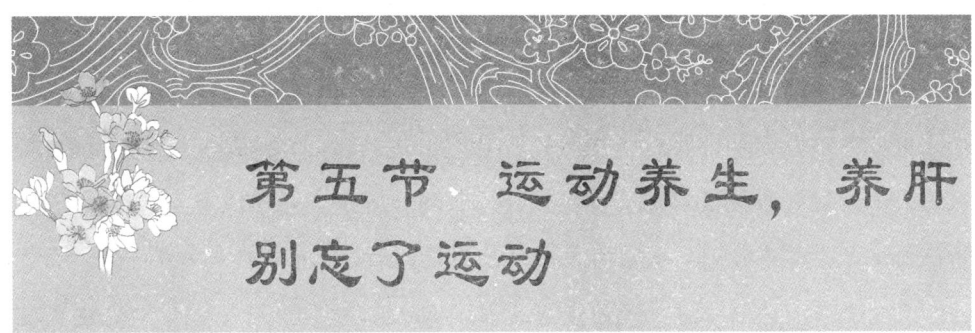

缺乏运动不只让你发胖,过剩的脂肪向身体中部堆积,肝细胞被脂肪塞满,自然失去了正常的功能。而且比起首先胖在腿部和臀部的女性,肥胖首先在肚子上的男性更容易中招。

一个人是否肥胖的标准不只是看体重,还要看体脂率。体脂率又叫体脂百分数,是指人体内的脂肪重量在人体总体重中所占的比例。一般成年人正常的体脂率范围为男性 15%～18%、女性 25%～28%,若体脂率超过 30% 就算是肥胖。

肥胖的人会使自己的内脏器官产生油脂堆积,内脏淤积的多余脂肪会"跑"到肝脏等部位,进而诱发脂肪肝。所以,如果缺乏运动,就会使你的肝脏受到伤害。为了避免这种伤害,需要你积极运动起来。

积极从事体育锻炼是护肝的又一有效方法,因为运动既可削减超标体重,防止肥胖,消除过多脂肪对肝脏的危害,又能促进气体交换,加快血液循环,保障肝脏能得到更多的氧气与养料。

从护肝角度看，一要选好运动场地，以场地宽广、视野开阔、空气清新的地方为佳；二要选择好锻炼项目，以锻炼体力和耐力为目标的全身性低强度动态运动为好，如慢跑、快速步行（每分钟110～120步）、骑自行车、上下楼梯、爬坡、打羽毛球、踢毽子、拍皮球、跳舞、跳绳、游泳、打太极拳等。每天1次，每次持续20～30分钟，以运动后疲劳感于10～20分钟内消失为宜。

练练养肝八段锦

养肝八段锦以中医治未病和养生理论为指导，以创新、实用为目的，整合针灸、推拿、导引、气功等传统中医预防保健及心身医学方法，整理成了具有特色的怡神、调身、导引、疏络、明睛、养颜、净心等8种保健预防技术的"养肝八段锦"。按摩穴位原理是直接激活人体经络，使全身气血畅通；调息的作用原理是通过静态的思想集中，调动全身尤其是腹部经络的活动，调整五脏六腑的血气运行，达到阴阳平衡。

养肝八段锦中西结合、防治结合，可以调节人体内肝脾脏腑经络之气血的运动，对增强体质保肝健肝有明显功效。而且动作简练，歌诀明快，易懂易学，运动量可大可小，男女老少皆宜，既可单练，也可集体练，不受气候、季节、场地、器材的限制。坚持练习后精气神提高，临床效果良好。

养肝八段锦歌诀如下：盘坐搓手理头脑；上下点穴全息到；调理脾胃单举手；揉肝摩脾叩肾腰；四面摇摆活气血；两手扳足涌泉敲；扩胸运动增气力；清心息虑百病消。

养肝八段锦的具体练习方法如下：

盘坐搓手理头脑

【预备姿势】晨起盘腿静坐床上，两臂自然下垂，两眼平视前方，关节放松，自然呼吸，意守丹田，精神集中。

【动作说明】双手先搓30次。从太阳穴起,按摩眼角,至鼻旁迎香穴,然后闭目捂耳按压、扣齿各30次。

【功效讲解】本段主要是针对肝脾的功能进行锻炼。主要是宁神、聪耳、固齿。可以用静坐并着重调节呼吸以达宁神静气之目的。

摩脉分肋理八道

【预备姿势】同上。

【动作说明】用两手手指背面(除拇指)自两腋下沿腋中线向下扫至两侧髂脊,用四指指尖自胸骨沿八道穴向两边分摩,用四指指尖自剑突沿肋缘向两边分摩。然后指压第二掌骨体中段桡侧"全息肝胆穴"、足三里穴,以达到酸、麻、胀感觉为有效,每穴压各30次。

【功效讲解】点穴治疗在推拿中一般用于放松治疗之后,这样就可乘放松后气血初通的效果继续以点穴来加强疏通气血的作用,也使患者更易接受这种由轻到重的刺激。

调理脾胃单手举

【预备姿势】同上,两臂自然下垂,眼视前方。

【动作说明】右手翻掌上举,同时左手下按,指尖向前,拇指展开。头向后仰,眼视右指尖,同时吸气。左手翻掌上举,同时右手下按,指尖向前,拇指展开。头向后仰,眼视左指尖,同时吸气。

【功效讲解】能有效地促进血液循环,提高肝脏的疏泄功能,还能缓解压力,调治肝郁等。

揉肝摩脾叩肾腰

【预备姿势】同上。

【动作说明】双手搓热后,放在肝脏脾脏处轻揉30次。再轻叩按压肾区30次。

【功效讲解】在揉肝脾区时,强调意念集中于手下,意想肝脾处于极度舒服的状态,动作一定要慢,精神一定要集中,呼吸自然平稳。益肝气、疏肝郁,使周身气血运行舒缓。

四面摇摆活气血

【预备姿势】盘腿静坐,双手握两膝盖。

【动作说明】以尾椎为轴心,从左往右,再从右往左,各摇摆10次。接着再前后摇摆10次。

【功效讲解】本段强调运动幅度到位,例如左右摇摆时就应达到:向左摇,右臂尽量伸直,使右胁肋有拉伸的感觉,然后恢复。

两手扳足涌泉敲

【预备姿势】两臂高举,掌心相对,上体伸展,头向后仰。

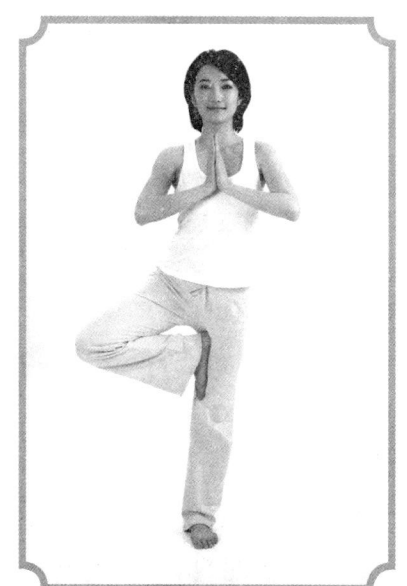

【动作说明】上体向前缓慢弯曲,两臂下垂,指尖向下,头略抬高。然后扳左右脚各10次。再用拇指和食、中及无名指四指并拢,敲击涌泉穴(足底肝胆肾穴位区)各30次。然后穴位按摩太冲、行间、阳陵泉穴。

【功效讲解】能够对肾脏形成较强的刺激,可以提高肾脏的功能,同时,水生木,即通过肾水滋养肝木。

扩胸运动增气力

【预备姿势】双手自胸前后两侧平伸。

【动作说明】做扩胸运动20次。

【功效讲解】能够对肺部形成强烈的刺激,能提高人体的呼吸能力,促进气血循环,益肝养气,还能够强化心脏。

清心息虑百病消

【预备姿势】清心息虑静坐5～10分钟。

【动作说明】以腹式呼吸调息。

【功效讲解】益气养肝,疏肝解郁,对于肝脏有很好的濡养作用。

做做养肝保健操

常练养肝功,不仅有吐故纳新、行气活血、通畅经络、激发肝脏功能的作用,而且可治疗因肝虚火旺引起的食欲不振、消化不良、两眼干涩、头晕目眩等症。下面介绍养肝功的具体做法:

1. 面朝东站立,两脚自然分开,与肩同宽,两膝微屈,头正颈直,含收腹,直腰挺背。两手臂自然下垂,两腋虚空,肘微屈,两手掌轻靠于大腿外侧。全身放松,两眼睁开,平视前方。

2. 采用腹式呼吸,呼气时收腹、提肛,用鼻吸气,用口呼气。两手缓缓上提(掌心向上),经腰上肩,过头顶后,两手重叠,右手掌覆在左手掌上,掌心向里,轻压在枕后,头慢慢转向右侧,微向右上方仰起,上半身随之稍微向右侧转,转动过程中慢慢吸气,待转至右侧,头仰定,两目怒睁,用力呼气,同时发出"嘘"字音。

3. 头慢慢转向左侧,微向左上方仰起,上半身随之稍向左侧转,转动过程中慢慢吸气,待转至左侧,头仰定,两目怒睁,用力呼气,同时发出"嘘"字音。如此左右反复三遍。

4. 两唇轻合,舌抵上腭,上下齿轻轻相叩 36 次。口中生津,用力猛咽。

养肝功宜每天早晚各练 1 次,春季三月更应该天天坚持,练肝功时,衣裤要放松,精神须乐观,全身要松弛,动作柔和缓慢;音调要柔细匀长,使气呼尽;应做到怒目扬眉,使肝气得以舒达,外中邪气外泄,嘘后调息时,宜改为闭目凝神。

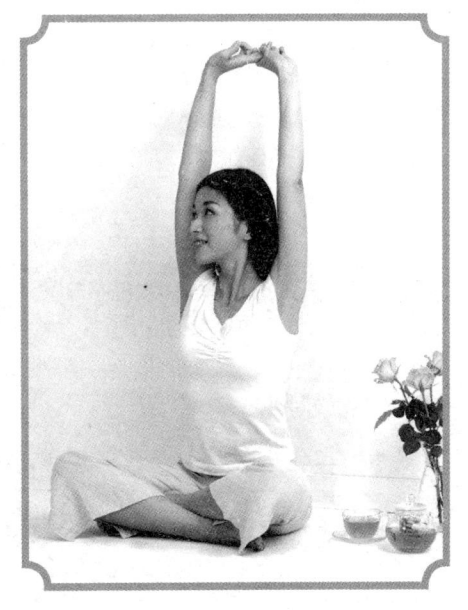

保肝护肝强肝功

起式

站立闭眼，两手在丹田处聚拢，掌心劳宫穴相对，做3次用嘴慢慢吐出气息的嘘息，要先吸后呼。然后手轻缓离开丹田，两手背相对，与丹田在同一水平线上。两手分开至胯部后翻掌，成两手心相对合拢在原处。如此做3次后，将右脚向前迈半步，脚尖着地，用鼻做一短促的吸气，两手自然摆动，收回右脚，迈出左脚，如此做9次。

行式

起式后，先睁开眼睛，双手摆动，右手摆至胯处，左手至胸前、右腿放松向前迈半步，落步时用鼻作一短吸。随后双手开始向相反方向摆动，左手摆至胯处，右手至胸前，左脚向前半步，用鼻作一短呼气。手、头、脚、腰、呼吸各种动作互相配合，很有节奏，每分钟50步左右。

收式

停步后，闭眼，先做起式3次，然后两手由丹田上抬至膻中穴，两手指尖相对，大拇指朝气户穴，做3次嘘息后，两手重叠下垂，放回两胯旁，睁眼，恢复平时体形。

 ## 立位运动的养肝护肝法

提跟呼吸

两足分开与肩同宽站立，两臂自然下垂。首先吸气时向上提起双足跟，然后呼气时落下足跟。注意吸气要缓慢，呼气要自然。

抱手呼吸

采用站立位，同上，全身放松，稍屈膝。首先双手在胸前呈抱球状，做深长的慢吸气，然后缓缓呼气。

蹲起呼吸

站立位，同上，两臂前平举，手心向上。首先手掌稍屈，吸气；吸满后缓缓下蹲，呼气；下蹲到一定程度后再缓缓起立，同时手心向上翻，吸气。

臂上举呼吸

站立位，同上。首先左足向前迈出半步，同时两臂上举，深吸气，使胸部充分扩张；然后呼吸时两臂下落并后摆。

V 侧屈呼吸

站立位，同上。首先吸气时右臂从右侧上举，左臂从左侧下摆；然后呼气时上体左前屈，右手触摸左足尖，左臂后上摆。最后还原。方向相反做以上动作。

弯腰呼吸

自然站立，双手交叉置于头上。首先吸气时头稍转向一侧，同时两足跟提起；然后呼气时慢慢向前弯腰，至极限时手放下，抱膝下蹲后还原。以上呼吸训练重复10～15次。

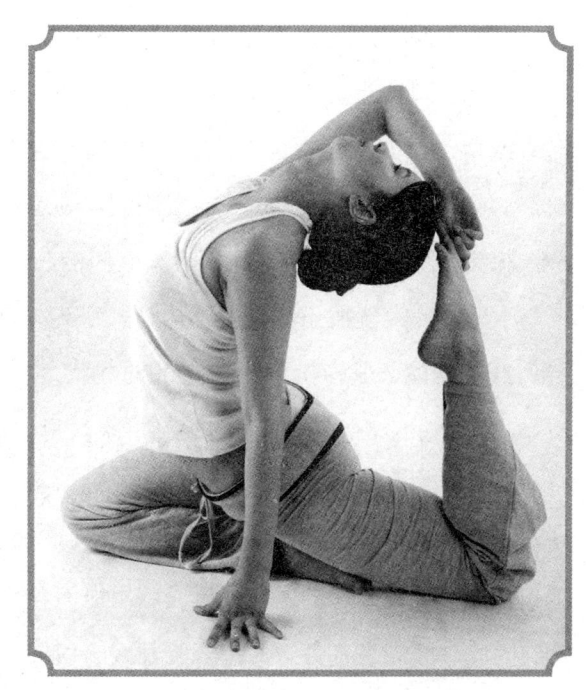

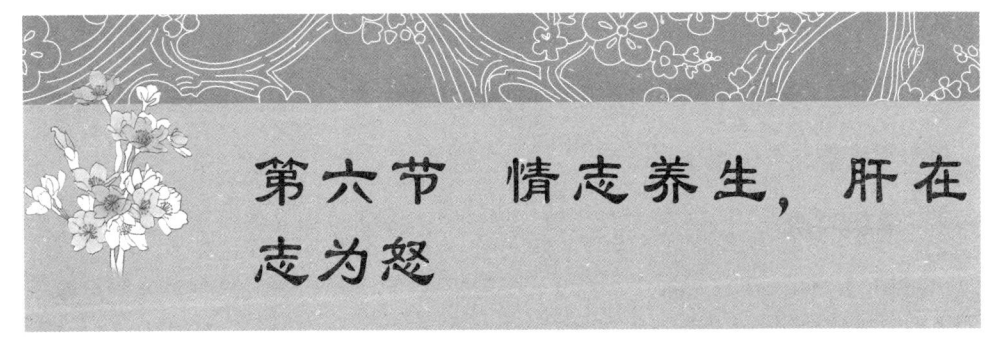

第六节 情志养生，肝在志为怒

中医认为怒伤肝

怒伤肝为病因病理学术语。指大怒导致肝气上逆，血随气而上溢，故伤肝。证见面赤、气逆、头痛、眩晕，甚则吐血或昏厥卒倒等。《素问·阴阳应象大论》："怒伤肝，悲胜恐。"王冰注："虽志为怒，甚则自伤"。

中医认为，肝为将军之官，性喜顺畅豁达。如果长期郁闷，可以导致肝气郁结，引起生理功能紊乱。现代医学研究表明，愤怒会使人呼吸急促，血液内红细胞数剧增，血液比正常情况下凝结加快，心动过速。这样不仅会损伤心血管系统，更会影响肝脏健康。调查结果表明，易怒的人患冠心病的可能性比一般人高6倍，患肝脏疾病的可能性比一般人高8倍。

小怒，使人气血不和，经络阻塞，脏腑功能失调而致病。"大怒伤肝"就会导致肝的功能失常，出现气血逆乱的症状，甚则会危及生命。这些从中医角度看，大怒伤肝。凡是有肝病的包括肝炎、肝硬化、肝硬化腹水、胆囊炎、胆石症、肝癌等患者，更需要注意调控自己的情绪。另外，人在发怒时情绪激动、心跳会加快、血压会增高，还容易诱发胃溃疡、高血压、冠心病、神经衰弱等病症的发生和发展，最坏的是可能诱发脑出血而猝死。

因此，肝病患者务必保持心胸开阔、积极乐观，这样才能达到治疗和控制疾病的目的。

心烦意乱易引起肝火旺

人在遇到不顺心的事情的时候都心烦,成人有成人的心烦,学生有学生的心烦,虽然引起心烦的原因不一样,但是心烦的表现却是相同的。

人在心烦时,不愿意接触人,不愿意交谈,总想独自苦苦思索。然而,心烦时思维又比较紊乱,一会儿想东,一会儿想西,不能集中在一点上加以深刻思考,又加剧了心烦。这样就形成了恶性循环,越想越烦,越烦越想,严重时甚至陷入不能自拔的境地。

心烦意乱易引起肝火旺,肝火旺在中医中称肝燥火旺,是属人体内脏气血调节出了问题,并不是很严重的疾病。但也必须进行药物治疗。肝提供人体造血功能,是人体主要血脏之一,肝造血是根据人体吸收营养和精神而调节产生功能的,一旦人体营养供不应求而精神又出现紊乱就会抑制肝造血,血里也含有水份,血不畅,气不顺时,人体其他器官就会以缺血而降低自身功能,严重地会引发肝自身病变和其他器官病变。不严重时,会出现皮肤干裂,口舌生疮,心烦肺热等。因此,肝火上升不要吊以轻心,要及时调节营养,去火养肝。平时有人在与人争执时大发雷霆,所以也比作大动肝火,肝火旺。发脾气也伤肝的。因此,无论遇上什么事不要发火生气,以免伤肝。

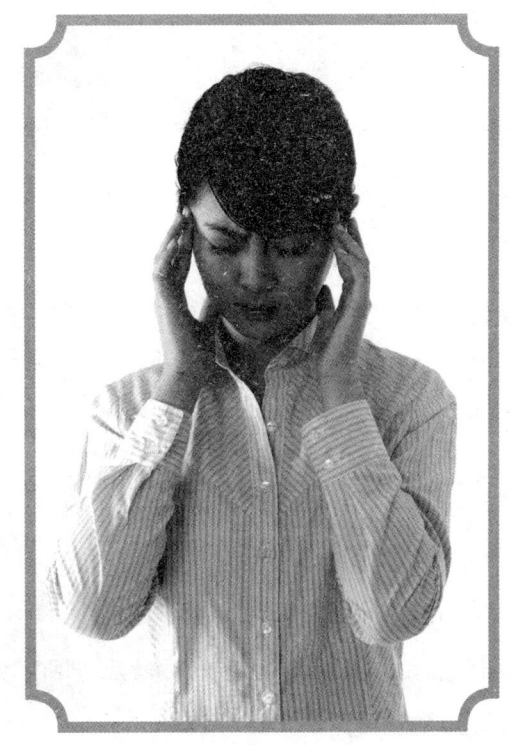

学会自我引导情绪

自我调节,就是要将个体的精神调节到最佳状态。自我调节除了有主观的愿望,还要有科学的方法。现介绍如下几种:

一吐为快

一吐为快,顾名思义就是将肚里的话说出来,以求痛快。"吐"的方式有很多,可以是聊天谈话,也可以是写信、写文章。有"吐"的对象当然最好,但没有也可以,只要一股脑儿把自己的不快吐出去,得到理解、同情、安慰和指导就达到目的了。

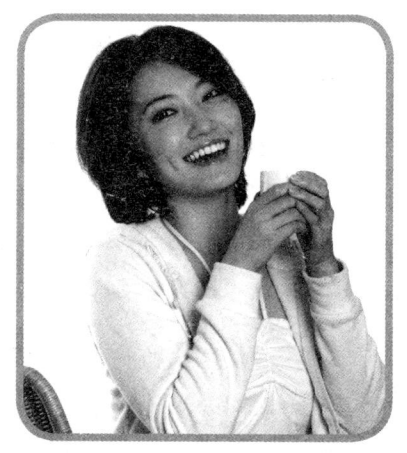

哭出声

研究表明,哭可以把心中的郁闷通过声音、眼泪和表情释放出来,把不幸与痛苦在身体内产生的有害物质通过泪水排泄出来,从而达到调解情绪、消除压抑感和维护心理平衡的作用。

笑一笑,十年少

研究表明,当人在大笑时,心、肺、脊背、四肢、身躯都得到了快速锻炼。大笑之后,人的血压、心率和肌肉张力都会降低,人体得以放松,紧张情绪就得到了缓解,产生愉快感。因此,笑一笑对肝病患者的身心都是非常有益的。

适当运动

生命在于运动。人体通过运动能增强机体的免疫功能,提高人体对外界的适应能力。因此肝病患者除急性发作期和慢性活动期外,都应该根据自己的情况和病情进行一些适合自己的体育锻炼,将有助于调节神经,加强自信、愉快等有利于康复的积极因素。

欣赏音乐

音乐对人体有镇静、安定、调整情绪的效果,可以陶冶心情、鼓舞斗志、改善大脑功能、驱病疗疾、防病强身。因此,经常有规律地欣赏音乐,可以帮助患者克服孤独、忧郁、懦弱、焦虑、兴趣索然、想入非非等缺陷性心理因素,取而代之以快乐、开朗、振奋、愉快、轻松的良好心态。肝病患者在选择音乐时应选择那些内容健康、曲调优美、适合自己口味的明快、抒情、健康、高雅的音乐,使生活充满生机、情趣和乐趣。

其他方法

练习书画、下棋、收藏、垂钓等都是控制和调节自己情绪与心态的较好方法,可根据自己的兴趣、爱好和条件加以试用。

宽容忍让,心怀宽广

宽容是一种品质,是做人的一种风范。与之相反,人之所以不能达到宽容做人,正是因为有狭隘的存在。人难免狭隘,这是大多数人的通病。明白了这一点,就应该对症下药,宽以待人,就是在人际交往中有较强的相容度。相容就是宽厚、容忍、心胸宽广、忍耐性强。有人把忍耐性比作弹簧,具有能伸能屈的韧性。也有人说过这样一句话:"谁若想在困厄时得到援助,就应在平时宽以待人"。就是说,相容能接纳、团结更多的人,在顺利的时候共奋斗,在困难的时候共患难,进而增加成功的力量,创造更多的成功机会。反之,相容度低,则会使人疏远,减少合作力量,人为地增加成功的阻力。

一个人若能宽以待人,在生活中养成将心比心,推己及人的做人做事的习惯,这样的人,肯定是受人尊敬和欢迎的。"己欲立而立人,己欲达而达人;己所不欲,勿施于人"。人同此心,心同此理。一件事情,你自己不能接受,不愿意做,别人也一定不愿接受、不愿意做。记住这些教诲是大有裨益的,它可以避免提出让人们难以接受的要求，避免由此而来的难堪局面，是以自己为标尺，衡量言行举止能否为人所接受，其依据是人同此心，心同此理。将心比心，设身处地，还可用角色互换的方法，假设自己站在对方的位置上，想想对一个行为或言论的反映、感觉如何，理解他人，体谅他人。这样，便会自觉地宽以待人了。

戒怒，养生第一要素

"怒"是历代养生家最忌讳的一种情绪，它是情志致病的魁首，对人体健康危害极大。怒不仅伤肝脏，怒气还伤心、伤胃、伤脑等，从而导致各种疾病。

《千金要方》指出："卫生切要知三戒大怒、大欲、并大醉，三者若还有一焉，须防损失真元气。"《老老恒言·戒怒》亦说："人借气以充身，故平日在乎善养。所忌最是怒，怒气一发，则气逆而不顺，窒而不舒，伤我气，即足以伤我身。"这些论述把戒怒放在首位，指出了气怒伤身的严重危害性，故戒怒是养生第一大要素。

制怒之法，首先是以理制怒。即以理性克服感情上的冲动，在日常工作和生活中，虽遇可怒之事，但想一想其不良后果，可理智地控制自己的过激情绪，使情绪反应发之于情、止之于理。其次，可用提醒法制怒。在自己的床头或案头写上"制怒""息怒""遇事戒怒"等警言，以此作为自己的生活信条。

培养积极乐观的态度

从某种意义上说，保持乐观的态度是治疗肝病的法宝，肝病患者培养乐观的态度应做到以下几点：

1. 自我奖励。当要完成一项费时而艰巨的工作时，可将该工作分解成若干步骤，每完成一步就奖励自己一次，使自己多体会成功与被奖励的喜悦。

2. 正确对待消极念头。出现消极念头时不要急于摆脱,而应接受它,并用下一项工作来取代它。

3. 保持良好的身体状态,多进行体育锻炼。

4. 保持修饰外表。

5. 有意识地确立目标。确立目标可以振奋精神,而达到目标则会使人充满自信。

6. 制订周密的计划。计划可促使人有条不紊地工作,使自己对完成工作目标有更强的自信心和更大的热情。

7. 体会成功的喜悦。成功是培养乐观情绪非常有效的手段。

8. 要有一个心理安全带。凡事都应设想一下可能出现的最糟糕的结果并制订出应变计划,以便到时从容不迫地应对。

9. 多与有成就者和乐观者交往。

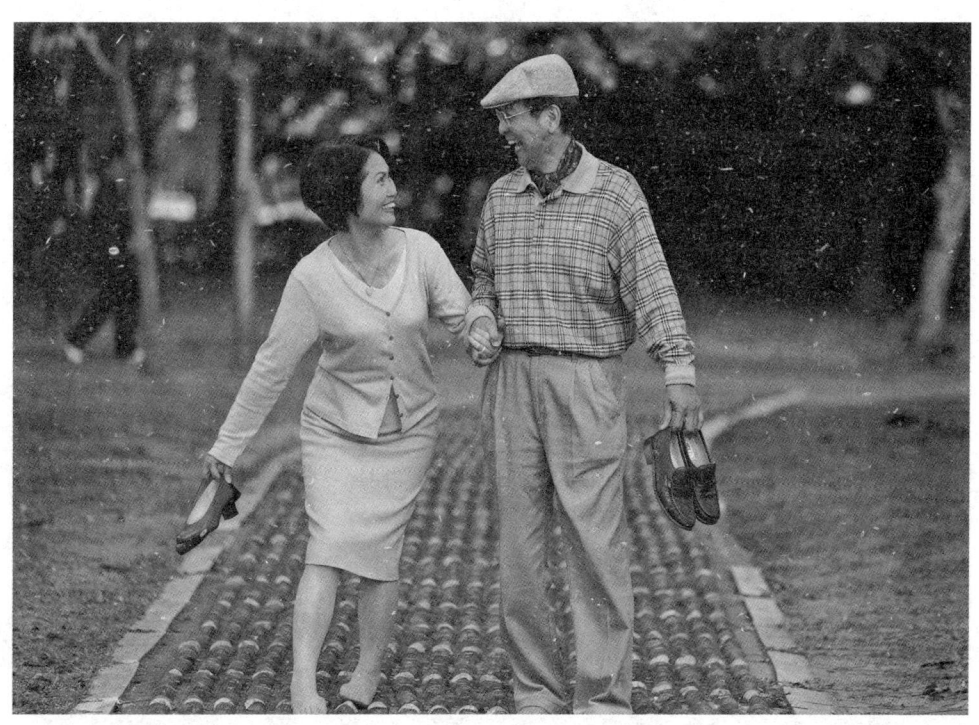

第七节 经络养生，小穴位大健康

足厥阴肝经的穴位

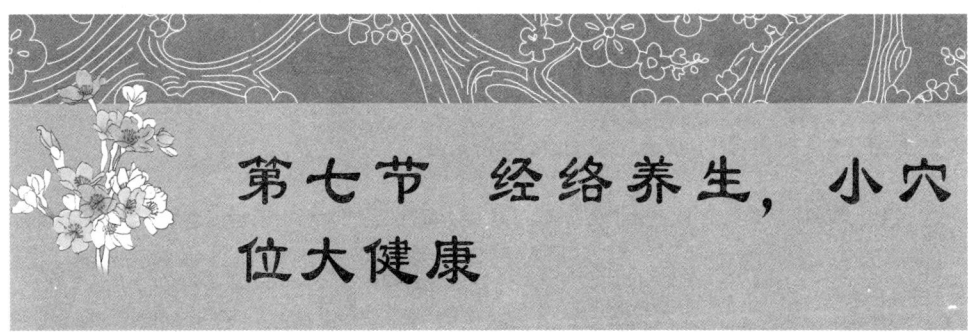

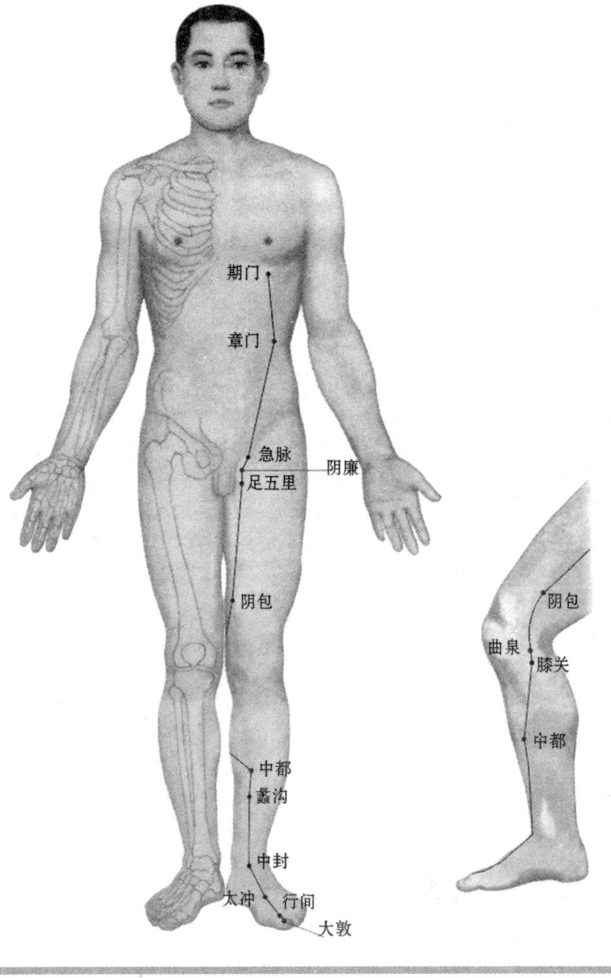

本经一侧有 14 个穴位（左右两侧共 28 穴），其中 2 穴分布于腹部和胸部，12 穴在下肢部。大敦（首穴）、行间、太冲、中封、蠡沟、中都、膝关、曲泉、阴包、足五里、阴廉、急脉、章门、期门（末穴）。

大敦穴

【位置】在足（足母）趾末节外侧，距趾甲角 0.1 寸（指寸）。
【功能】疏调肝肾，熄风宁神。
【主治】疝气，遗尿，崩漏，阴挺，经闭；癫痫。

行间穴

【位置】在足背，当第一、二趾间，趾蹼缘的后方赤白肉际处。
【功能】调理肝肾，清热熄风。
【主治】目赤肿痛，青盲，失眠，癫痫；月经不调，痛经，崩漏，带下；小便不利，尿痛。

太冲穴

【位置】在足背，当第一、二跖骨结合部前方凹陷处。
【功能】疏肝利胆，熄风宁神，通经活络。
【主治】头痛，眩晕，目赤肿痛，口眼㖞斜；郁证，胁痛，腹胀，呃逆；下肢痿痹，行路困难；月经不调，崩漏，疝气，遗尿；癫痫，小儿惊风。

中封穴

【位置】在足背侧，商丘与解溪连线之间，胫骨前肌腱的内侧凹陷处。
【功能】疏肝利胆，通经活络。
【主治】疝气，腹痛，遗精，小便不利。

蠡沟穴

【位置】在小腿内侧，当足内踝尖上 5 寸，胫骨内侧面中央。
【功能】疏泄肝胆，调经利湿。

【主治】外阴搔痒，阳强，月经不调，带下，便不利，疝气，足肿疼痛。

中都穴

【位置】在小腿内侧，当内踝尖上7寸，胫骨内侧面的中央。

【功能】疏肝理气，消肿止痛，调经通络。

【主治】两胁痛，腹胀，腹痛，泄泻，恶露不尽；疝气。

膝关穴

【位置】在足小腿内侧，当胫骨内上髁的后下方，阴陵泉后1寸，腓肠肌内侧头的上部。

【功能】散寒除湿，通关利节。

【主治】膝部肿痛，下肢痿痹，咽喉肿痛。

曲泉穴

【位置】在膝内侧，屈膝，当膝内侧横纹头上方凹陷中，股骨向上髁的后缘，半腱肌、半膜肌止端的前凹陷处。

【功能】散寒除湿，舒筋活络。

【主治】小腹痛，小便不利，遗精，阴挺，阴痒，外阴疼痛，月经不调，赤白带下，痛经；膝股内侧痛。

阴包穴

【位置】在大腿内侧，当股骨内上髁上4寸，股内肌与缝匠肌之间。

【功能】疏肝调经，清热利湿。

【主治】腰骶引小腹痛，小便不利，遗尿，月经不调。

足五里穴

【位置】在大腿内侧，当气冲直下3寸，大腿根部，耻骨结节的下方，长收肌的外缘。

【功能】疏肝理气，清利下焦。

【主治】小腹胀痛，小便不利；阴挺，睾丸肿痛；瘰疬。

阴廉穴

【位置】在大腿内侧，当气冲穴直下2寸，大腿根部，耻骨结节的下方长收肌的外缘。

【功能】疏肝调经，通经止痛。

【主治】月经不调，带下，小腹胀痛。

急脉穴

【位置】在耻骨联合的外侧，当气冲穴外下方腹股沟股动脉搏动处，前正中线旁开2.5寸处。

【功能】疏理肝胆，通调下焦。

【主治】子宫脱垂，疝气，睾丸鞘膜积液，阴部肿痛。

章门穴

【位置】在侧腹部，当第十一肋游离端的下方。

【功能】疏肝健脾，化积消滞。

【主治】腹胀，泄泻，胁痛，痞块。

期门穴

【位置】在胸部，当乳头直下，第六肋间隙，前正中线旁开4寸。

【功能】疏肝理气，健脾和胃。

【主治】郁证，胸胁胀痛；腹胀，呃逆，吞酸。

太冲穴——最值得人心生敬畏的穴位

肝血不足，眼睛就酸涩，视物不清。肝火太旺，眼睛就胀痛发红，夜里总做噩梦，两三点钟便会醒来，再难入睡。

我们可以向太冲穴寻求帮助，它可帮助解决以上众多的问题。还可以在发热的时候帮助发汗；可以在你紧张的时候帮你舒缓；可以在你昏厥的时候将你唤醒；可以在您抽搐的时候帮你解痉。

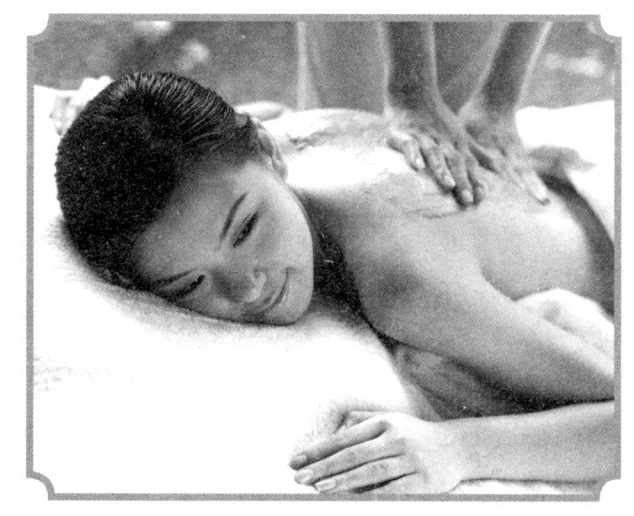

什么人用太冲穴好呢？最适合那些爱生闷气、有泪往肚子里咽的人，还有那些郁闷、焦虑、忧愁难解的人。但如果你是那种随时可以发火、不加压抑、发完马上又可谈笑风生的人，那么太冲穴对你就意义不大了。揉太冲穴，从太冲揉到行间，将痛点从太冲转到行间，效果会更好一些。

人有时候会发一阵无名之火。从某种角度上来说，发脾气并不是一件坏事。那么这种气又是如何产生的呢？从根源上来讲是由情志诱发而起的。其实这种气起初是人体的一股能量，在体内周而复始地运行，起到输送血液周流全身的作用。肝功能越好的人，气就越旺。肝帮助人体将能量以气的形式推动全身物质的代谢和精神的调适。这种能量非常巨大，如果我们在它生成的时候压抑了它，如果生气的时候强压下怒火，使它不能及时宣发，那么这时它就成了体内一种多余的能量，就是我们经常说的"上火了"。"气有余便是火"，这火因为没有正常的通路可宣发，就会变成了像在西班牙斗牛节上斗红眼了的牛，在体内横冲直撞了。这种火上到头就会头痛，冲到四肢便成风湿，进入胃肠则成溃疡。

有一种人爱哭，你可别阻止他（她），有烦心、委屈的事能随感而发，将体内的郁结及时疏解，真是痛快！不是有一首歌叫作《男人哭吧哭吧不是罪》。"肝之液为泪"，这是上天赐予我们每个人的自然解毒法，可以迅速化解肝毒，为何不用呢？有些人大哭了一场，将多年的积郁一涌而出，顿时无毒一身轻。所以这是最高明的治疗方法。哭也会消耗大量的气血，因为浊气不会自行排出，需要调动大量气血将它赶出来。所以大哭之后通常疲惫不堪，困倦思睡，这时就要及时补充气血。另外，也不可总是哭哭啼啼，像红楼梦里面的那个林妹妹整天哭泣个没完没了，那就又会造成气血两伤了。所以凡事要恰到好处，过犹不及。

说到肝火，说到生气，就不得不提到太冲这个奇妙的穴位。

太冲穴是肝经的原穴，原穴的含义有发源、原动力的意思，也就是说，肝脏所表现的个性和功能都可以从太冲穴找到形质。可见太冲穴的作用之大。

在中医里面，肝被比做是刚直不阿的将军，"肝为刚脏，不受怫郁"。是说这个脏器阳气是很足的，火气是很大的，是不能被压抑的。"肝主筋，易生内风"。卒中后遗症的患者通常都是手脚拘挛，按照俗话说，就是筋抽在一起了，这就证明肝已受伤了。"肝开窍于目"，是说眼睛的问题主要是由肝来决定的：肝血不足眼睛就酸涩，视物不清了；肝火太旺，眼睛就胀痛、发红。

太冲穴可以解决这如此众多的问题，所以一定要善加利用。太冲穴还可以在你发热的时候帮你发汗，可以在你紧张的时候帮你舒缓，可以在你昏厥的时候将你唤醒，可以在你抽搐的时候帮你解痉。

🌀 失眠的找找太冲穴来帮忙

按照身体十二经的气血循行来看，肝经的经气在丑时最旺，就是凌晨 1～3 时。这个时候我们都在睡觉呢，但是有些人就是睡不着。工作和生活有压力的人还能理解，有些人什么压力都没有，也睡不着，有些人倒是能睡着，但是经常做噩梦，搞得每天起来都无精打采或者莫名烦躁。这是什么原因引起的呢？有一个成语叫"魂不守舍"，就是魂不能踏踏实实地在肝脏这个"屋子"里呆着，非要跑出来。有的人整天精神涣散，思想难以集中，就像丢了魂一样，这就是肝气虚弱造成的。还有人夜里总做噩梦，两三点钟便会醒来，再难入睡，这都是肝脏郁结的浊气在作怪。

中医认为心主神、肝主魂。本来到晚上的时候这个神和魂都该回去的，但是神回去了魂没有回去，这就叫"魂不守神"。中医经常说有的人没魂儿了，没魂的人他能好好睡觉吗？所以中医的解决办法就是让魂回去。怎么让肝魂回去？除了找有经验的老中医开些平肝潜阳的药之外，每晚临睡前一定要花10分钟刺激肝经上的太冲，点揉肝经循行路线上的重要穴位，哪里痛、酸、麻木就按哪里。有些人脾气大、火气特旺，这时只要点点穴，消消火儿，几分钟后人就感到心平气和了，自然也就能安然入睡了。

女性的好帮手——太冲

太冲是肝经上最重要的穴位，是治各类肝病的特效穴位。能降血压、平肝清热、清利头目，与中药中菊花的功效很像，而且对女性的月经不调也很有效。它的位置在脚背上大拇趾和第二趾结合的地方向后，在足背最高点前的凹陷处。那些平时容易发急、脾气比较暴躁的人一定要重视肝经上的太冲，每天坚持用手指按揉太冲2分钟，要产生那种明显的酸胀感，用不了一个月就能感觉到体质明显地好转。

很多女性的月经总是提前或者经期延长，老是没有规律。月经的颜色深红，而且莫名地发热，经前几天特别烦躁不安，想发脾气。中医认为这是肝的问题，因为肝主藏血，还有就是肝经有热导致的。这个时候一定要点太冲，不是在经期点，要在月经来临之前5天就开始每日点揉太冲，每次3～5分钟，每个月经周期前都坚持做。不到2个月，就会有明显的效果。经期开始恢复正常了，经前的紧张、烦躁也没有了，痛经的也不痛了。

蠡沟穴——妇科病的救星

蠡沟穴的"蠡"是什么意思？蠡字上边是一个缘份的缘右半边，同时也是盖房椽字的右半边，底下两个虫字，就是虫子在嗑木头。"沟"是什么意思？沟就是沟渠，沟也就是细小的水道的意思，其实这个里边有深刻的含义，沟，细小的水道，这里暗指妇女的阴道，古人不会把妇女的阴道标在穴上，它是很禁忌的，但它会隐藏在里边。为什么虫子会在沟这块爬，就告诉你这个穴位，是治疗女性阴道瘙痒的，所以你要点这个穴。妇科的月经不正常，还有白带不正常等，揉蠡沟穴会产生明显的效果。当然，阴道瘙痒的内因是源于肝胆湿热，最好再加上去湿要穴"曲泉"与"阴陵泉"，平日再喝些绿豆薏米粥，以解肝毒，除湿热，才是治本之道。

 ## 期门穴、行间穴——拯救肝脏的功臣

肝病中最具有代表性的是各种类型的肝炎。比如急性、慢性肝炎等，会容易疲劳、没有食欲、想吐等，而且治疗上十分麻烦。

如果家中有人患有肝炎，那就需家中每个人都要注意个人卫生，食具、牙具、修面用具及其他盥洗用品要分开。多人一起就餐时，要使用公筷公勺，将食物取放在自己的碗碟中食用；或采用分食制，每人1份。家庭用具和食具要经常消毒。

患者在生活中还需注意：一是必须忌酒。人体感染了肝炎病毒，肝功能已受到损害，体内对乙醇（酒精）代谢的酶类活性减低，解毒功能也随之降低，即使少量饮酒也有害无益。二是不可多食糖，食糖过多会使体内脂肪类物质增多，将引发高血脂和脂肪肝，加重炎症。三是适量补充蛋白质及热量。肝炎病初发期，应给予流质或半流质食物，如稀粥、牛奶、豆浆、面条、藕粉、馄饨等。经过治疗,患者食欲也随之好转,这时要适量补充蛋白质及热量,如瘦肉、鸡蛋、鱼类、豆制品等。当转入康复阶段,可按口味配膳,无需特定限制,对脂肪类食物,也不必严格控制,因为脂肪可增加热量。四是多食含维生素食物,如蔬菜水果、海藻、蘑菇及五谷杂粮等微量元素丰富的食物。

另外,坚持按揉肝经上的一些重要穴位,若能每日坚持刺激,将在很大程度上改善肝炎带来的危害。

期门穴、行间穴等穴对肝病十分有效。要找期门穴时,请先找巨阙穴。在心窝上端,从左右肋骨相交之处起,往下二指宽处即是巨阙穴。然后,从乳头往下画一条平行线,在此线所经过的肋骨和肋骨之间,与巨阙穴同样高度上的,就是期门穴。

行间穴在脚上。从脚的大拇趾和第二趾根部之间的中央起,稍靠近大拇趾侧之处,在脚的表面交接处上就是行间穴。施压,会强痛,在这些穴道上每日2次指压,每次30下的强烈刺激即可。而有肝硬化和酒精肝、脂肪肝则用香烟或艾炷每天灸20次。坚持按揉与艾灸以上穴位和与注意上面所述的注意事项,治疗效果一定显著。

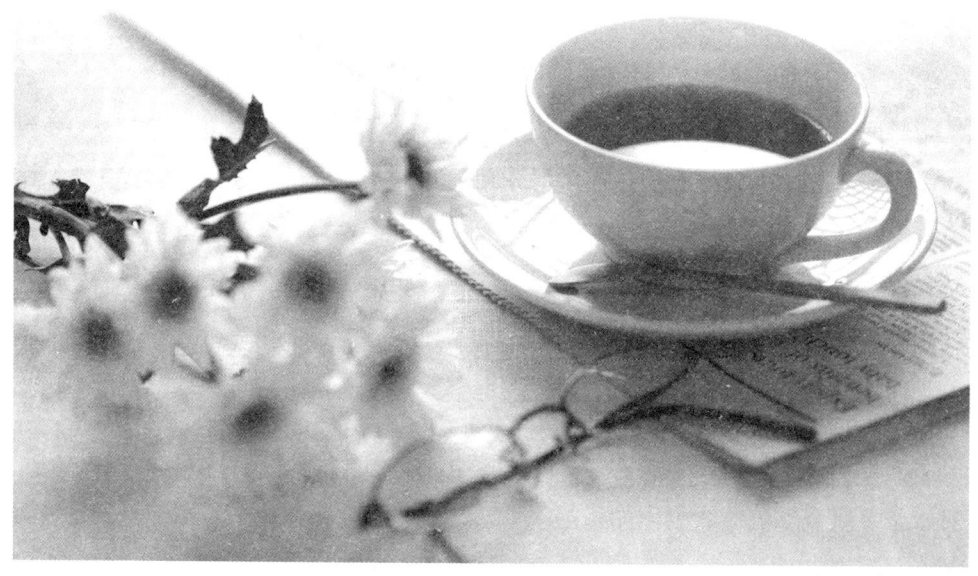

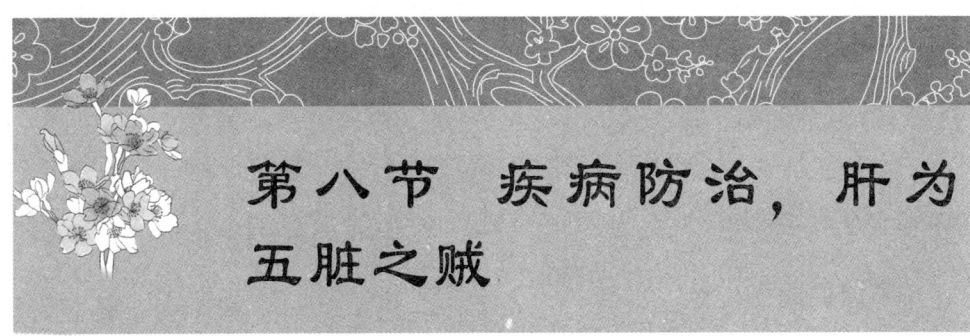

第八节 疾病防治，肝为五脏之贼

乙肝——危害极大的一种疾病

乙型病毒性肝炎，简称乙肝，是由乙肝病毒（HBV）引起的、以肝脏炎性病变为主，并可引起多器官损害的一种疾病。少数患者可转化为肝硬化或肝癌。因此，乙肝是一种传播广、危害严重的传染病。

乙肝病毒是一种嗜肝病毒，主要存在于肝细胞内并损害肝细胞，引起肝细胞的炎症、坏死、纤维化，最终导致患者死亡。因此，乙肝与肺结核、艾滋病均为世界上常见的传染病。

乙肝分急性和慢性两种。急性乙肝在成年人中有大约 90% 可以自愈，而慢性乙肝又可分为慢性乙肝携带者、慢性活动性乙肝、乙肝肝硬化等几种。

乙肝是血液传播性疾病，主要通过血液、母婴及性接触三种渠道进行传播。另外，也有一些患者是因皮肤粘膜破损而致病，如纹身、扎耳孔、内镜检查等。而日常的生活与工作接触，不会感染乙肝病毒，即乙肝病毒不会通过呼吸道、消化道或皮肤接触来传播，因此，我们不必担心在日常生活中与乙肝患者正常接触而发病。作为保护手段，人们可以通过注射乙肝疫苗的方式来进行预防。

中医将乙肝辨证分型分为以下几类：

肝气郁滞型

症见右胁胀满疼痛，痛无定处，疼痛每因情绪变化而增减，饮食减少，嗳气频作，恶心欲吐。

湿热内蕴型

症见胁肋胀痛，脘腹胀满，纳呆厌油，恶心呕吐，发热，口苦咽干，或身目俱黄，黄色鲜明如橘，大便秘结，小便短黄。

寒湿内阻型

症见胁肋不适，脘闷腹胀，面色不华，身目俱黄，黄色晦暗如烟熏，食欲减退，口淡无味，神疲畏寒，大便溏薄，小便不利。

肝阴不足型

症见胁肋隐痛，其痛绵绵不休，口干咽燥，五心烦热，低热不退，头晕目眩，失眠，多梦，盗汗，大便干结，小便短赤。

乙肝常用的食疗养生

泥鳅豆腐煲

【原料】泥鳅200克，豆腐250克，素油30毫升，料酒10毫升，生姜5克，葱10克，盐3克，鸡精2克，味精2克。

【制作】将泥鳅去内脏洗净，豆腐切大块。生姜切片，葱切段。炒锅烧热，放素油烧6成热时放入生姜爆香，放入豆腐煎稍变淡黄色，放入泥鳅、料酒、葱、鸡精，加少量清水文火煲炖，熟透后加盐、味精即成。

【功效】补脾益气、祛湿和胃。用于慢性乙型肝炎伴有脾胃虚弱者，如食欲减退、恶心、厌油、乏力、腹胀等辅助治疗。

黄花保肝茶

【原料】黄花菜10克，五味子5克，生甘草8克，红枣50克。

【制作】将原料放入大茶缸中，用沸水泡5分钟。代茶饮。

【功效】清热利湿、凉血消肿、养血补肝、补中益气。适用于乙型肝炎、黄疸性肝炎及慢性活动性肝炎。

首乌当归鸡

【原料】鸡肉250克,制首乌15克,当归、枸杞子各10克,盐、味精少许。

【制作】先煮鸡肉,沸后打去泡沫,把首乌、当归、枸杞子用纱布包好,扎紧口,投入锅内,用文火炖至肉熟烂,捞出药包,放入盐、味精等,起锅即成。

【功效】本药膳功能补肝肾、滋阴血,故可用于慢性肝炎的辅助治疗。

番茄煮牛肉

【原料】鲜番茄250克,牛肉150克。

【制作】鲜番茄洗净切块,牛肉洗净切成薄片,油锅加热放入牛肉翻炒,加入番茄翻炒,加盐味精,加水同煮至熟即成,佐餐。

【功效】平肝益气、健胃消食、养肝补脾。适宜于慢性乙型肝炎。

鸡骨草蛋汤

【原料】鸡骨草、山栀各30克,瘦猪肉50克,红皮鸡蛋1只,白砂糖适量。

【制作】将猪肉切片,鸡蛋、山栀根、鸡骨草洗净,共放锅中,加水煮10分钟;取出鸡蛋去壳,再放入煮30分钟,加入白砂糖再煮30分钟即成。饮汤,食肉、蛋。每日1次。

【功效】清热养阴、疏肝止痛。适宜于慢性乙型肝炎,有肝区隐痛、烦热、尿黄、乏力、纳呆等症候者食用。

枸杞子炒蛋丁

【原料】鸡蛋5个,枸杞子30克,麦冬10克,瘦猪肉30克,熟花生米30克。

【制作】麦冬煮熟,切成碎末;瘦猪肉洗净,切成肉丁。将鸡蛋打入碗中,加入少量精盐,调匀,隔水蒸熟,冷却后切成粒状。将花生油倒入锅内,用武火烧热后,放入猪肉炒熟,再投入蛋粒、枸杞子和麦冬,翻炒均匀。加少量精盐和湿淀粉,勾芡后停火。放适量味精,花生米铺在上面。当菜食用。

【功效】滋阴养血、保肝健身。适用于慢性乙型肝炎。

乙型肝炎的预防护理

主要在于控制乙型肝炎传染源、切断传播途径、保护易感人群三个方面。具体方法是：

① 对传染性较强（如血清 HBV-DNA 载量高）的乙型肝炎患者及病毒携带者要注意避免密切接触。

② 对环境卫生和食品卫生要统一监测管理，加强有关行业人员的管理。

③ 加强对献血人员的管理。

④ 加强个人卫生管理，集体用餐实行分餐制，少食街头摊位食品。

⑤ 加强医源性传播的管理。

⑥ 接种乙型肝炎疫苗，国产疫苗安全有效，保护率达 90％。

脂肪肝——文明的富贵病

脂肪肝已经成为当今人们议论的健康大热题。被认为是"文明的富贵病"。近年来脂肪肝有迅速增加的趋势，已成为肝纤维化和肝硬化重要的前期病变之一，严重危害了人们的身体健康。

正常人每 100 克肝湿重含 4～5 克脂类，其中磷脂占 50％以上，甘油三酯占 20％，游离脂肪酸占 20％，胆固醇约占 7％，其余为胆固醇酯等。当肝细胞内脂质蓄积超过肝湿重的 5％，或组织学上每单位面积见 1/3 以上肝细胞脂变时，称为"脂肪肝"。

脂肪肝是由多种因素或疾病引起的肝细胞内脂肪过度堆积的代谢性疾病，是肝纤维化和肝硬化疾病的过渡阶段。长期研究发现，脂肪肝的发生主要有以下六种原因。

乙醇（酒精）

酒是引起脂肪肝的最常见病因。长期饮酒导致酒精中毒，对肝内三酰甘油的代谢有直接的毒性作用，致使肝内脂肪氧化减少，引起脂肪的大量堆积。慢性嗜酒者近60%发生脂肪肝，20%～30%最终将发展为肝硬化、肝癌。

营养过剩

长期吃鱼、肉、油炸食品以及甜食，当吃的食物中脂肪含量过高时，超过了肝脏处理的限度，肝脏负担增大，干扰了对脂肪的代谢，打破了肝脏的输入输出平衡，脂肪在肝内堆积，形成脂肪肝。

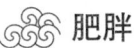

肥胖

约有一半的肥胖者有合并脂肪肝的倾向。国内有学者调查发现：10个肥胖者中就有8个患有脂肪肝，其主要原因是肥胖者血液中含有大量非酯化脂肪酸，源源不断地运往肝脏，大大超过了肝脏的运输代谢能力，引起肝脏脂肪的堆积而造成肥胖性脂肪肝。

糖尿病

约有半数2型糖尿病患者伴有脂肪肝，这是因为糖尿病患者体内的葡萄糖和脂肪酸不能被很好地利用，脂蛋白合成也出现障碍。大多数葡萄糖和脂肪酸在肝脏内转变成脂肪，最终使脂肪在肝内存积下来，引发脂肪肝。

高脂血症

血液中的脂类物质，统称为血脂。血浆中的脂类包括胆固醇、三酰甘油、磷脂等，它们在血液中是与不同的蛋白质结合在一起，以脂蛋白的形式存在。高血脂是指血中胆固醇、三酰甘油含量过高或高密度脂蛋白过低，当血液中脂类过多超过了肝脏所能处理的限度，便会造成脂肪在肝内的堆积，引起脂肪肝。

营养不良

当营养不良时,蛋白质缺乏,而导致极低密度脂蛋白合成减少,这样造成肝转运三酰甘油发生障碍,脂肪在肝内堆积,引起脂肪肝。

如果发觉身上存在上述诱发脂肪肝的危险因素或不良生活习惯,一定要提高警惕,也许脂肪正在悄悄侵入身体的肝细胞!

中医将脂肪肝辨证分为以下几种:

① 肝郁脾虚型

症见胁肋胀满,甚或疼痛不适,精神抑郁,情志不畅,胸闷,善太息,纳呆食少,倦怠乏力,脘痞腹胀,大便干稀不调。

② 气滞痰阻型

症见胁下胀痛或可触及痞块,质地柔韧,精神不畅,善太息,食纳减退,口淡不渴或渴喜温水,稍饮即止,大便不爽。

③ 湿热内蕴型

症见胁痛口苦,胸闷腹胀,饮食减少,或有恶心呕吐,部分患者可见轻度黄疸,小便黄赤,大便黏腻不爽。

④ 痰郁互结型

症见胁下肿块,质地坚韧,钝痛或刺痛,形体肥胖,面色晦滞,身目发黄,胸闷脘痞,纳呆厌油,口中黏腻,不欲饮水。

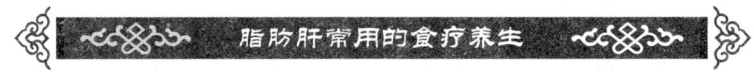

脂肪肝常用的食疗养生

柴胡粥

【原料】取生山楂、郁金、海藻各15克,佛手、柴胡各9克,粳米60克,红糖适量。

【制作】将前5味药材以水煎制,滤渣取汁,然后同粳米、红糖一同煮为粥,每日1剂，可分2次食完。

【功效】疏肝理气。适用于肝郁气滞型脂肪肝。症见胁肋胀满不适、隐痛、乏困无力、腹胀、嗳气、便秘、舌苔薄、脉弦细。

补中益气糕

【原料】取红枣、黄芪、党参各20克，陈皮、白术、当归各9克，炙甘草6克，柴胡、升麻各5克，生姜15克，鸡蛋10个，苏打2克，白糖适量。

【制作】先将前10味药材择净烘干，研为细末；鸡蛋打入碗中，加入适量白糖搅匀，加入中药粉末、苏打、面粉后继续拌匀，然后将一层细纱布铺入蒸笼，倒入蛋浆擀平后蒸约10分钟即成，趁热服食。

【功效】疏肝化湿，健脾益气。适用于脾气虚弱型脂肪肝。症见胁肋不适、隐痛、脘腹、乏困无力、纳差、气短多汗、舌体胖或边有齿痕、舌质淡、脉细等症状。

兔肉健脾汤

【原料】山药30克，黄芪、党参、枸杞子各15克，香橼9克，兔肉200克，大枣30克。

【制作】先将前5味用纱布包好，然后同大枣、兔肉一同煮制熟烂，稍加调味即可食用，食肉饮汤。

【功效】疏肝化湿，健脾益气。适用于脾气虚弱型脂肪肝。症见胁肋不适、隐痛、脘腹、乏困无力、纳差、气短多汗、舌体胖或边有齿痕、舌质淡、脉细等症状。

菖蒲郁金粥

【原料】取郁金、石菖蒲各12克，姜制半夏5克，冰糖适量，粳米50克。

【制作】先将取郁金、石菖蒲、半夏加水同煎，滤渣取汁后与粳米同煮为粥，待粥成时加入适量冰糖调味即可，每日1剂，分2次服完。

【功效】健脾疏肝，化痰祛湿。适用于痰湿困阻型。症见胸胁隐痛、形体肥胖、胸闷、疲惫不堪、头昏思睡、舌苔白腻、脉弦滑。

荷叶竹茹乳

【原料】取苍术、竹茹、荷叶、郁金各6克,牛乳约250毫升。

【制作】先将苍术、竹茹、荷叶、郁金加水同煎,滤渣取汁,然后与牛奶搅匀后稍煮即成。1日3次,每次服20~30毫升。

【功效】健脾疏肝,化痰祛湿。适用于痰湿困阻型。症见胸胁隐痛、形体肥胖、胸闷、疲惫不堪、头昏思睡、舌苔白腻、脉弦滑。

枸杞女贞兔肉汤

【原料】取女贞子、枸杞子各10克,兔肉100克,调料适量。

【制作】先将兔肉洗净切片,同枸杞子、女贞子同煮至肉熟烂,加入适量调料稍加调味即可。食肉饮汤,每日1次,或分2次服完。

【功效】滋补肝肾。适用于肝肾阴虚型。症见胁肋隐痛、悠悠不休、心中烦热、头晕目眩、口干舌燥、舌质红、少苔、脉细弦。

脂肪肝的预防护理

① 合理膳食

每日三餐膳食要调配合理,做到粗细搭配,营养平衡,足量的蛋白质能清除肝内脂肪。

② 适当运动

每天坚持体育锻炼,可视自己体质选择适宜的运动项目,如慢跑、打乒乓球、羽毛球等运动;要从小运动量开始,循序渐进,逐步达到适当的运动量,以加强体内脂肪的消耗。

③ 慎用药物

肝脏是人体的化工厂,任何药物进入体内都要经过肝脏解毒,所以,平时不要动不动就吃药,特别不要随便吃广告上宣传的所谓保健类的药物,对出现有症状的脂肪肝患者,在选用药物时更要慎重,谨防药物的不良反应,特别对肝脏有损害的药物绝对不能用,避免进一步加重肝脏的损害。

此外,心情要开朗,不暴怒,少气恼,注意劳逸结合等也是相当重要的。

肝硬化——曾经肝病的终点站

肝硬化是一种或多种致病因素长期或反复损害肝脏所致的肝脏细胞纤维化性疾病。其早期为肝功能代偿期，症状较轻，可有食欲不振、乏力、恶心呕吐、腹胀、上腹部不适或隐痛等，其中以食欲不振出现较早为突出症状。晚期患者往往有腹水，上消化道出血等症状。

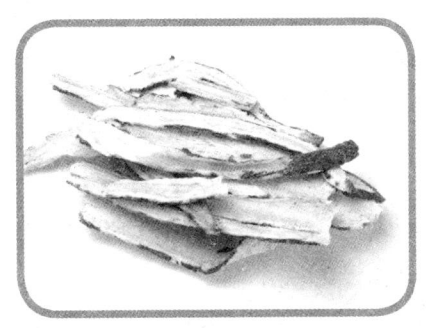

引起肝硬化的原因有哪些？肝硬化的病因很多不同地区的主要病因也不相同。欧美以酒精性肝硬化为主，我国以肝炎病毒性肝硬化多见，其次为血吸虫病肝纤维化，酒精性肝硬化亦逐年增加。研究证实，2种病因先后或同时作用于肝脏更易产生肝硬化。如血吸虫病或长期大量饮酒者合并乙型病毒性肝炎等。

早期肝硬化经过积极防治，可以不再进展，但由于晚期肝硬化会产生很多并发症，例如上消化道出血、腹水、脾功能亢进、肝昏迷等，严重影响患者的生活质量，甚至危及生命。那么具体来说，肝硬化的危害主要有：

1. 肝硬化会引起消化道大出血，多是由于肝硬化导致肝门静脉高压，食管胃底静脉曲张，当受到粗糙食物、化学物质或腹内压升高等因素刺激时，曲张的血管极易破裂，发生大出血。

2. 肝硬化会引起肝腹水、原发性腹膜炎。

3. 肝硬化会引起发生肝性脑病，肝昏迷和肝肾综合征、肾功能衰竭。这些并发症预后极差，是造成肝硬化患者死亡的重要原因。

4. 肝硬化会引起肝硬化患者脾功能亢进，机体免疫功能减退，加之门一体静脉间侧支循环的建立，增加了微生物感染的机会。因而容易发生支气管炎、腹膜炎、胆道感染等。由于患者抵抗力降低，这些感染无异于雪上加霜，使患者的生命受到威胁。

过去认为，如果诊断患了肝硬化，那么一般能活1年，长者只有3年。直到现在，老年人中还有人认为被诊断为肝硬化就等于宣告死亡了，但现在事实并非如此。慢性肝炎也是不能彻底治愈的疾病，而形成了肝硬化，就更加不能彻底治愈了。从这个意义上来说，的确，肝硬化是肝脏病的终点站。但是，并不是患了肝硬化，生命马上就到尽头了。

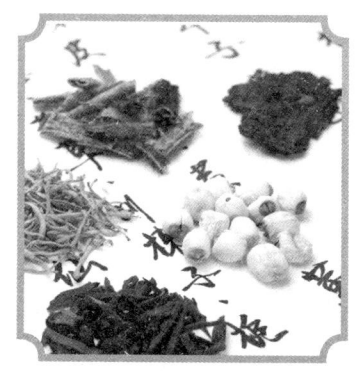

目前，由于检查方法的进步，可以早期发现肝硬化，而且治疗水平也明显提高，多数肝硬化患者可以重新回到社会生活中去。即使不能彻底治愈，也能存活10年，甚至20年。如果注意保养身体和生活保健，肝硬化患者也能像普通人一样生活，如果是肝硬化的早期，还能继续工作。

肝硬化中医辨证有以下六点：

肝气郁结

【临床表现】胁肋胀痛或窜痛，烦躁易怒，善太息，口干口苦，或咽部有异物感，纳差或食后胃脘胀痛，腹胀，乳房胀痛或结块，便溏，舌质淡红，苔薄白或薄黄，脉弦。

【辨证要点】胁肋胀痛或窜痛，烦躁易怒，善太息，纳差或食后胃脘胀痛，脉弦。

脾虚湿盛

【临床表现】纳差或食后胃脘胀，恶心或呕吐，腹胀，自汗，气短乏力，口淡不欲饮，面色萎黄，便溏或黏滞不畅，舌质淡，舌体胖或齿痕多，苔薄白或腻，脉沉细或细弱。

【辨证要点】口淡不欲饮，气短乏力，便溏或黏滞不畅，舌质淡，舌体胖或齿痕，苔薄白或腻。

湿热内蕴

【临床表现】皮目黄染,黄色鲜明,脘闷纳呆,腹胀,恶心或呕吐,口干苦或口臭,胁肋灼痛,小便黄赤,大便秘结或黏滞不畅,舌苔黄腻,脉弦滑或滑数。

【辨证要点】皮目黄染,黄色鲜明,舌苔黄腻。

肝肾阴虚

【临床表现】腰痛或腰酸腿软,眼干涩,五心烦热,或低热,口干咽燥,耳鸣耳聋,头晕眼花,胁肋隐痛,劳累加重,小便短亦,大便干结,舌红少苔,脉细或细数。

【辨证要点】腰痛或腰酸腿软,眼干涩,五心烦热或低烧,舌红少苔。

脾肾阳虚

【临床表现】纳差或脘闷腹胀,神疲乏力,形寒肢冷,腰膝酸软,阳痿,早泄,耳鸣耳聋,下肢水肿,小便清长或夜尿频数,便溏或五更泻,舌质淡胖,苔润,脉沉细或迟。

【辨证要点】神疲乏力,形寒肢冷,腰膝酸软,纳少便溏或五更泻,脉沉细或迟。

血瘀络阻

【临床表现】胁痛如刺,痛处不移,脸色晦黯或面部红纹赤缕,面颈胸部蟹爪纹,朱砂掌,或腹壁青筋暴露,胁下积块,或大便色黑,舌质紫暗或瘀斑,脉弦或沉涩。

【辨证要点】胁痛如刺,痛处不移,舌质紫暗或瘀斑。

肝硬化常用的食疗养生

海带炖黑豆

【原料】鲜海带200克,黑豆100克,瘦猪肉100克,姜5克,葱5克,盐5克。

【制作】把黑豆洗净,去杂质;猪瘦肉洗净切4厘米见方的块;海带洗净、切丝；姜切片，葱切段。然后把海带、黑豆、瘦猪肉、姜、葱放入炖锅内，加水600毫升。再将炖锅置武火上烧沸，打去浮沫，再用文火炖1小时，加入盐拌匀即成。每日1次，每次吃海带、猪肉50克，随意喝汤。

【功效】利水，解毒。可供肝硬化腹水患者日常保健食用。

鲤鱼汤

【原料】新鲜鲤鱼1尾（约500克），料酒、食盐、葱、姜、胡椒粉、味精、香菜各适量。

【制作】将鲤鱼洗净，用葱末、姜末、料酒、盐、胡椒粉、香菜末腌半小时。在锅中注入清水适量，然后放入鲤鱼、料酒、盐、葱、姜，先用武火烧沸，后用文火炖45分钟，用胡椒粉、香菜末调味即成。佐餐食用。

【功效】利尿消肿、清热解毒。适用于水肿小便不利等症，亦可作为肝硬化腹水患者的辅助食疗。

赤小豆鸭肉粥

【原料】赤小豆50克，大米100克，鸭肉50克，姜5克，葱5克，盐5克，大蒜10克。

【制作】将赤小豆洗净，去杂质，浸泡2小时；鸭肉洗净，去骨，切成肉粒，姜、葱、蒜剁成粒；大米淘洗干净。把大米放锅内，加赤小豆，注入清水600毫升。将锅置武火烧沸，再加入鸭肉、姜、葱、蒜、盐同煮，用文火继续煮45分钟即成。每日1次，每次吃粥100克。

【功效】清热解毒、利水消肿。适用于肝硬化腹水者。

田七郁金蒸乌骨鸡

【原料】田七6克，郁金9克，乌骨鸡1只(500克)，料酒10毫升，姜5克，葱5克，盐5克，大蒜10克。

【制作】将田七切成小颗粒（绿豆大小）；郁金洗净，浸透，切片；鸡宰杀后，去毛、内脏及爪；大蒜去皮，切片，姜切片，葱切段。把乌骨鸡放入蒸盆内，加入姜、葱，在鸡身上抹匀料酒、盐；把田七、郁金放入鸡腹内，注入清水300毫升。将蒸盆置蒸笼内，武火蒸50分钟即成。每日1次，吃鸡肉50克，佐餐食用。

【功效】补气血、祛瘀血、消腹水。用于肝硬化腹水患者。

内金香附粥

【原料】炒鸡内金3个,麦芽30克,莱菔子10克,香附15克,苍术12克,粳米60克,白糖适量。

【制作】将前5味药放入沙锅加水煎煮,去渣取汁,然后加入粳米煮粥,粥熟后加入白糖,稍煮即成。每日2次,温热服。

【功效】行气化湿、消积导滞。适用于肝硬化腹胀满、食不消、小便不利、大便干燥者。

大戟鸡蛋粥

【原料】大戟3克,鸡蛋1个,粳米100克,白糖适量。

【制作】先将大戟水煎,去渣取汁;再加粳米煮粥,粥将熟时,打入鸡蛋调匀,稍煮即成。每日2次,温热服食。5日为1个疗程。

【功效】消痰逐水、解毒补虚。适用于肝硬化腹水、四肢水肿、水肿腹满、小便不利及大便干燥秘结者。

【宜忌】怀孕妇女不宜选用。

肝硬化的预防护理

① 血氨偏高或肝功能极差者,应限制蛋白质摄入,以免发生肝昏迷。出现腹水者应进低盐或无盐饮食。

② 饮食方面应提供足够的营养,食物要多样化,供给含氨基酸的高蛋白质、多种维生素、低脂肪、少渣饮食,要防止粗糙多纤维食物损伤食道静脉,引起大出血。

③ 注意出血、紫癜、发热、精神神经症状的改变,并及时和医生取得联系。

④ 每日测量腹围和测定尿量,腹部肥胖可以是自我鉴别脂肪肝的一大方法。

就早期肝硬化如何预防的问题,定期的检查是预防早期肝硬化的重要措施,从而早期干预。

肝癌——生命的一大杀手

肝癌即肝脏恶性肿瘤，是外科疾病中的常见病和多发病，肝脏恶性肿瘤可分为原发性和继发性两大类。原发性肝脏恶性肿瘤起源于肝脏的上皮或间叶组织，前者称为原发性肝癌，是我国高发的，危害极大的恶性肿瘤；后者称为肉瘤，与原发性肝癌相比较较为少见。继发性或称转移性肝癌系指全身多个器官起源的恶性肿瘤侵犯至肝脏。一般多见于胃、胆道、胰腺、结直肠、卵巢、子宫、肺、乳腺等器官恶性肿瘤的肝转移。

由于肝脏是人体最大的实质性器官，承担人体的各类重要代谢功能，因此，肝脏一旦出现恶性肿瘤将导致危及生命的严重后果。又由于肝脏具有丰富的血流供应，与人体的重要结构如下腔静脉、门静脉、胆道系统等关系密切；肝脏恶性肿瘤发病隐匿，侵袭性生长快速，其治疗甚为困难。因此，早期发现、早期诊断、早期治疗甚为重要。

肝癌的发病与多种因素的综合作用有关。常见的有：

① 肝硬化，成人肝癌的6%合并有肝硬化。

② 乙型病毒型肝炎，在原发性肝癌患者中有1/3有慢性肝炎史。

③ 黄曲霉素污染。

④ 寄生虫感染。

⑤ 化学药物有亚硝胺类、有机氯农药等。

⑥长期吸烟、饮酒及口服避孕药与肝癌的发生均有联系。

肝癌早期表现为上腹部胀痛，肝区隐痛，消化不良，食欲缺乏，疲乏无力和进行性消瘦等。晚期可导致黄疸、肝区剧痛、肝脾大、腹水和静脉侧支循环形成，甚至全身多脏器衰竭。

肝癌有明显的体征，其常见的主要特征

① 肝肿大

约90%以上的患者肝脏肿大，且呈进行性肿大。质地坚硬，表现凹凸不平，

有大小不等的结节或巨块，边缘钝而不整齐，常有不同程度的压痛。肝癌突出于右肋弓下或剑突下时，上腹可呈现局部隆起或饱满。如癌肿位于膈面，则主要表现为膈抬高而肝下缘可不肿大。由于肝癌的动脉血管丰富而迂曲，或因巨大的癌肿压迫肝动脉或腹主动脉，动脉内径骤然变窄，有时可在贴近肿瘤的腹壁上听到吹风样血管杂音。

② 脾大

多见于合并肝硬化与门静脉高压病例。门静脉或脾静脉内癌栓或肝癌压迫门静脉或脾静脉也能引起充血性脾大。

③ 腹水

草黄色或血性，多因合并肝硬化、门静脉高压、门静脉或肝静脉癌栓所致。向肝表面浸润的癌肿局部破溃糜烂或者肝脏凝血机能障碍可致血性腹水。

④ 黄疸

一般在晚期出现，可因肝细胞损害而引起，或由于癌块压迫或侵犯肝门附近的胆管，或癌组织和血块脱落引起胆道梗阻所致。

⑤ 转移灶症状

可有锁骨上淋巴结肿大，胸膜淋巴可出现胸腔积液或血胸。骨转移可见骨骼表明向外突出，有时可出现病理性骨折。脊髓转移压迫脊髓神经可表现截瘫，颅内转移可出现偏瘫等神经病理性特征。

⑥ 恶性肿瘤的全身性表现

有进行性消瘦、发热、食欲不振、乏力、营养不良和恶病质等。少数肝病患者可有特殊的全身表现，称为伴癌综合征，以低血糖症、红细胞增多症较常见，其他罕见的有高血钙、高血脂、类癌等。

肝癌的中医辨证分型

① 肝气郁结型

右胁部胀痛，右胁下肿块，胸闷不舒，善太息，纳呆食少，时有腹泻，月经不调，舌苔薄腻，脉弦。治疗原则为疏肝健脾，活血化瘀。选择的方药为柴胡疏肝散。

② 气滞血瘀型

右胁疼痛较剧，如锥如刺，入夜更甚，甚至痛引肩背，右胁下结块较大，质硬拒按，或同时见左胁下肿块，面色萎黄而黯，倦怠乏力，脘腹胀满，甚至腹胀大，皮色苍黄，脉络暴露，食欲不振，大便溏结不调，月经不调，舌质紫暗有瘀点瘀斑，脉弦涩。治疗原则为行气活血，化瘀消积。选择的方药为复元活血汤。

③ 湿热聚毒型

右胁疼痛，甚至痛引肩背，右胁部结块，身黄目黄，口干口苦，心烦易怒，食少厌油，腹胀满，便干溲赤，舌质红，苔黄腻，脉弦滑或滑数。治疗原则为清热利胆，泻火解毒。选择方药为茵陈蒿汤。

④ 肝阴亏虚型

胁肋疼痛，胁下结块，质硬拒按，五心烦热，潮热盗汗，头昏目眩，纳差食少，腹胀大，甚则呕血、便血、皮下出血，舌红少苔，脉细而数。治疗原则为养血柔肝，凉血解毒。选择的方药为一贯煎。

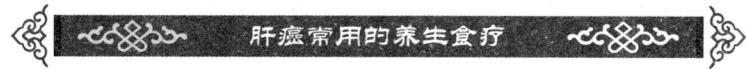

肝癌常用的养生食疗

芦笋玉米须二米粥

【原料】芦笋50克，玉米须200克，薏米50克，粳米50克。

【制作】先将鲜芦笋洗净切碎后，盛入碗中，备用。再将玉米须洗净，切成小段，放入双层纱布袋中，扎紧袋口，与洗干净的薏米、粳米同放入沙锅，加水适量，大火煮沸后，改用小火煨煮30分钟，取出玉米须纱袋，滤尽药汁，调入切碎的芦笋，继续用小火煨煮至薏米熟烂如酥，粥黏稠即成。

【功效】清热利湿，抗癌退黄。适用于肝胆湿热型肝癌。

燕窝银耳瘦肉汤

【原料】燕窝、银耳各20克，猪瘦肉50克，黄酒、食盐各适量。

【制作】猪瘦肉洗净，切成小块，置锅中，加适量清水，加入燕窝、银耳，急火煮开，去浮沫，加黄酒、食盐以文火煮2分钟，即可食用。

【功效】补益肝肾。肝癌属肝肾阴虚型，证见胸胁刺痛、腰膝无力、形体消瘦者适用。

陈皮青果饮

【原料】陈皮、青果各20克。

【制作】陈皮、青果分别洗净，同置锅中，加清水500克，急火煮开约3分钟，改文火煮约20分钟，滤渣取汁，分次饮用。

【功效】可疏肝理气，行气活血。适用于肋下刺痛，食欲低下，嗳气呕吐的肝癌患者。

香菇薏米饭

【原料】粳米250克，生薏米50克，香菇50克，油豆腐3块，青豆半小碗，油、盐各适量。

【制作】取生薏米洗净，浸透心；香菇用湿水发透，香菇浸出液沉淀滤清备用；香菇、油豆腐切成小块。将粳米、薏米、香菇、油豆腐、香菇浸出液等加入盆中混匀，加油、盐调味，撒上青豆上笼蒸熟即可。三餐做主食用，连服15日。

【功效】健脾利湿，理气化痰，是肝癌患者常用食物。

冬瓜银耳瘦肉汤

【原料】瘦猪肉100克，冬瓜带子300克，白木耳60克。

【制作】将猪瘦肉洗净切条，冬瓜去皮，洗净，切大块，白木耳用清水发透，去蒂，洗净。将猪瘦肉、带子冬瓜、白木耳同放沙锅，加清水适量，武火煮沸，文火炖煮2小时即可食用。

【功效】利水，消肿。适用于肝癌合并腹水者食用。

田七藕汁粥

【原料】田七末2～3克，藕汁30毫升，粳米50～100克。

【制作】将粳米洗净，放入沙锅，与田七末同煮粥，粥将成时，加入藕汁，稍煮即成。每日1～2次，温热食。

【功效】止血，散瘀，止痛。适用于肝癌，以出血为主（呕血、便血、局部破裂出血）。

肝癌的预防与护理

我国是肝癌的高发地区，近年发病率呈缓慢上升趋势。预防肝癌应做到以下几点：

① 防治肝炎

患慢性乙肝或丙肝的患者比正常人患肝癌的概率高 10～30 倍。因此，使用肝炎疫苗预防肝炎，已成为预防肝癌极有希望的途径之一。如果已经患有肝炎，要定期进行体检，一旦发现病情变化，及时进行治疗，防止肝炎向肝癌转变。

② 改变不良生活习惯

愤怒、忧伤等不良情绪容易伤肝，应注意心理卫生，保持良好乐观的心态。疲劳过度也会伤害肝脏，所以要保证充足的睡眠和休息，安排好日常的工作和生活，**注意劳逸结合**，避免无休止地看书、看电视、整夜打牌而不休息；适当进行力所能及的体育锻炼，增强体质，提高机体免疫力，从而积极有效地预防肝癌。

③ 改变不良饮食习惯

饮食要丰富，粗细粮搭配，多吃新鲜蔬菜和水果，少吃精米精面、动物性脂肪和低纤维素食物。因为粗粮、蔬菜、水果中含有丰富的矿物质、维生素，多吃此类健康食品，对预防肝癌非常有好处。注意饮食卫生，防止癌从口生。发霉食品与肝癌的发生有直接关系，因此要远离致癌物，不吃发霉、腐烂的食物。

④ 戒烟、戒酒

有资料显示，吸烟者比不吸烟者患肝癌的概率大。酒在人体内需经肝脏来解毒。长期大量饮酒可以引起肝脏损害，导致肝硬化。如果在肝硬化基础上再饮酒，部分患者会转变为肝癌。所以戒烟、戒酒对于预防肝癌的发生是十分重要的。

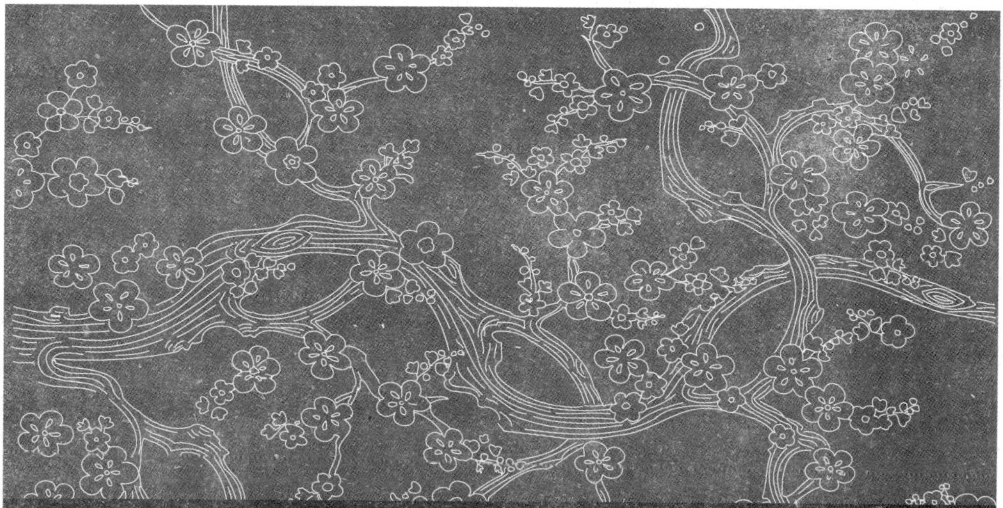

【第三篇】
脾为后天之本，养生首先记得养脾胃

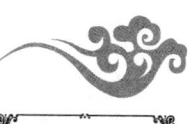
篇首语

《素问·灵兰秘典论》说：「脾胃者，仓廪之官。」金元时代著名医家李东垣在其《脾胃论》中指出：「内伤脾胃，百病由生。」可见脾胃不分家，养好脾的同时也要养好胃。

如果脾胃气机受阻，脾胃运化失常，那么五脏六腑无以充养，精气神就会日渐衰弱。

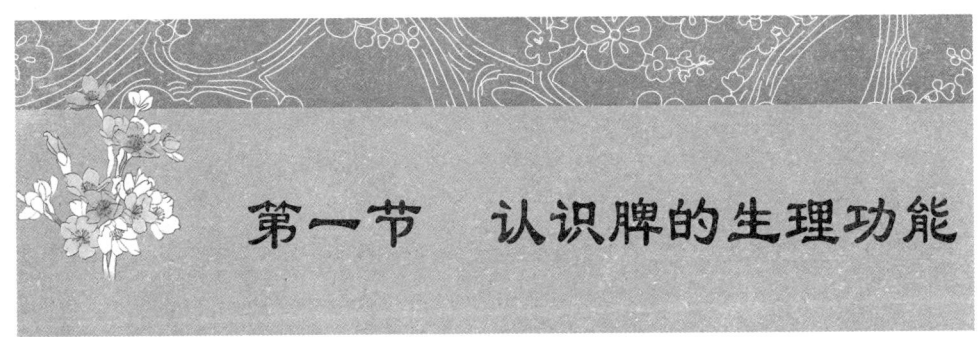

第一节 认识脾的生理功能

认识一下脾脏

脾位于腹腔的左上方,呈扁椭圆形,暗红色、质软而脆,当局部受暴力打击易破裂出血。脾位于左季肋区胃底与膈之间,恰与第9～11肋相对,其长轴与第10肋一致。正常情况下,左肋弓下缘不能触及。脾分为内、外两面,上、下两缘,前、后两端。内面凹陷与胃底、左肾、左肾上腺,胰尾和结肠左曲为邻,称为脏面。脏面近中央处有一条沟,是神经、血管出入之处,称脾门。外面平滑而隆凸与膈相对,称为膈面。上缘前部有2～3个切迹,称脾切迹。脾肿大时,脾切迹仍存在可作为触诊的标志。

西医认为脾的生理作用

脾是外周免疫器官之一,是人体最大的淋巴器官。它生在腹腔左上方,质地比较脆,容易外伤。一般来讲,脾脏有三大功能:

首先它是人体的"血库",当人体休息、安静时,它贮存血液,当处于运动、失血、缺氧等应激状态时,它又将血液排送到血循环中,以增加血容量。

其次,脾犹如一台"过滤器",当血液中出现病菌、抗原、异物、原虫时,脾中的巨噬细胞、淋巴细胞就会将其吃掉。

此外，脾还可以制造免疫球蛋白、补体等免疫物质，发挥免疫作用。脾是血循环中重要的滤过器，能清除血液中的异物、病菌以及衰老死亡的细胞，特别是红细胞和血小板。因此，脾功能亢进时可能会引起红细胞及血小板的减少。脾脏还有产生淋巴细胞的功能。

中医眼中脾的生理功能

脾主运化，水谷水湿两相宜

运，指运输化送，化，是指吸收消化。脾主运化，是指脾具有把饮食物转化为人体所需的营养物质，并将这些对人体有用的营养物质吸收、输送到需要部位的生理功能。可将其分为运化水谷和运化水液两个方面。

运化水谷，是指脾对饮食物的消化吸收、对营养物质的转运输布作用。饮食物经胃的初步消化后，下送小肠继续消化，在小肠的泌别清浊的作用下，其精华部分由脾吸收，并经脾的散精作用而上输于心肺，布散全身，以滋养其他脏腑和全身各部。"饮食先入于胃，经脾胃运化，其精微上输于肺，肺气传布各所当入之脏，浊气下小肠，是脾胃为分金炉也"（《医权初编》）。总之，五脏六腑维持正常生理活动所需要的水谷精微，都有赖于脾的运化作用。由于饮食水谷是人出生之后维持生命活动所必需的营养物质的主要来源，也是生成气血的物质基础。饮食水谷的运化则是由脾所主，所以说脾为后天之本，气血生化之源。

运化水液，亦可称作"运化水湿"，是指脾具有运化水湿之气，促进水液的环流和排泄，以维持机体水液代谢平衡的生理作用。水饮入于胃，并经初步消化后，其津液由脾上输于肺和布散至全身。经肺的宣发和降纳作用，内而灌养五脏六腑，外而滋润肌腠皮毛。其浊者，一部分化为汗液而外泄，一部分经肾下达膀胱为尿。脾居中焦，为人体气机升降的枢纽，故在人体水液代谢过程中起着重要的枢纽作用。因此，脾运化水湿的功能健旺，既能使体内各组织得到水液的充分濡润，又不致使水湿过多而滞留。反之，如果脾运化水湿的功能失常，必然导致水液在体内的停滞，而产生水湿、痰饮等病理产物，甚则形成水肿。故曰："诸湿肿满，皆属于脾"（《问至真要大论》）。

脾运化水谷精微和运化水湿两个方面的作用，是相互联系、相互影响的，一种功能失常可导致另一方面的功能失常，故在病理上常常互见。

脾主统血，统摄五脏六腑之血

脾主统血，是指脾气有统摄、控制血液在脉中正常运行而不逸出脉外的功能。明代薛己在《薛氏医案》明确提出："心主血，肝藏血，脾能统摄于血。"清代沈明宗《张仲景金匮要略》也说："五脏六腑之血，全赖脾气统摄。"脾气统摄血液的功能，实际上是气的固摄作用的体现。脾气是一身之气分布到脾脏的一部分，一身之气充足，脾气必然充盛；而脾气健运，一身之气自然充足。气足则能摄血，故脾统血与气摄血是统一的。脾气健旺，运化正常，气生有源，气足而固摄作用健全，血液则循脉运行而不逸出脉外。若脾气虚弱，运化无力，气生无源，气衰而固摄功能减退，血液失去统摄而导致出血。

脾主升清，脾升胃降才能健康

升，指上升和输布；清，指精微物质。脾主升清是指脾具有将水谷精微等营养物质，吸收并上输于心、肺、头目，再通过心肺的作用化生气血，以营养全身，并维持人体内脏位置相对恒定的作用。这种运化功能的特点是以上升为主，故说"脾气主升"。而上升的主要是精微物质，所以说"脾主升清"。脾之升清，是和胃之降浊相对而言。脾宜升则健，胃宜降则和。脾气主升与胃气主降形成了升清降浊的一对矛盾，它们既对立又统一，共同完成饮食之消化吸收和输布。另一方面，脏腑之间的升降相应、协调平衡是维持人体内脏位置相对恒定的重要因素。脾气之升可以维持内脏位置之恒定而不下垂。脾的升清功能正常，水谷精微等营养物质才能正常吸收和输布，气血充盛，人体生机盎然。同时，脾气升发，又能使机体内脏不致下垂。如脾气不能升清，则水谷不能运化，气血生化无源，可出现神疲乏力、眩晕、泄泻等症状。脾气下陷（又称中气下陷），则可见久泄脱肛或内脏下垂等。

脾的生理特性有哪些

脾对人体的生理作用巨大，为了能更好的认识它，了解它，就应该了解脾的生理特性，只有了解了脾的生理特性，才能健康的保护的你的脾不受伤害。

脾喜燥恶湿

脾的第一个生理特性是喜燥恶湿，其源可追溯到《黄帝内经》，例如在《素问·藏气法时论》中言："脾恶湿，急食苦以燥之。"现行的《中医基础理论》也认为"脾喜燥恶湿的理论，具有一定的临床意义。如在治疗脾虚湿滞的病证时，多采用芳香苦燥之"。脾，五行属土。《素问·阴阳应象大论》言："中央生湿，湿生土，土生甘，甘生脾"。脾的特性与土和湿密切相关。但按中医的阴阳来分类，脾为阴土，而胃则为阳土。脾的阳气易衰，阴气易盛，脾又主运化水液，湿邪侵犯人体，最易伤害脾阳。脾阳虚衰，不仅可引起湿浊内困，还易引起外湿侵袭。。如《临证指南医案》说："湿喜归脾者，与其同气相感故也。"故称脾"喜燥恶湿"。脾喜燥恶湿的理论，具有一定的临床意义。

脾与长夏相对应

按照五行学说，春季属于"木"与人体的肝相应，夏季属于"火"与心相应，秋季属于"金"与肺相应，冬季属于"水"与肾相应。但还有个"土"却没有相应的季节，于是古代的医药学家就将夏季分为"夏"和"长夏"两季，夏属于"火"与心相应而长夏属于"土"则与脾相应。长夏的气候特点是暑湿，暑湿与脾土关系最为密切。长夏季节阴雨连绵、潮湿，人最易出现脾虚湿困。脾的特性之一就是喜燥恶湿，脾主运化水湿，以调节体内水液代谢的平衡；脾虚不运则最易生湿，而湿邪太过就会困脾。长夏主化，是人体脾胃消化、吸收营养的最佳时期，因此长夏时宜多吃一些健脾的食物。青少年是长身体的大好时机，夏天要多吃高营养食品。一般人在长夏喜欢吃冷饮、水果，而实际上夏天宜吃热饮熟食，以免寒凉食物损伤脾阳，导致脾失健运，湿邪内生。如果此时需要吃汤药，大夫也常在药方中加入芳香化湿的药物，如藿香、佩兰等。

脾在情志方面关乎"思"

脾在志为思，正常的"思"是基于脾功能正常，是脏腑功能活动正常表现之一，不会伤害机体；而思虑、思考太过，可出现多种伤脾病证，即"苦思难释则伤脾"的状态。《素问·举痛论》："余知百病皆生于气也思则气结思则心有所存，神有所归，正气留而不行，故气结矣。"过度的思考、思虑主要是引起脾气郁结，脾胃属于中焦，是机体气机升降的枢纽，气机不畅，升降失调，初则致脾胃功能紊乱，脾主运化升清功能失职，出现不思饮食、脘腹胀满、头晕目眩、泄泻、失眠等脾功能失调的临床表现，日久则脾土失职，肝木失疏，心肺失养，水湿失运，痰湿水饮内生，郁久化热伤津耗液等，随着病变进程可表现多种不同证候。了解了脾与思的关系，在意识上就可以避免过度的思，即使无法避免，就可以通过食疗或药疗手段对脾进行适当的补益，以免脾气虚亏。

脾"在窍为口"、"在液为涎"

脾开窍于口，是指人的饮食、口味等与脾的生理功能有关。若脾气健运，则食欲旺盛、口味正常。反之，若脾有病变，则容易出现食欲的改变和口味的异常，如食欲不振、口淡乏味等。若湿困脾气，则可出现口甜、口黏的感觉。脾主肌肉，又为气血化生之源，口唇亦由肌肉所组成。因此，口唇的色泽不但是全身气血盛衰的反映，又与脾运化功能是否正常有密切的关系。脾失健运，气血旺盛，则口唇红润，有光泽。若脾虚不运，气血不足，则唇淡白不泽，或者萎黄。涎为口津，唾液中较清稀的称作涎，它具有保护口腔黏膜，润泽口腔的作用，在进食时分泌较多，有助于食品的吞咽和消化。在正常情况下，涎液上行于口，但不溢于口外。若脾胃不和，则往往导致涎液分泌急剧增加，而发生口涎自出等现象，故说脾在液为涎。

第三篇　脾为后天之本，养生首先记得养脾胃

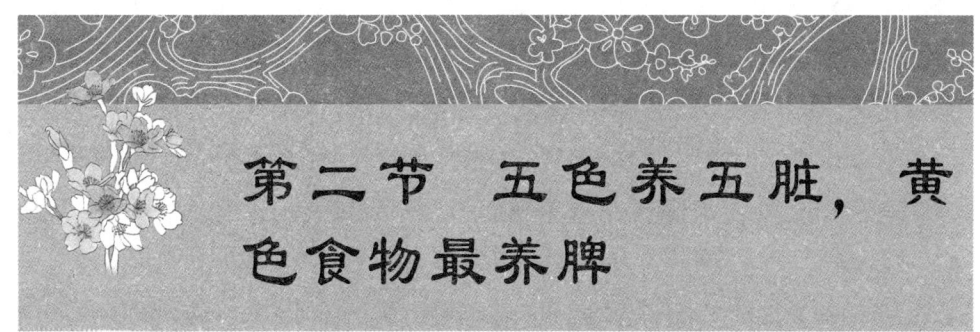

第二节　五色养五脏，黄色食物最养脾

 多吃黄色食物最养脾

天地有五行，人有五脏，而五脏亦配合五行。其实，五行除代表我们熟悉的五种物质：金、木、水、火、土之外，也代表了我们的五脏：心、肝、脾、肺、肾，同时可引申出五色：白、青、黑、红、黄。只要每餐都吸收到五色食品便可做到五行相生，达到调和五脏，从而滋补身体的功能。

《黄帝内经》中说：绿色养肝、红色补心、黄色益脾胃、白色润肺、黑色补肾。按照中医五行学说，红色为火，故红色食物进入人体后可入心、入血，具有益气补血和促进血液、淋巴液生成的作用；中医认为"青"对应到人体的肝脏部位，而五行中肝又属木，所以青色在五行中也属"木"，青（绿）益肝气循环、代谢，有益消除疲劳、舒缓肝郁、防范肝疾，能明目、保健视神经，提升免疫功能；黑色食物对应五行为水，入肾，能增强肾脏之气，可保健养颜、抗衰老、防癌等，对生殖、排泄系统大有好处；白色在五行中属金，入肺，利于益气。大多数白色食物，如牛奶、大米和鸡鱼类等，蛋白质成分都较丰富，经常食用既能消除身体的疲劳，又可促进机体的康复。

黄色食物对应五行为土，入脾，能增强脾脏之气，促进和调节新陈代谢，所以黄色食物，如地瓜、黄豆等，都可以保护脾胃健康，维持脾主运化、主升清、脾统血的功能；这些功能主要是将吃进的食物转化为营养，再将这些营养物质传送至全身，并代谢身体的废弃物，是身体血液、精气、身体运转时动力的来源，

养好五脏不生病

五脏六腑皆仰赖脾胃的滋养，也就是说人体的健康与否，都看脾胃功能是否良好，也印证了"脾胃为后天之本"这一句话。

以黄色为基础的食物如小米、南瓜、玉米、花生、大豆、土豆、杏等，可提供优质蛋白质、脂肪、维生素和微量元素等，常食对脾胃大有裨益。此外，在黄色食物中，维生素A、维生素D的含量均比较丰富。维生素A能保护肠道、呼吸道黏膜，可以减少胃炎、胃溃疡等疾患发生；维生素D有促进钙、磷元素吸收的作用，进而起到壮骨强筋之功，不妨多食用。尤其是玉米是粗粮中的保健佳品，它的纤维含量很高，可以刺激肠蠕动、加速粪便排泄，是降低血脂、治疗便秘，养颜美容、防止肠癌的最佳食物。玉米有利尿降压作用，胡萝卜维生素A含量很高，能促进机体正常生长繁殖、防止呼吸道感染、保护视力，有防癌抗癌的作用。

谷类中要说最养脾的就属小米。在中国古代，小米被称做"稷"，江山社稷的"稷"字，国家的代称叫做社稷。"社"是什么呢？社就是我们对祖先表示的一种祭祀。"社稷"的意思就是我们祖先用最好的粮食来供奉祖先。可见小米在古代是十分受推崇的。

小米又叫粟米、稞子、秋子、黏米，粟子的种子去壳即为小米。颗粒很小，黄色或黄白色，它是我国北方的主粮之一。据内蒙古华夏第一村的出土文物考证，谷子在我国已有7000多年的栽培历史，由于它的适应能力强，自古以来就是我国北方干旱和半干旱地区种植的主要粮食作物之一，也是大旱之年老百姓的"救命粮"。在我国，小米的种植面积居首要地位，历来就有"五谷杂粮，谷子为首"的说法。小米粥是上等滋补佳品，易消化，常用来作为患者和孕妇的膳食，有"代参汤"之美称。

小米营养丰富，富含蛋白质、脂肪、糖类、维生素B_1、维生素B_2、烟酸和钙、磷、铁等成分，容易被消化吸收，故被营养专家称为"保健米"。

对于小米的功效，《名医别录》曾这样描述小米的功效：益肾气，去脾胃中热，益气。李时珍写道：粟（小米）之味咸淡，气寒下渗，肾之谷也，肾病易食之。降胃火，故脾胃之病宜食之。小米味甘、咸、性凉，归肾、脾、胃经（陈粟米味苦，性寒）。具有健脾和胃、补益虚损、和中益肾、除热解毒之功效。主治脾胃虚热、反胃呕吐、消渴、泄泻。

为什么说小米最健脾养胃？我们通常说甘味入脾，黄色入脾，从五色上来讲，小米是黄色的，从味觉上来讲，小米味甘而咸，因此中医说小米能"和胃温中"。北方妇女生小孩，坐月子，是不吃荤的，主要是吃小米粥，主要就是因为这个原因。

除此之外，《本草纲目》还说，喝小米汤"可增强小肠功能，有养心安神之效"。因此小米还常常作为镇静安眠的食疗保健品来食用，对于那些因胃肠不好导致的失眠，其疗效非安眠药可比。很多中医生就常让患者用小米粥来代替安眠片。

玉米作为谷类食物的一种，也是养脾胃不错的选择。玉米不仅是人类粮食的主要来源，已成为一种热门的保健食品，经常出现于餐桌上，并风靡曾经以食物精细著称的欧美世界。据报载，美国前总统里根曾每天早上都以玉米麦片粥作早餐。

中医认为，玉米性平，味甘；有健脾利湿、开胃益智、宁心活血、利尿、利胆、止血、降压、降血脂的作用，适用于水肿、脚气病、小便不利、腹泻、动脉粥样硬化症、冠心病患者经常食用。玉米中的纤维素含量很高，具有刺激胃肠道蠕动、加速粪便排泄的特性，可防治便秘、肠炎、肠癌等。玉米有延年益寿、美容作用。玉米的胚尖含有大量维生素E和不饱和脂肪酸等成分，这些物质有增强人体新陈代谢、调整神经系统功能，使皮肤细嫩光滑，抑制、延缓皱纹产生的作用。吃嫩玉米时，由于把玉米的胚尖全部吃进，其营养保健作用更为明显，因此，新鲜玉米被誉为长寿美容食品。

玉米的营养成分确实很高，但营养成分不够完善是美中不足。如玉米蛋白质中缺乏色氨酸，长期食用玉米易发生癞皮病，所以以玉米为主食的地区应配上豆类、蔬菜或牛奶、羊奶，即可获得完全蛋白质。玉米粒的外壳比较粗硬，咀嚼起来粗糙涩口。如果把粗粮细做，口感会好一些。

甘入脾，养脾吃些甘味食物

中医所说的甘味食物，不仅指食物的口感有点甜，更主要的是它具有补益脾胃的作用。《黄帝内经》中反复强调"甘入脾"，也就是说脾主甘味，因此脾气虚、脾经弱时，适当多吃点甘味食物，可补益脾胃。

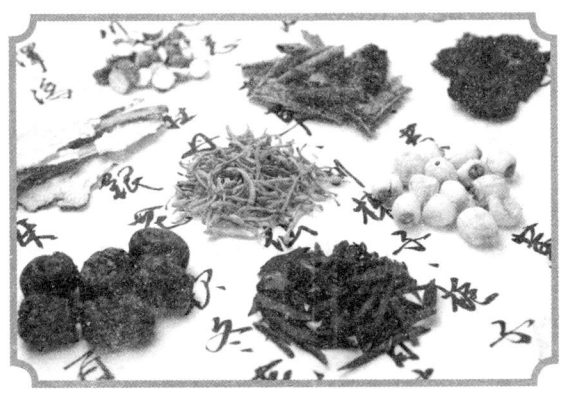

《说文解字》对甘字的解释是："甘，美也。从口含一"。人嘴里吃着东西，感觉肯定是美滋滋的，所以"甘"便代表着美味。像泉水清冽必是"甘泉"，酒香绵长必是"甘醇"，就连久旱下的雨也一定是"甘霖"。有个成语叫"食不甘味"，并不是说感觉不到食物有甜味，而是说感觉不到它有滋味，不可口，味同嚼蜡一般。

因为脾在身体中居于中央，在五行属土，甘在五行中也属土，所以根据"同气相求"的原则，凡是土里生的味道基本上都是甘的，比如小麦、甘薯、玉米、山药等。然而，"甘味"又有"甘温"和"甘凉"之分，阳不足者，治宜"甘温"；阴不足者，治宜"甘凉"。就脾胃而言，"脾为阴土"，"喜燥而恶润"，故治脾病，多宜"甘温"以助其升；"胃为阳土"，"喜润而恶燥"，故治胃病，多宜"甘凉"以助其降。

在我们日常吃的食物当中：糯米、面粉、莲子、南瓜、芋头这样的食材属于甘温类型，而黄豆、绿豆、薏米、冬瓜、丝瓜、茄子、白菜、黄瓜这样的食材则属于甘凉的类型。有一些食材则是生、熟不同，性味也发生了相应的变化，比如莲藕，生藕性寒，甘凉入胃，可消淤凉血、清烦热、止呕渴，适用于烦渴、酒醉、咳血、吐血等症；而熟食藕则性质变为甘温，其色由白变紫，有养胃滋阴、健脾益气的功效。

总之，脾胃都喜欢"甘味"。但必须注意的是，甘味补养脾胃，也要适可而止。《黄帝内经》认为，"甘走肉，多食甘则痰溢，皮肤粟起"，意思是说，甘味有滋养肌肉的作用，但是过度进食甘味，不但起不到滋养的作用，反而会化生为痰饮，痰饮积聚于皮下，就会形成痰核，于是就有皮肤粟起的感觉。"脾主肌肉"、"脾主四肢"。脾运功能健全，则体丰满肤光泽，面色红润，四肢强劲；反之则肌肉消瘦，面色萎黄，四肢无力。

所以，应该注意的是，食用甘味要适可而止，过犹不及。味过于甘，一则滞缓上焦，所以心气喘满；另一方面，甘从土化，土盛则水病，所以颜面发黑，肾气失去平衡，同时会使骨骼疼痛，头发脱落。

健康养脾注意饮食有节

我国古代养生学家十分重视节食与健康长寿的作用，被后世称为"医书始祖"的《黄帝内经》即有"饮食有节，度百岁乃去"，而"饮食自倍，脾胃乃伤"之记载。我国古代很多大家也都推崇此法。《吕氏春秋》记载："凡食之道，无饥无饱，是之为五藏之葆"。"葆"字的意思是安，就是说要注意掌握进食量，不可食之过饱。宋朝诗人陆游曾将节食的好处凝练成一句诗："多寿只缘餐饭少"。明末宿儒朱柏庐在《治家格言》中有一句话："饮食约而精，园蔬逾珍馐"。饮食约而精，就是指饮食要简单，并指出园蔬胜过珍馐。

饮食有节,是指饮食要有节制,不能随心所欲,要讲究吃的科学与方法。具体来说,是要注意饮食的量和进食的时间。

《洞微经》里边有讲到:"太饥伤脾……盖脾借于谷,饥则脾无以运而虚脾,……故先饥而食,所以给脾。"脾胃是消化食物、运化水谷精微的脏腑,饮食入胃,脾胃才能发挥好自己的作用。在十分饥饿的情况下,脾胃没有运化之物,反而会导致脾胃的虚弱。所以说,按时进食是中医饮食养生的一个重要原则。正如《吕氏春秋》中所说的:"食能以时,身必无灾。"《尚书》中也有"食哉惟时"的说法。按时进餐,才有益于健康。按照一般的吃饭时间,进餐不可推迟太晚。早餐宜 7 时左右,午餐 12 时左右,晚餐在下午 6 时左右。如果实在太忙,顾不上吃饭,那就适当地给自己准备一下健康的零食,如核桃、大枣、海苔以及水果等,饿的时候吃一点,也不至于让胃太空虚。

另外,吃得太饱也不好。有句谚语说得好:"宁可锅中放,不让肚饱胀。"说的意思就是吃剩下的饭菜宁可放在锅里或倒掉,也不能勉强自己吃完。然而,现在的人们在对待饮食的量上,"吃要吃饱"仍是相当多的人的饮食要求,一日三餐都狂吃海饮者大有人在,毫无节制的饮食使人的胃、肠等消化系统时时处于紧张的工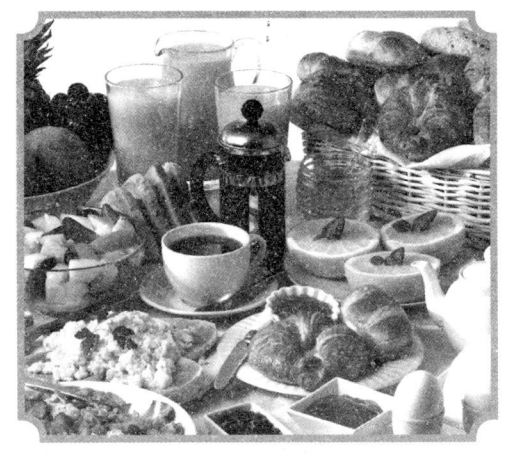作状态,各内脏器官也被超负荷的利用而得不到休息。吃得过饱,会使胃像一部不停工作的机器,食物在消化过程中就会对胃黏膜造成机械性损伤。产生胃部炎症出现消化不良症状,长此以往,还可能发生胃糜烂、胃溃疡等;吃得过饱,会造成抑制细胞癌化的遗传因子活动能力降低,增加患癌症的可能性,而且临床数据也充分证明了肥胖能够增加患癌的危险性;吃得过饱,还会造成营养过剩,并且增加体内各脏器的负担与畸形发展，使体内能量囤积过多，引起心脑血管病。

所以，自古以来，养生家们就提倡人们吃饭的时候要"量腹"，根据自身的消化能力来决定进食的量，多少需自己审量，宁少勿多。如此，脾胃的负担不至于过重，是安脾养胃的好办法。正如《抱朴子》所讲："食欲数而少，不欲顿而多。得此意也，凡食总以少为有益，脾宜磨运，乃化精液，否则极补之物，多食反至受伤，故曰少食以安脾也。"脾胃好了，身体的其他部位也都运行正常，自然就不会疾病丛生了。

清淡饮食，脾以素为常

很早以前，老祖宗就曾经说过"病从口入"，这可不是瞎说的。虽然人的生命活动有赖于饮食提供的各种营养，但是，如果吃得不恰当，就会对身体带来伤害。正如著名脾胃学医家罗天益所说："人之生也，由五谷之精，化五味之备，故以生形。经曰：味归形，若伤于味亦能损形。"要论饮食不当对身体的伤害，脾胃作为收纳饮食的器官，自然是首当其冲。

就外面现在的人来说，饮食不当有很多方面，吃过多的肥甘厚味就是其中之一。"肥甘厚味"具体指什么呢？"肥甘厚味"相当于"膏粱厚味"，"膏"是指油脂、肥肉，"粱"是指精细加工的细粮，"厚味"治味道浓厚的食物。肉类、点心蛋糕、含糖饮料。还有外来的披萨、汉堡等，都属于肥甘厚味。

大多肥甘厚味吃在肚子里，首先达到胃中。脾胃受纳饮食，对饮食进行消化吸收，以供人体各部分的需要。可是，如果肥甘厚味过多，加重脾胃消化的负担，同时也超过了人体所需，那剩余的部分就会堆积在胃里，饮食堆积就会化湿，湿久化热，造成脾胃湿热，也就是中焦湿热。正如《素问·奇病论》所讲："数食甘美而多肥，肥则令人内热，甘者令人中满。"

常见的食欲下降、腹胀腹满、反酸、牙龈肿痛、体倦身重、大便溏泻、身热口苦、面目发黄等，大多跟中焦湿热有关；胃炎、胃或十二指肠溃疡、反流性食管炎、糖尿病、动脉粥样硬化、冠心病、慢性乙肝、肝硬化、脂肪肝等，无不跟脾胃湿热有关。《素问·生气通天论》中有讲到："膏粱之变，足生大疔，受入持虚。"还指出："有病口甘者……名曰脾瘅……此肥美之所发也"。总之，人体的诸多疾病，都跟脾胃有关，真正是"百病皆由脾起"。而脾胃出现为题的根源，肥甘厚味可以说是"功不可没"。

除了饮食太过油腻肥美，还要来说说饮食的五味。饮食五味入五脏，其中，酸入肝，苦入心，甘入脾，辛入肺，咸入肾。但是，《素问·至真要大论》中说了："夫五味入胃，各归其所喜"。也就是说，不管五味喜欢归于哪一脏器，首先是要在胃里集合的。如果五味太过伤五脏，首先受伤的，就是胃。比如，饮食太过辛辣，容易刺激胃黏膜，或者是导致胃热，引发胃炎之类的病症。

过食酸味，以致肝气过旺。五行之中，肝属木，脾属土，肝气过旺就会克伐脾土，损伤脾胃，造成脾胃消化功能障碍。苦味食物大多寒凉，胃喜暖而恶寒，脾喜温燥而恶寒湿，过食苦味就会损伤脾胃之气，出现胃部胀满、消化不良、食欲不振、腹痛、腹泻等症状。脾虽喜甘，但所谓"过犹不及"，过食甘味反而会伤脾，引起胃胀不适。辛味伤脾胃是最直接性的刺激，酒、辣椒、大蒜等都在其中。咸味太过同样会损伤胃黏膜，引发各种胃部疾病。前面就已经说过，人的大部分疾病都可以从脾胃寻找根源。五味损伤脾胃，各种各样的疾病就会接踵而来。

所以，现在很多人提倡清淡饮食，是十分有道理的，也是养生必须做到的。早在《吕氏春秋》中就有"肥肉美酒，勿以自强，命曰烂肠之食"的说法，所以

《医学心语》主张"莫食膏粱，淡食为最"。我们在日常生活中，饮食应尽量清淡，多吃粗粮、蔬菜、水果，少吃高热量、高脂肪、高胆固醇的食物，为身体健康保驾护航。

合理三餐有助于脾胃健康

人人都知道，一日三餐很重要。《千金要方》说："饮食以时"。其意是说，饮食一定要定时，要有规律，这样才能使身体及时获得维持生命的营养素。饮食的定时原则，就是要做到"早餐宜好，午餐宜饱，晚餐宜少"。

早餐宜好

《琐碎录》中说："朝不可虚，暮不可实"。意思是说早上不可饿肚子，晚上也不能吃得太多。还有古书记载，在商周时期，早饭被称之为"朝食"，在早上7～9时吃，虽然我们在晚上并没有活动，可还是会消耗一定的热量，只有吃好了早餐，才能补充热量，为接下来一上午的身体活动提供充足的热量。而且经过一夜，胃里必定空虚。可是胃还在不停蠕动，特别是辰时（7～9时）和巳时（9～11时）分别是脾经和胃经当令，脾胃最为活跃。这个时候如果不往胃里填点东西，就相当于空机器不断运转，是很伤脾胃的。另外，脾胃空虚造成脾不上升，不能运送营养到人体的五脏，往往这个时候就会感觉到头晕。所以说，早上吃点早餐还是有益于健康的。早餐要吃好，并不是要我们吃大鱼大肉、山珍海味，而是要吃得舒心，饮食最好清淡一些。从中医的角度来说，早餐最好选择温热的食物，这样才可以很好地保护胃气。你可吃一些热的小米粥、大米粥、燕麦粥，然后再配着吃一些青菜、面包、水果、点心等。实在是急于上班，也要饮上一杯热牛奶，或是热豆浆等。

午餐宜饱

对于那些不吃早餐的人来说，上午忙了半天也该饿了，午餐一般会好好补充一下油水，好好安慰一下自己的胃，于是就会出现海吃豪饮，吃得过饱，这种饮食方式难免会让脾胃受累。正所谓：凡是都要有个度。"午餐宜饱"并不是要求你吃得过饱，而是需要吃八分饱为宜。在吃饱的同时要注意搭配，可以多吃蛋白质和胆碱含量高的肉类、鱼类、禽蛋和大豆制品等食物，因为这类食物能使头脑保持清醒，对理解和记忆功能有重要作用。另外，还可以多吃些瘦肉、鲜果或果汁等脂肪含量低的食物，要保证有一定量的牛奶、豆浆或鸡蛋等优质蛋白质的摄入，这样可以使人的反应灵活，思维敏捷。需要注意的是，午餐最好在下午 1 时以前吃完，这是因为下午 1～3 时是小肠经当令，是养护小肠的最佳时间。如果在未时之前吃完午餐，可以在小肠经最旺盛的时候把营养物质都吸收进人体。此外，午餐前喝些汤还可以很好地调摄胃气。

晚餐宜少

民间有"晚饭少一口，活到九十九"的说法，晚餐的含义包括食用的数量少和脂肪少。因为晚上睡觉，活动量降到最小值，如摄入过多营养物质，容易造成营养过剩，转化成脂肪储存起来，天长日久人必然发胖，增加心脏负担，易产生心血管疾患。同时，晚餐过饱，会增加胃肠负担，出现消化不良、腹胀，而影响睡眠。吃晚餐的最佳时间是下午的 5～7 时，不可太晚，否则就会导致"胃不和而卧不安"。所以晚餐一定要少吃，晚餐尽量以素食为主，如用一点橄榄油或麻油调凉菜，因为橄榄油、麻油富含不饱和脂肪酸，可以降低胆固醇，减少动脉堵塞的危险。或喝一点红葡萄酒，能保护你的心脏，主食可吃小米稀饭、莲子银耳羹、百合粥等能健脾益气安心宁神，调整大脑状态，帮助人体尽快放松、休息，顺利进入梦乡。

细嚼慢咽最养脾胃

有些人习惯于快饮快食，狼吞虎咽，这是有损胃肠道的不良习惯。食物在没有经过细嚼即咽下，加重了胃的负担，粗糙的食物还会使胃黏膜受损，对炎症病灶、溃疡表面造成伤害，加重病症，或使稳定的病情复发。所以平时饮食一定要做到细嚼慢咽，这样对身体非常有益。细嚼慢咽到底有什么好处呢？

首先我们来了解一下食物在我们人体的转化过程：当食物进入我们人体之后，从口腔经咀嚼并且加入适量唾液初步处理之后进入胃部，经胃酸的溶解再送入小肠，经胆汁和各种消化酶的分解之后，部分食物呈电解性的液体状态，部分仍是固体状态。其中液体的部分才能渗透进入小肠壁被小肠吸收，固体的部分则流向大肠，在大肠中身体进一步把剩下的液体吸收干净，固体的残渣就成了大便排出体外。

在食物被消化的过程中，我们可以发现食物只有转化成液体状态才有机会被人体吸收，固体食物是不容易被身体吸收的。我们所吃的食物大多数是固体的，因此才需要咀嚼将之磨碎，嚼得越碎的食物到了小肠时成为液态的比例一定越高。另外，身体分泌消化酶是否充分，也决定了食物被吸收的比例。

由于现代生活的快节奏，使得许多人出现了囫囵吞式的吃饭习惯，这样就造成了大多数的食物都在很大颗粒的状态下就进入了肠道，加上生活习惯不好和阻塞的经络使得消化酶分泌不足。这样快速的吃饭习惯，更使身体分泌消化酶的速度赶不上食物的供应。大多数的食物不是由于颗粒太大，就是由于消化酶的不足，而使食物到达小肠时成为液态的比例非常低。大多数食物仍然是块状的固体，这些固体的食物最终只能被当成粪便排出体外。虽然吃了很多的食物，可是身体吸收到体内的比例很低。

食物的吸收比例是一个大多数人从来没有考虑过的问题，总以为吃进肚子里的食物都被身体所吸收了。真实的状况是只有很小一部分被吸收了，大多数都成了排出去的大便。而食物被吸收的比例会随着咀嚼的结果和吃饭的速度而改变。咀嚼愈细消化酶愈充分,食物到达小肠时成为液态的比例就愈大,被吸收的比例也愈高。细嚼慢咽和囫囵吞式的吃饭习惯,其食物的吸收比例有可能相差数倍之多。

"细嚼慢咽"的吃饭习惯可以提高食物的吸收比例,身体由于吸收了充分的营养,食欲自然降低,不再需要那么大的饭量。饭量减少加上大多数食物被小肠所吸收,食物的残渣大量减少,包含胃肠在内的整个消化系统的负荷就减轻了。所以,《医说》中说:"食不欲急,急则损脾,法当熟嚼令细"。《昨非庵日纂》中道:"吃饭时须细嚼慢咽,以津液送之,然后精味散于脾,华色充于肌。粗快则只为糟粕填塞肠胃耳"。这就是要提倡我们吃饭的时候细嚼慢咽,免得伤了脾胃。

那么,如何才能做到细嚼慢咽呢?

第一,把握好吃饭的时间,最好在感到有点儿饿时开始吃饭,而且每餐在固定时间吃,这样可避免太饿后吃得又多又快。

第二,吃饭至少保证20分钟,这是因为从吃饭开始,经过20分钟后,大脑才会接收到吃饱的信号。如果吃饭太快,大脑很可能还没得到饱的信号就已经吃多了。

第三,每口饭都要咀嚼30次以上。

第四,用小汤匙代替筷子,减慢速度。

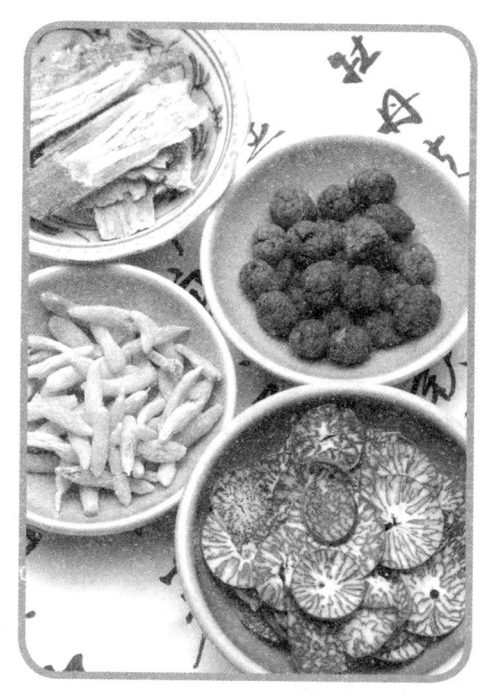

第五,可以多吃些凉拌菜和粗粮,生的食物不好好咀嚼就咽不下去,喝燕麦粥一定比喝白米粥慢,吃全麦馒头也比吃白馒头的速度慢。

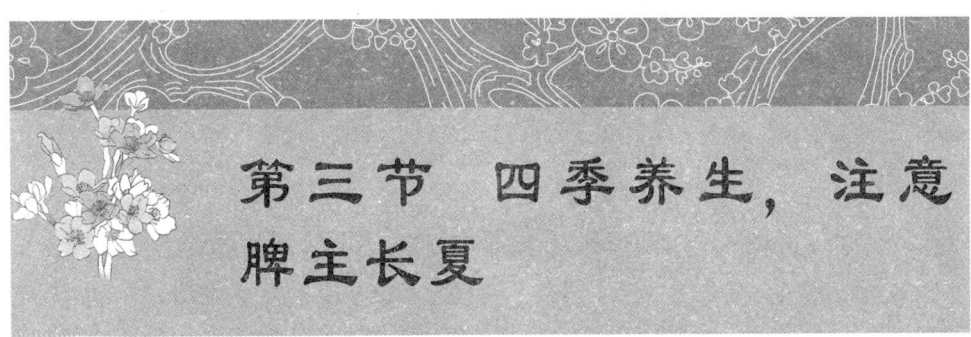

第三节 四季养生，注意脾主长夏

 脾主长夏，长夏最宜养脾

在人们的常识中，一年四季有春、夏、秋、冬四时，气候由温、热转凉、寒，自然界万物赖以生、长、收、藏。但在中医理论中，为了与天之五行、人之五脏、地之五气等相配，形成五行学说、脏象学说，就将一年分为春、夏、长夏、秋、冬五个季节，分别与木、火、土、金、水五行以及肝、心、脾、肺、肾五脏，风、暑、湿、燥、寒五气等相匹配。如《素问·脏气法时论》曰："肝主春，心主夏，脾主长夏，肺主秋，肾主冬"。长夏，最早出现在《黄帝内经》之《素问·金匮真言论》篇，近代名医恽铁樵在《群经见智录》曰："《黄帝内经》言五行配以五藏，其来源于天之四时。藏有五，而时仅四，故以六月为长夏，以配脾"。

中医理论中，长夏有两种含义：一是读音为 zhǎngxià，指春夏秋冬每季的最后18天，称"脾不主时"。《素问·太阴阳明论》："帝曰：脾不主时何也？岐伯曰：脾者土也，治中央，常以四时长四脏，各十八日寄治，不得独主于时也"。就是说在每季之末各匀出十八天由脾所主，脾如中央大地（土），运化水谷精微，养育四时四脏生长。著名明朝大医学家张景岳指出："春应肝而养生，夏应心而养长，长夏应脾而变化，秋应肺而养收，冬应肾而养藏"，所以中医有"（春）生、（夏）长、（长夏）化、（秋）收、（冬）藏"之说。二是读音为 chángxià，指阴历六月，《素问·六节藏象论》，王冰（唐朝中期著名医家）次注云："长夏者，六月也。土生于火，长在夏中，既长而旺，故云长夏也"。

现代中医理论大多以第二种解释为主。也就是说，长夏为夏季后的一季，时值阴历六月，也就是阳历七、八月夏末秋初之时，其涵盖了小暑、大暑、立秋、处暑四个节气。长夏是一年之中，这个时候天气闷热，阴雨不断，空气中湿度较重，所以气候特征是湿热蒸腾。而五脏中的脾位于人体中央，属土，主运化水湿，所以脾与长夏相应。但脾脏喜燥而恶湿，湿为阴邪，好伤人阳气，尤其是易伤脾阳。因此，长夏是人体脾土最易受伤的季节，也是健脾、养脾、治脾的重要时期。

长夏的科学起居调养

要顺应自然界阳长阴消的变化，宜晚睡早起。天气炎热，腠理开泄，易受风寒湿邪侵袭，睡眠时不宜长时间电扇送风；有空调的房间，室内外温差不宜过大，更不宜夜晚露宿；睡觉时应注意腹部保暖，不要劳汗当风，防止外邪侵袭。

安排室外工作和体育锻炼时，应避开烈日炽热之时。合理安排午休时间，一为避免炎热之势，二可恢复疲劳之感。要保持二便通畅，防止湿热郁聚。注意个人卫生，预防皮肤病变（疮疡肿毒）。远离烟酒，烟草为辛热秽浊之物，易于生热助湿，见呕恶、咳嗽、吐痰等。酒为熟谷之液，性热而质湿，过量饮酒必助阳热、生痰湿，酿成湿热。选择合适的运动项目，不宜做过分剧烈的活动，若运动过激，大汗淋漓，汗泄太多，不但伤津气，也损阳气。锻炼的项目以散步、登山、慢跑、太极拳、健美操、慢舞等为好。在运动时应当避开暑热环境，气温较高之时，应该选择清晨6时左右和傍晚5～6时运动为宜。切忌锻炼后立即洗冷水澡，应用干毛巾擦干，待体温恢复正常后，用温水洗澡。不要长时间暴晒，防止中暑。晒伤后不要立刻用冷水冲洗，可用干毛巾放入冰箱内数分钟，再取出冰敷。严重者应找皮肤科医生治疗。

长夏出汗多，盐分损失也多，运动后可喝点淡盐水，补充水分和电解质。切忌运动后暴饮冰水，应少量多次地喝温水、淡盐水或普通的热茶解渴。

长夏科学饮食

"长夏应脾而变化"。湿为长夏主气，人体的脾脏与之相应，古人指出"长夏防湿"。中医认为湿为阴邪，好伤人阳气，尤其是脾阳。由于脾脏喜燥而恶湿，一旦受损，则导致脾气不能正常运化，而使气机不畅。表现为消化吸收功能低下，临床可见脘腹胀满、食欲不振、口淡无味、胸闷想吐、大便稀溏，甚至水肿。

长夏气候炎热，人的消化功能相对较弱，每日三餐应保证营养均衡，保持进食时间及进食量的规律性，勿过饱过饥，吃到八分饱即可。多进食粗粮，争取每餐食用新鲜蔬菜、水果，如西瓜、冬瓜、丝瓜、黄瓜，还有薏米、荷叶等。

此时最容易发生胃肠道疾病、上呼吸道感染（如感冒发热、腹痛腹泻等），多由贪凉或进食生冷食品导致。则饮食应以健脾、清热、利湿为基本原则。宜清淡不宜肥甘厚味，要多食杂粮以寒其体，不可过食热性食物，以免助热；冰冻瓜果应当适可而止，不能过量，以免损伤脾胃；厚味肥腻之品宜少勿多，以免化热生风，引发皮肤的疔疮痈

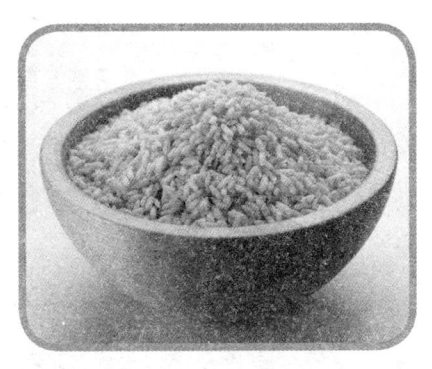

疽；不要贪喝冰冻的水、饮料，最好喝常温的饮品；不要喝太多凉茶，以免损伤胃气；西瓜、绿豆汤、乌梅小豆汤等都为解渴消暑之佳品，但不宜冰镇吃。

长夏清补正当时

一提到"进补"，人们总是想到鸡鸭鱼肉等食品或人参、鹿茸等补益药，这些属于温热的食物或中药，在炎热的季节确实不宜服用。中医认为，湿为阴邪，好伤人阳气，尤其是脾阳，由于脾脏喜燥而恶湿，一旦受损，则导致脾气不能正常运化，而使气机不畅，症状有脘腹胀满、食欲不振、腹泻、水肿等。中医提

倡，长夏宜选用清补的方法，即选用药味平或偏于凉性的益气滋阴类中药、食物进行补益。

在夏季，酸性食物的肉、奶等摄入多了，人会比其他季节性格急躁和不安，所以多食用一些清淡的蔬菜和水果，其碱性可以调整人的脾气和情绪。苦味食品中所含有的生物碱具有消暑清热、促进血液循环、舒张血管等药理作用，像苦瓜、苦笋、苦菜、茶叶等苦味食品，均可酌情选用。

人在夏天出现身体倦怠无力、头昏头痛、食欲不振等还跟缺钾有关。因此专家提醒，热天防止缺钾最有效的方法是多吃含钾食物，新鲜蔬菜如大葱、芹菜、毛豆，水果如草莓、杏、荔枝、桃子、李子等含有较多的钾，可多食。

除了补充各种富含营养的食物，补水是重中之重。最好的补水是饮用凉白开。还可以适量喝绿茶和花茶，绿豆汤和乌梅汤也降暑解渴，最好不要喝太多的饮料。啤酒中含有丰富的氨基酸、蛋白质、糖、矿物质等及其他有益人体健康的成分，夏天适量饮用啤酒，利于恢复体力。因为天气燥热吃冰冻的食品，肠胃会骤然停止或减慢蠕动，这种为了单纯降温而暴食冷饮的方式会影响健康。

长夏养生健脾小动作

中医认为，长夏属土，人体五脏中的脾也属土，与长夏相对应，湿为长夏主气，湿气容易困脾，因此长夏养生重在养脾、祛湿、清热，养脾的方法很多，心理方面要保持平和心态和愉悦心情，饮食方面要适当多吃些甘味食物如山药、薏米等，除了上述的养脾方法外，平时还可多练习下面所介绍的"养脾小动作"。

叩齿咽津

晨起先叩臼（后）齿36下，次叩门（前）齿36下，再错牙叩犬齿各36下，最后用舌舔齿周3～5圈。结束时，再用舌头搅动口腔，激发口腔津液后吞下，早、中、晚各叩齿一次，多做更佳。此动作有滋补脾胃、固护肾气之功效。

擦胸腹

双掌五指分开，相对放在前胸乳下方，然后稍用力沿胁肋分向两边推擦，上下往返从胸到脐及至小腹，以发热为宜。此法可疏通肝经、脾经，能健脾养肝。

摩脘腹

① 以脐为中心，用右手掌向左绕摩 21 圈，再以左手掌向右绕摩 21 圈；

② 双手叠掌，以脐为圆心，先从小到大做圆形摩腹动作 72 次后，再从大到小摩动 72 圈返回。摩腹能促进脾胃运化功能，有调理脾胃、通和气血、培补神元之功效。

擦丹田

① 将两手掌分别放在脐下小腹中央处，同时作上下摩擦 30 次，以渐感发热为度；

② 先将左手掌按阴囊（女按会阴），再将右手旋转摩擦丹田 30～100 次，左右手转换。此法除有健脾壮肾之功效外，还能增强胃肠功能、治肠道疾病。

推腹

用两手按于两侧腹部，两手掌用力向中心推挤，使腹部前凸，然后松开，使腹壁回弹，恢复原状为 1 次，共推 20 次。每日 1 次，此法对肝、脾、肾等器官有较好的保健作用。

动脚趾

中医认为，人体的各脚趾都与脏腑相通，肺、大肠属金，对应大趾；脾、胃属土，对应二趾；心、小肠属火，对应三趾；肝、胆属木，对应四趾；肾、膀胱属水，对应五趾。脾胃虚弱的人经常活动脚趾，可使体内气血通畅、阴阳平衡、扶正祛邪。如果特别注意对二趾的保健，就能起到调养脾胃的作用。有效的动作包括，用脚趾抓地、抓鞋底，一次抓 5 分钟左右，两只脚可分别进行，也可同时进行，每日 2～3 次。或者按捏脚趾，时间最好控制在 15 分钟左右，睡前进行最为方便。

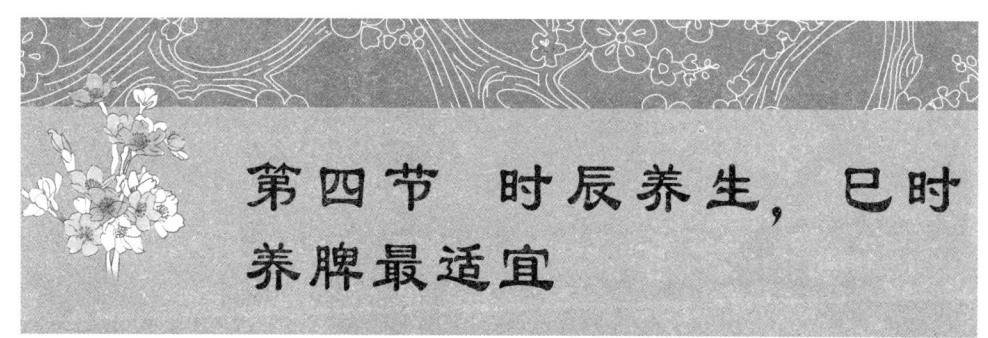

第四节 时辰养生,巳时养脾最适宜

  巳时养脾,脾好消化好

巳时,就是上午的 9 ~ 11 时,这是脾经当令的时段。此时足太阴脾经最旺,是脾脏最活跃的时间。这个时候大脑是最具活力,是人的一天当中的第一黄金时间,是老年人锻炼身体的最好时候,是上班族最出效率的时候,也是上学的学生效率最高的时候。所以,你必须吃好早饭,保证脾经有足够的营养吸收,这样,大脑才有热量应付日常的运转。

中医学认为:胃主受纳,脾主运化。这是指吃到嘴里的食物,首先要经过牙齿咀嚼,唾液拌和,下咽至胃,由胃收纳。然后经胃之腐熟,分解混匀成食糜,通过"胃气主降"的作用,将食糜运送至十二指肠、空肠,这就是中医所指的"脾运"功能。食物在胃、胰等胃肠道激素的作用下,促进胃蛋白酶、胰酶等消化酶的大量分泌,将"水谷精微"中的氨基酸、葡萄糖等营养物质,依赖"脾气主升"的作用,经气、血、津液的运行而输布到全身,这个过程则可以理解为脾所主"化"的生理作用。由此可见,所谓"脾主运化","运"是指机械消化,"化"指化学性消化及其代谢过程而已。但是,脾胃虽为人体的消化器官,运化水谷精微之枢纽,若要完成饮食营养的消化吸收,合成新的气、血、精、津液,必须依赖心、肝、胆、肺等其他脏腑的相互配合。需要说明的是,中医所指的脾,并不是西医解剖学中的脾脏,而是既泛指脐周腹部小肠的消化吸收,又概括了胃、肠、肝、胆、胰等消化器官的生理功能,因此,脾胃功能健全,则体丰肤泽，面色红润，四肢强劲，精力充沛；反之，则肌肉消瘦，面色萎黄，四肢无力，神疲乏力。

7～9时是胃经当令的时段，我们吃的饭菜需要脾脏来进行运化，转化为精气神，转化为血液。脾胃相表里，脾胃分不开，有人大便不成行，这样的人或者很胖或者很瘦，胖也是虚胖。这个时代胖人太多，这种人大多是习惯于不吃早餐和经常吃宵夜的人。得糖尿病的人也是这些人，早饭不吃，到下午时猛吃，在亥时前不睡觉。所以说胃的调理是很重要的，调理从7时开始，调理好胃是把脾脏调理好的重要前提。

巳时是老年人活动的最佳时段

巳时脾经当令。脾主肌肉，此时锻炼便可借天时以养脾，健身效果是最好的。按照中医理论，巳时正逢脾经当令。《素问》认为"脾主全身之肌肉"，这与它的运化功能是分不开的。水谷精微和津液等物质在脾的运化作用下被输送到全身各处，并化生成气血以滋养肌肉，为身体的活动提供充分的热量。脾的功能正常，则肌肉发达丰满，壮实有力。如果运化无力，带不走水谷精微，就会造成脾虚或脾湿太重，甚至慢慢感到连吃饭都不香了。人上了年纪后之所以会出现肌肉松弛、四肢无力、食欲下降等症状，就是因为脾脏衰弱、运化无力的缘故。巳时气血正好流注脾经，此时脾经是最旺盛的。它吸收了胃传来的食物，并将其输送到全身各处。肌肉得到足够的营养就会"蠢蠢欲动"，这时我们就会产生"活动筋骨"的意愿。

早上不宜起来得太早进行锻炼。大家也许不知道，其实早晨的空气并不新鲜，甚至有可能是空气污染严重的时间段。根据气象统计资料表明，一年中，早晨起来的空气指数很不好（尤其是5～8时）。健康养生专家指出，这个时间段陆地上空的近低层大气，都会出现逆温层，其高度从200～1000米，这个温层就像一个盖子一样，使城市中较多的烟尘和杂质聚集在其下面，再加上清晨空气扰动小，致使烟尘杂质非常不容易扩散到高空和周围去，这样就会造成地面空气污染加重。因此，选择清晨锻炼身体对健康是非常不利的。

所以，为了健康还是选择巳时，也就是9～11时，进行简单的运动，不但健脾养胃，还能促进身体健康。

流口水有可能是脾虚的缘故

中医有"五脏化液"的说法，也就是说，人的五脏都有对应的液体，具体而言，则是：心为汗，肺为涕，肝为泪，脾为涎，肾为唾。脾脏对应的为涎，就是俗称的口水。

口水也称口津、涎，是指唾液中比较清稀的部分。正常情况下，口水上行于口，但不会溢出，因为有嘴唇挡着。脾虚之人肌肉弹力不足，容易松弛，因此睡后会张口，形成口水外流。

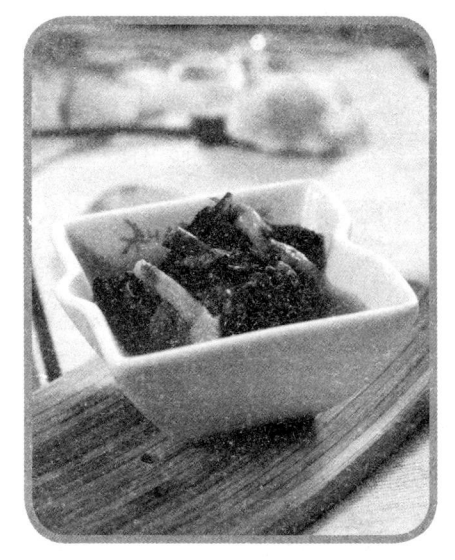

中医认为，涎由脾气化生并传输分散，故有"脾在液为涎"之说。在脾气充足的情况下，脾的"固摄"功能和涎液的化生正常，故涎液能正常传输，帮助吞咽及消化，但不会溢出口腔。但在脾虚的情况下，脾的"固摄"功能失调，涎液不能正常传输，从而发生"流口水"的现象。因此，想要克服睡觉流口水，不妨考虑由脾虚入手。

中医专家指出，脾虚首先和饮食不节有关，吃饭没规律、暴饮暴食或饥一顿饱一顿，都可能导致脾虚。此外，过多食用寒凉、生冷或是肥甘厚味、难以消化的食物（如油腻的食物、甜食等），也都容易伤脾。因此，睡觉时爱流口水的成年人，饮食上要有规律，要多吃健脾食物，如薏米、莲子、粳米、芡实、山药、扁豆、豇豆、胡萝卜、香菇、大枣、栗子，或是用陈皮泡水喝。

巳时消化好，工作效率高

巳时阳气旺盛，是脾经当令的时段。中医认为，脾为后天之本，气血生化之源。它与胃一阴一阳，互为表里，共同参与饮食的消化吸收。胃主受纳水谷，脾主运化精微营养物质。胃以降为和，主降浊；脾以升为顺，主升清。两者皆居于中焦，是升降的枢纽，其升降影响着各脏腑的阴阳升降。因此，只有脾胃健运，脏腑才能和顺协调，元气才能充沛。所以，在调理机体时，尤其注意调理脾胃气机。

巳时也是大脑最具活力的时候，是人在一天当中的第一个黄金时间，是上班族最具效率的时候，也是上学的学生效率最高的时候。所以，我们必须在辰时吃好早饭，以保证脾经有足够的营养吸收，这样，大脑才有热量应付日常的运转。

此外，脾虚的人在此时吃健脾药效果最佳；另外，此时阳长阴消，这个时候吃补阳药，效果最好；有高血压的人，此时应服降压药以防午时气升导致的血压升高。

巳时动动脚趾健脾胃

日本一项最新研究显示，多动脚趾可以养脾胃。

其实，这个观点在我国传统医学中很早就有论述。中医认为，人体的各脚趾都与脏腑相通：肺、大肠属金，对应大趾；脾、胃属土，对应二趾；心、小肠属火，对应三趾；肝、胆属木，对应四趾；肾、膀胱属水，对应五趾。脚趾位于人体的末端，远离心脏，足尖部的血液循环较差。足趾产生病理的改变会通过经络反馈到相应的脏腑器官，产生多种症状。

脾胃虚弱的人经常活动脚趾，可使体内气血通畅、阴阳平衡、扶正祛邪。如果特别注意对二趾的保健，就能起到调养脾胃的作用。

一个人的脾胃功能好不好，从脚趾的状态就可以判断出来。一般来说，脾胃功能强的人，第二、三个脚趾往往粗壮而有弹性，站立时抓地牢固；相反，脾胃功能差的人，第二个脚趾干瘪而无弹性，站立时往往抓地不牢。平常闲暇之余，动动脚趾头，对脾胃非常好。操作起来也比较简单，具体如下：

扳动脚趾

在休息或看电视时可反复往上扳或往下扳动脚趾，同时还可配合按摩第二三脚趾趾缝间的内庭穴。对于有口臭、消化不良、便秘的患者，宜顺着脚趾的方向按摩此穴；对于腹泻、受凉、脾胃虚弱或进食生冷食物后胃痛加重的患者，可逆着脚趾的方向按摩此穴。进行这些疏通经络的练习时要注意，一定要长期坚持，才能达到一定的效果。

脚趾抓地

采取站姿或坐姿，放平双脚，使之紧贴地面，两脚距离与肩同宽，凝神息虑，连续做脚趾抓地动作60～90次。在做此动作时可穿柔软的平底鞋或赤脚练习，每日可重复多次。

脚趾取物

每天洗脚时可在脚盆里放一些大小适中的椭圆形鹅卵石或其他物体，在泡脚时可练习用第二三脚趾反复夹取这些鹅卵石。温水泡脚有利于疏通经络，脚趾夹取鹅卵石可刺激局部胃经的穴位，长期练习有利于胃病患者早日恢复健康。

中医理论认为活动脚趾能强健脾胃，人体的五脏六腑在脚上都有相对应的穴位。人的第二、第三脚趾上有与胃肠道有关的穴位，因此，经常活动它们可以达到强健脾胃和肠道的目的。

巳时叩穴步行促消化

巳时是脾经当令，在中国传统文化中巳时的到来，意味着自然界中万物盛长而起，阴气消尽，纯阳无阴。阳主动，脾的功能是主运化水谷精微，早餐摄入的食物在这个时候开始运化。这时通过适度的运动有助于脾胃的消化吸收。现代人群高发的心脑血管病，很重要的一个原因就是消耗不掉的营养物质在血管内发生淤积，从而导致"三高症"，即高血压、高血脂、高血糖。

叩击穴位步行法，就是边走边叩击穴位，此法简便易行，老少皆宜，能通过穴位疏通经络，畅通气血，既可以预防和改变"步履沉重"的形态，又有利于调和内脏，濡养全身，防病治病。

叩击穴位步行法的具体方法

① 叩击足三里法：足三里在外膝眼下三寸，胫骨外大筋内，如将手掌按在膝盖上，手指抚于膝下胫骨时，离胫骨外一横指，中指尖处即是。叩击方法是在左脚着地站稳的瞬间，用右脚的足跟由前面绕过，叩击左腿的足三里穴位，同样的，用左脚的足跟叩击右腿的足三里穴位，轮换叩击前行。

② 叩击三阴交法：三阴交穴位于内踝尖上三寸、胫骨内侧缘后方。方法是用一只腿的足内侧叩击另一只腿的三阴交穴。两腿交换做。

③ 叩击血海法：血海穴位于大腿内侧，在膝盖骨内缘上二寸处。叩穴步行时，高抬膝，用同侧手掌或半握拳叩之。左右腿交换，边行边叩击，注意尽可能做到用高抬膝去迎击手掌。

叩穴步行法，中老年人可根据自己的身体状况，选择上述穴位中1～3个穴位，走一步叩一下，连做3～5分钟，逐渐增至10分钟。叩击的轻重和次数自行掌握。

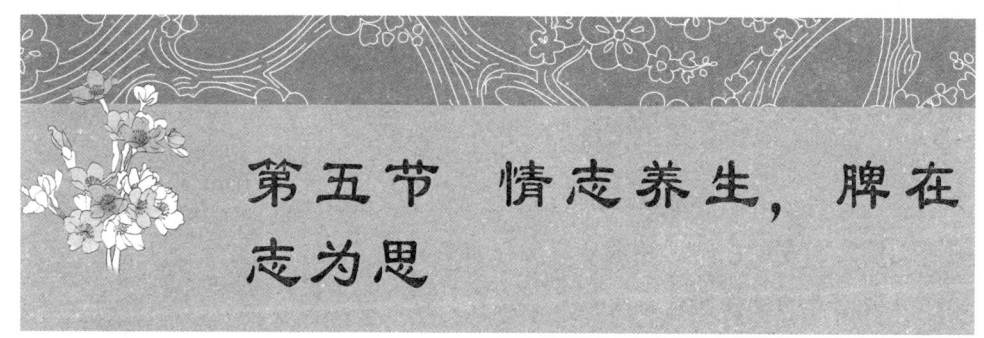

第五节 情志养生，脾在志为思

过思伤脾要注意

中医学认为，人体的喜、怒、悲、恐、惊等情志变化都是与五脏六腑息息相关的。在中医学的五行学说中就将五种情志与五脏相对应。如五种情志为：怒、喜、思、悲、恐，它们对应的五脏分别为：肝、心、脾、肺、肾。

所以中医认为"思为脾之志"，思是精神高度集中地思考、谋虑的一种情志。《灵枢·本神》说："心有所忆谓之意，意之所存谓之志，因志而存便谓之思，因思而远慕谓之虑"，因此又常将思虑并称。人们的情志活动都与思有关，思而肯定则为喜，思而否定则为怒，思而担心则为忧，思而未及则为惊、恐，所以思是人类情感产生的中心。

思作为人体的一种情志活动，是正常的而且也是必需的。一个人如果不会思考，则无法立足社会，不能正常地生存下去。但是，当人们面对某一问题思虑过度，或者思虑时间过长，百思不解仍思不休止，超过了人体自身所能调节承受的限度，而在思想认识上，又不能主动或被动地转移这种不良情绪状态时，思就成为一种致病因素，对机体构成危害，从而造成各种疾病。

《素问·举痛论》如是说："思则心有所存，神有所归，正气留而不行，故气结矣。"意思是说，一个人如果思虑太多，精神过度集中于某一事物，就会使体内的正气停留在局部而不能正常运行，以致"思则气结"。"思则气结"就会伤及脾，使得脾的升降功能失常，脾气郁结，运化失健，发生胃脘痞闷，吃东西不香，消化不良，腹胀、便溏等不适。脾是后天的根本，脾伤则气血生化乏源，因此，还会出现心神失养等诸多疾病，像失眠、神经衰弱等问题都是这种情况。

众所周知的《三国演义》中的军师诸葛亮，虽一生足智多谋，运筹帷幄之中，决胜于千里之外，但最终却也因思虑过度而死，留下了"出师未捷身先死，常使英雄泪满襟"的千古遗憾。还有民间传说梁山伯与祝英台的故事，多情的梁山伯也就是因思念祝英台过度而命归黄泉。春秋末期，楚平王昏庸无知，轻信谗言，杀害了敢向他提意见的大臣伍奢，并通令追捕伍奢的儿子伍子胥。伍子胥闻知连夜出逃，可在出城时，追兵已紧卡关口，伍子胥躲进朋友家中，焦虑不安地思考出城方法，一夜没合眼。待到第二天，他一照镜子大吃一惊：一夜间，头发和胡子都变白了。至今民间还流行"愁一愁，白了头"的谚语。

还有一些从事脑力劳动的人，一说吃饭，多是兴致不高，因为他们整天都在思考，思多了伤脾，脾胃也不爱干活了，自然也不爱吃东西了，这些人大多是消瘦的。很多学生在高考期间，也会出现吃不好、睡不香的现象，这也是思虑太过的原因。现代医学认为，过思还会引起肠胃的神经官能症、消化不良，甚至引起胃溃疡。从中医观点来说，由于脾运化不好，容易引起气结，导致腹部胀满，从而出现气血不足、四肢乏力的症状，形成气郁，并进一步发展为血瘀、痰瘀。还会引起女性月经提前、延后，甚至闭经。

如果出现这一问题该如何解决呢？中医认为，治疗忧思成病，应当用激怒疗法。以怒胜思是中医情志相胜的治疗方法之一。中医认为，思为脾志，怒为肝志，因木能克土，而脾属土，肝属木，所以可用肝之志——"怒"来治疗各种由脾之志——"思"引起的疾患。即用激怒的方法，使忧思之情感得到缓解。

《华佗传》载：一太守因思虑过度而生病，多方服药不愈，请华佗诊治，并送以重礼。华佗与太守之子商定，虽接受了礼物，但迟迟不给他治疗，后又不辞而别，并留下一封书信咒骂他。太守大怒，派士卒追捕华佗，但无踪迹。太守暴怒，随吐瘀血数升，顿觉病好了许多，几天后痊愈。事后其子告诉他说，这是华佗想的办法，怒可以胜思，怒气一发，病就好了。

金元朱丹溪治疗一女子。该女子许婚后,其夫经商 20 年未归,于是相思成病。不思饮食,卧床不起,如呆如痴,服药无效。朱丹溪诊后告诉其父,此为久思气结,单纯药物难以治愈,需情志疗法。嘱其父打女儿几记耳光,责骂她有外遇。该女受了委屈,十分生气,嚎哭叫嚷了几小时。朱再叫人劝解,并辅以药物,则思饮食。不久又将其夫唤回,病不再发。

所以,在日常生活中,倘若遇到"百思不得其解"的事情,最好就不要去"解"它,因为越"解"越不顺,最终可能导致"气结"。人的一生当中,不可能一帆风顺,因而尽量放宽心,日常是生活中,起居要有规律,多运动,保证睡眠;在饮食上,不妨多吃竹笋、银耳、桂圆、蜂蜜等静心、安神食物。也可以通过揉按脾经来健脾,并且这是一种最安全有效且持久的方法。按摩方法是循经按摩,每天按 15~20 遍即可。但是要注意坚持,不妨把每天按摩脾经当做一种养生保健的习惯,相信这对你的一生来说都受益匪浅。

过度劳累会伤脾胃

过度劳累包括劳力过度、劳神过度及房劳过度三方面。

劳力过度

指较长时间的过度用力而积劳成疾。劳力过度则伤气,久则气少力衰,神疲消瘦。故有"劳则气耗"、"久立伤骨,久行伤筋"之说。

劳神过度

指思虑劳伤过度,耗伤心血,损伤脾气,可见心神失养的心悸、健忘、失眠、多梦,以及脾失健运的纳呆、腹胀、便溏等症。

房劳过度

肾藏精而主封藏，肾精不宜过度耗泄，若房事过频则耗伤肾精，可出现腰膝酸软、眩晕耳鸣、精神委靡、性功能减退，或遗精、早泄，甚或阳痿等症。

过度的脑力劳动，大脑神经持续兴奋，会抑制其饥饿中枢，同时引起交感神经兴奋、迷走神经抑制，进而可产生腹胀、食欲不振、消化不良以及腹泻、便秘等，加重病情。中医也认为，过度思虑会伤脾气，导致脾气郁结、脾胃功能失调。

过度的体力活动，可使人体胃肠道系统的免疫抗病能力和代谢能力下降、应激反应失调，有慢性胃肠道疾病的患者在此种情况下，很容易诱发或加重病情。中医也认为，形体劳累可先伤人体的元气，进而损伤脾气，引起脾虚气弱。

因此，应该劳而有度、劳逸结合、脑力劳动和体力劳动相结合。脑力劳动者在稍觉大脑疲倦时，应该起来适当做些活动，散散步、做做操，对于脑力的恢复和神经的调节很有好处；体力劳动不宜进行的时间过长，体育锻炼和其他活动也不宜过于剧烈。

压力过大会对脾胃造成伤害

许多白领阶层的男性会觉得腰酸背痛、无精打采，有的人神经衰弱、食欲不振，还有的人觉得干什么都没意思，浑身没劲儿，回家就想睡觉等。所以，经常有人要调换工作单位，来调整自己的心态。这种症状被称为慢性疲劳综合征，是日益加快的生活节奏和充满竞争的工作压力造成的。

《管子》有云："起居不时……则形累而寿命损"。意思是说长期生活不规律，往往会影响身体的健康。如今快节奏的生活虽然让人们享受了物质生活，却让健康慢慢离我们远去。别的不说，就拿饮食来说吧，快节奏的生活让很多人吃饭仅仅是为了满足于单纯的填饱肚子，也许一瓶矿泉水、一份快餐，一个汉堡、一杯可乐就骗过了肠胃，但却忘了健康的含义。

现在大多数人都是工薪阶层，工作那么忙，也许早上在路上买几根油条就解决问题了，中午更是随便来点快餐凑合凑合，晚上再大鱼大肉地猛吃一顿。更有甚者，今天中午不忙，12时准时吃了午饭；明天忙，下午2时午饭还没有着落。其实这种饮食习惯是不健康的，很容易让脾胃受损。我国古代的《尚书》中早就有"食哉为时"的说法，也就是说吃饭要有固定的时间，这样才能保证脾胃正常地上班、下班。中医学上说，胃、胆、大肠、小肠、三焦、膀胱这六腑是食物消化和吸收的通道，六腑共同作用才会"传化物而不藏"、"以通为顺"，胃工作结束以后，其他五腑才会按照正常的顺序工作。如果吃饭的时间混乱了，那么自然六腑的工作也会打乱，从而引起六腑壅塞不通。

不少人都有过这样的经历，如果因为工作忙熬了一宿，第二天白天怎么补也感觉浑身不舒服。脾胃也是一样的，本来该工作的时候不工作，本来应该休息的时候却加大工作强度，是很容易造成脾胃损伤的。

以前有人做过这样一个试验，用两只羊，把其中一只羊独自放在一个羊圈中，另外一只与一只狼圈在一起，结果没过多久，那只与狼在一起的羊就因为胃病而死。因为那只羊时时防备着身边的狼，即便在吃草的时候也不敢放松警惕，生怕一个不小心成了狼嘴里的食物，整天处于精神紧张之中。这样时间一长，胃病自然也就会找上门来，这只可怜的羊最终也因为胃病而死亡，成为狼的一顿午餐。相同的道理，如果人整天处在精神紧张的状态下，生怕自己的工作没有完成好，自然也就会"食之无味"了，如同一个机器般机械地进食，到头来也会损伤脾胃的。

据调查，第二次世界大战（"二战"）以后，前苏联人中发病率最高的有两种病，一个是高血压病，另外一个就是胃溃疡。为什么那时胃溃疡也是多发病呢？这除了与当时粮食紧缺有关外，也与当时的环境有关。"二战"的时候，到处是战争，人们的精神状态都比较紧张，整天在生死的边缘挣扎，饭自然吃不好了，胃溃疡也就很容易发生了。

因此，需要告知大家的是良好的情绪有助于脾胃的正常活动，而抑郁、焦虑、急躁等情绪则是胃病发生、发展的诱因，可直接或间接导致食欲下降、消化不良等，因此要注意在日常生活中调摄情志，避免不良情绪，调节好精神压力。精神上的疲惫和肉体上的疲惫不同，无论怎样休息，都很难恢复。现代人应学会不积累压力，懂得释放压力。给你的建议是：

1. 不论再怎么忙，一天之中都要有休息的时间，5 分钟也好，10 分钟也好，都是非常重要的。

2. 可以在办公桌上养一盆小花草，水生植物比较好看。透明的玻璃花瓶，水中细细的沙子或是光滑的鹅卵石都很赏心悦目。

3. 喜爱美术的朋友可以在办公室放几本画册或摄影作品，抽空翻翻。女性职员甚至可以准备一个小镜子，照镜子也是放松心情的好办法。

4. 如果有可能，可以减慢工作的节奏。

5. 做不完的工作最好留到第二天再做，如果一定要加班，第二天尽量休息半天。偶尔"懒惰"一下是长寿的秘诀。

6. 下班了，可以不必着急马上出门，轻轻地伸展全身，放松肩部，然后向两侧、再向下弯弯腰，扭扭头，尽量活动一下所有能动的部位。

7. 回到家，第一件事就是解除一切有束缚感的东西，比如西装、领带、袜子、皮带、手表等，换上轻松舒适的衣物，为白天的紧张画一个句号。试着抛开一切，完全放松，好好休息片刻再做家务。

笑是脾胃最好的医生

笑，是最廉价的天然良药。笑，是嘴边的一朵花，在颈上花苑里开放。笑是"美容师"，笑是"长寿经"。美国斯坦福大学医学院的专家们说：笑是一种运动，或者说是一种静止的跑步。一次欢笑能使呼吸运动加深，肺活动增强。笑又能使胃体积缩小、胃壁张力加大，消化液增多，饮食增进。笑声中心跳加快，血液流速增强，面部及眼球的血液供应充足，从而使面颊红润，眼睛明亮，容貌焕发。笑能使大量肌肉得到运动，从面部的微小肌肉直到腹部、背部和四肢的大块肌肉。3分钟的笑能代替15分钟的体操。

要知道，脾胃也是"有感情"的。正如我们前面所说，我们的七情六欲都会影响脾胃的健康。而且情绪对脾胃的影响，我们在日常生活中就能明显感受到。比如我们心情抑郁、情绪低落时，就会茶饭不思。相反，轻松的环境和愉快的心情却会让胃口大开。

一个国外的医生曾做过一个不良情绪对胃肠影响的实验，结果：当患者愤怒、怨恨或焦虑时，胃和脸一样充血而发红，并且许多的胃酸腐蚀胃黏膜；当患者悲伤、沮丧或忧郁时，胃黏膜就变得苍白，胃液分泌不足，胃的活动也减少。可见，一个人不开心会影响他的胃肠道功能。

为了让我们的脾胃变得更坚强，我们应该学会用笑来面对现实生活，不管生活是苦还是甜。当我们笑的时候，可以收缩腹肌，消除消化管紧张，改善食欲不振、便秘、消化不良等胃肠道问题。

有这样一个小故事：据说，元朝有一个书生娶了一个漂亮的夫人。这个书生对夫人特别疼爱，而夫人也是知书达理之人。两个人非常恩爱，可是好景不长，这个夫人得了一场大病死了。自此，这个书生沉默不语，且茶不思饭不想，吃什么也没有胃口。家人为其找了很多的医生来诊治，也没有什么效果。这时名医朱丹溪听说了此事，很为这个小伙子的痴情感动，便主动来为其治病。朱丹溪为其把完脉后，就直接对书生说："从脉象看你是有喜了，问题不大，吃几副药就好了。"刚说完，书生哈哈大笑，他笑朱丹溪徒有虚名，居然为自己诊出喜脉来，简直是太可笑了。后来，这个书生经常拿这件事当为笑料，遇人就说，说完就笑……没想到，笑过几次后，他感觉自己又有活力了，以往的抑郁都一扫而空了，且胃口也好了。后来，这个书生也明白了朱丹溪的良苦用心，特登门拜谢。

可见，时常笑一笑，对脾胃还是非常好的。但是有人说，生活太苦，能够博人一笑的事情实在是太少了。要知道开心比金钱还要珍贵，它是不会自己跑到你的口袋里去的，要学会给自己找乐子。可以在心情不好的时候多出去走走，看看外面优美的户外环境，让美景带动外面的情绪，或者是读一读优美的文章、看一看喜剧片，都是可以的。另外，还可以听听自己喜欢的悦耳的音乐，利用音乐来改善我们的精神状态。《乐记》中曾记载："凡音之色，由人心生也，物使之然也。"《类经附翼》中讲到："乐者音之所由生也，其本在人心之感于物。"音乐首先感受于心，心又主宰着人的神与志，活泼欢快的乐曲能使人精神振奋，喜笑颜开，其到调养脾胃的作用。

人生不如意十之八九。当你不开心时为什么不选择笑一笑呢？忧愁也是过一天，快乐也是过一天，何不快乐过一天呢？为什么要自己给自己找不开心呢？

同任何事物都有两重性一样，笑对于人体也并非绝对有益。哪些人哪些时候不宜大笑呢？吃饭时不要大笑，避免"呛着"。大笑可能使会厌反射失灵，食物有可能误入食管。腹腔手术后一段时间内，患者不宜"捧腹大笑"。由于大笑之时，腹腔压力增强，使愈合不良的伤口裂开，即所谓"笑破肚皮"。一些人大笑之后，下颌关节脱位，口不能闭合，这就是我们常说的"笑掉大牙"。有严重心血管疾病患者不宜大笑。过分的或者不合时宜的笑，不仅于健康无益，有时甚至造成危害。

怎样让脾胃不生气

你知道吗？脾胃也会随着你的喜怒哀乐而喜怒哀乐，那么如何才能让你的脾胃不"生气"呢？以下方法供你借鉴。

学会自我劝导

当你处于不利环境时，首先要客观认识现代社会，压力大、工作强度大是普遍现象，可通过听音乐、读书、进行体育锻炼等来调整心态，排遣不良情绪。另外，要正确评估自己的实际能力，对自己过高的期望值可能会造成不必要的挫败感。

适时舒缓压力

保持健康的心态，尽量避免情绪持续波动。如果出现了心理问题，不要孤立自己，其实有很多可以求助的对象，比如向好友倾诉，即便他（她）不能帮你解决问题，倾诉的本身也会舒缓你的异常情绪；去专业的心理咨询机构咨询，从业人员具备专业的心理知识，能有针对性地选择不同的心理治疗方法，帮助你摆脱困扰；上互联网，通过网络可以表达、宣泄自己的情感，而且还能很好地保护自己的隐私。

及时求医

不良心理因素会导致或加重脾胃疾病的发生和发展，反过来，脾胃疾病同样也会影响患者的心理状态。因此，当脾胃疾病患者出现消化道症状时应及时就诊，尽快查明原因，进行有效治疗，以免疾病进一步恶化，导致不良情绪的发生。

学会休闲养生养脾胃

何谓休闲养生？人们的作息时间每天大致安排是：8 小时工作，8 小时睡眠，8 小时业余时间。在业余时间内，进行一些情趣高雅的娱乐活动就是休闲养生。通过情趣高雅、动静结合的娱乐活动达到积极休息的目的。

品茗香茶

我国的茶文化萌芽于三皇五帝时期，形成于唐，兴盛于宋，普及于明、清。茶文化的形成和发展是中国传统文化的一个重要组成部分，古往今来，茶文化与佛家、儒家、道家精神及学说一脉相承、相互融合，与诗、词、歌、赋、书法、绘画、歌舞等文学艺术紧密联系在一起。品茗是现代人远离喧闹、清静放松的一种方式，又是提高修养、休闲娱乐的一种手段。在安静优雅、舒适整洁的环境里品味茶叶的清香,与好友聊天、交流,不失为人生一大乐事。因此,品茗香茶既能养生治病,又可以获得文化知识以及美妙的精神享受。

书画欣赏

练习、欣赏书法和绘画,可以调节情绪、疏肝理气、平肝潜阳,当人们醉心于挥毫泼墨之时可以使情志得以调养,心神得到安宁,从而梳理紊乱的气血,和谐五脏六腑,祛病强身。书法包括用毛笔书写的软笔书法及用钢笔、圆珠笔和各种特制笔书写的硬笔书法,可书写楷书、隶书、行书、草书及各种艺术字体等。绘画主要指中国传统的绘画艺术——中国画,包括山水、花卉、鸟兽、人物等,有兴趣者也可以尝试油画、水彩画、水粉画等。

养花种草

置身于芬芳、优美、静谧的花丛中,花卉的芳香能令人头脑清新、精神振奋,花香中的芳香油既能杀菌、净化空气,又能调畅血脉,使气血畅通。闲暇之余,栽花、浇水、松土,阅读一些养花书籍,不仅可以放松情绪,消除疲劳,还可以陶冶情操,培养对生活的热爱,这都有利于心情的愉快和胃肠道功能的恢复。

文学阅读

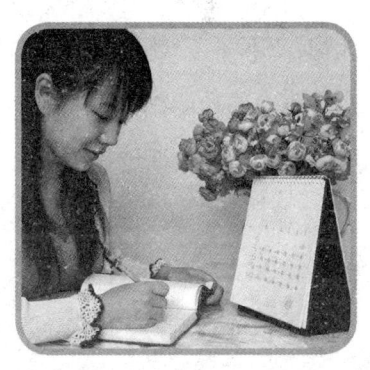

阅读优秀的文学作品可以陶冶人的情操,净化人的心灵,抚慰人的情感,提升人的素质。从悠远淳朴的诗经楚辞,到精彩纷呈的唐诗宋词;从寓意深刻的名篇古文,到丰富多姿的近、现代文学,更有博大精深的世界文学,巴尔扎克、列夫·托尔斯泰、雨果、歌德……无一不体现着人类的智慧、胸怀、情感和创造。

当然,不一定要选择长篇巨著,可以选择文字优美、寓意深刻、轻松幽默的散文、小说、诗作等,内容要积极向上,不宜阅读过分伤感的作品,杀戮打斗的内容对脾胃功能不好者更是禁忌。

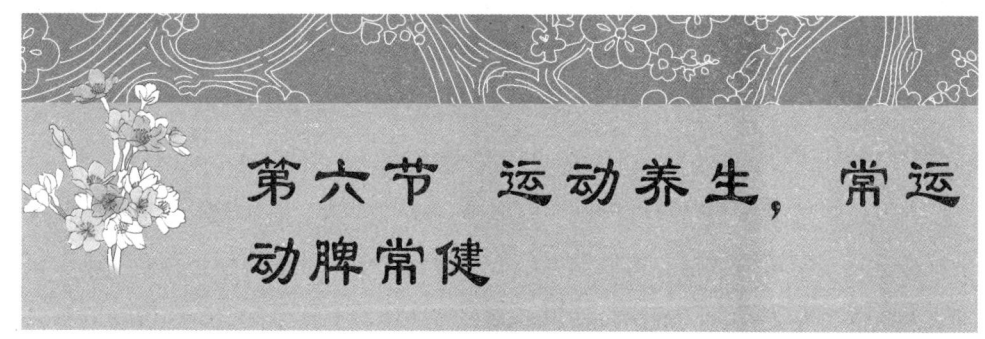

第六节 运动养生,常运动脾常健

叩齿咽津健脾又养肾

《黄帝内丹七返诀》说:"夫欲养神,先须养气;夫欲养气,先须养脑;夫欲养脑,先须养精;夫欲养精,先须养血;夫欲养血,先欲养唾;夫欲养唾,先须养水。"可见,水为"五华之津液,元气之精华"。夏季养神,重要的一环在于养水,此处的养水,非指饮水,而指津液。

所谓"叩齿",是指上下排牙齿轻轻叩击,以改善牙周内的血液循环,坚固牙齿;"咽津",就是将口中增生的唾液随时咽下,将具有溶解食物、助消化和提高免疫力的功能物质"灌溉"五脏六腑,增强脾胃功能。这两个动作虽小,却对脾胃有非常好的保健作用。

《脾胃论·脾胃胜衰论》中指出:"百病皆由脾胃衰而生也"。而叩齿咽津能健脾胃表现为两个方面:一是叩齿能健齿,齿健,则食物容易被嚼细,这样胃的消化负担就减轻了,从而可以养护胃;二是脾"在液为涎",与胃相表里。我们前面说过,"涎"为口津是唾液中较清稀的部分,还说"肾为唾","唾"为唾液中较稠的部分,二者合为"唾液",唾液具有帮助食物消化的功能。经常叩齿则能催生唾液,咽之有助于胃"腐熟饮食物"和脾的"运化、升清",减轻脾胃的负担,达到健脾胃的目的。

另外，叩齿咽津对于肾的功效在于，肾为"先天之本"。叩齿健肾的机制有二：一是"齿者，肾之标"，肾中精气充沛，则牙齿坚固而不易脱落；肾中精气不足，则牙齿易于松动，甚至脱落。牙齿健否是肾健否的标志之一，叩齿能健齿、充肾精，故可健肾。二是肾"在液为唾"，唾为口津是唾液中较稠厚的部分，叩齿催生唾液，是谓"金津"，又称"玉液"，"津"通于"精"，为肾精所化，咽而不吐，有滋养肾中精气的作用，故可健肾。

叩齿咽津的方法该怎样做呢？方法是：早晨醒来后，摒弃杂念，全身放松，口唇微闭，心神合一，闭目，然后使上下牙齿有节奏地互相叩击，铿锵有声，次数不限。刚开始锻炼时，可轻叩 20 次左右，随着锻炼的不断进展，可逐渐增加叩齿的次数和力度，一般以 36 次为佳。力度可根据牙齿的健康程度量力而行。此为完成一次叩齿。叩击后，用舌在腔内贴着上下牙床、牙面搅动，用力要柔和自然，先上后下，先内后外，搅动 36 次，可按摩齿龈，改善局部血液循环，加速牙龈部的营养血供。当感觉有津液产生时，不要咽下继续搅动，等唾液渐渐增多后，以舌抵上腭部以聚集唾液，鼓腮用唾液含漱数次，最后分 3 次徐徐咽下。

上班一族放松肩部养脾胃

不经常运动的人，特别是办公室工作人员，因为用电脑的缘故，双肩容易紧张而不能松沉，乃至影响到颈椎和整个后背，好像背着重物。从外表看来，这类人双肩习惯性上耸，即所谓的"架肩"，长此下去脾胃之气容易积滞，进而面色苍白，四肢瘦弱，抑或是虚胖，体力不佳，从中医角度来看，这些均是脾胃虚弱、气机壅滞所导致的。因为双肩为中焦气血流通的要津，明朝李梴的《医学入门》中保养导引的方法中"开关法"和"起脾法"均是用松肩的方法以调理脾胃之气。一般人上肢用力往往力量锁在肩关节而透不到双手，但是传统锻炼方法则要求松肩，力量在肩关节不停留直接贯通到双手，如太极拳、形意拳、八卦掌等均有如此要求。下面为大家介绍一种锻炼双肩的方法，打通肩部的滞涩，恢复气血流通。

预备式

坐在椅子上或放松站立均可，两手交叉抱胸。

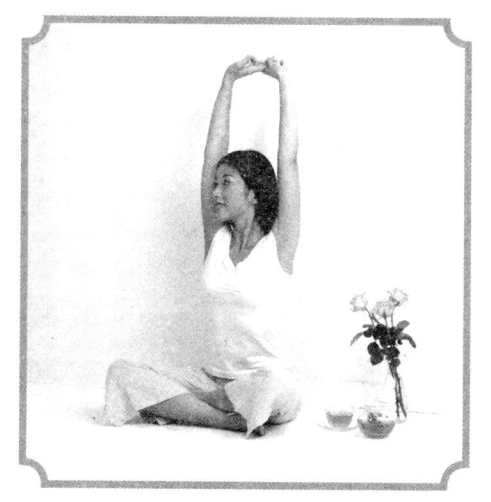

摇肩

左右转圈摇摆，肘尖的轨迹呈"∞"字形，大约100次。

转肩

两手自然下垂，手指自然伸直，肩膀用力由后向前转圈（后—上—前—下—后）；之后由前向后转圈，各100次。要领：动作缓慢柔和，手臂放松，垂直下坠，好像挂在肩膀上的钟摆一样，丝毫不着力。

开肩

本动作是在走路过程中完成的，走路时双手随步伐前后摆动，像解放军战士的"齐步走"。手摆动的水平高度在肚脐和胸之间，大约在中脘、上脘的位置。要领：步伐不要太快，要像散步一样放松，手臂像钟摆一样摆动，手指自然伸直，全身放松。

以上动作1、2、3可连续做，每次大约半小时，适合于办公室工作人员疲劳时缓解压力、放松身心。动作4可在上下班走路时做，每次最好持续半小时。

锻炼一般在10分钟后就会感觉肩关节周围发热，30分钟后会感到整个背部包括颈椎，都会有温热的感觉，说明通过运动使气血通畅，颈椎、肩周、失眠、头痛等疾病会得到缓解。再做动作半小时后，手指会有温暖而柔软的感觉，说明手三阴经逐渐通畅，心、肺、脑血管疾病都会有所减轻。

本方法简单，但是功效卓著，长期锻炼可以增进食欲，健壮脾胃，增强体质。我们看看为什么部队里的战士体质都比一般人要好？他们面色红润、声音洪亮、精神面貌和体力都是非常棒！其中一个重要的原因，那就是天天齐步走，暗合妙道，松开双肩，脾胃之气调畅，中焦脾胃是后天之本，它一旦强壮，自然有病祛病无病强身了。晕车本是脾胃病，用这种方法治疗自然会收到良好的效果。

办公室工作人员，精神压力比较大，工作长时期不活动，难免心情郁闷，进而影响脾胃功能，食欲不振，消化不良，面色萎黄，睡眠不香。遇到这种情况，您可以在饭前、睡觉之前花10分钟做一下松肩，使气血运行通畅，如果持之以恒，食欲逐渐就会旺盛，睡眠自然就会香甜。

有益于脾胃健康的医疗体操

体操作为一种运动方式，对于有脾胃疾病的患者来说可以起到很好的治疗作用。这种体操在饭前1小时至饭前20分钟进行。方法如下：

第一节：屈伸腿运动

预备姿势仰卧位，两臂自然伸直于体侧。

动作用力屈曲左腿，然后伸直左腿成预备姿势。左右交替各10～12次。

第二节：单直腿上抬运动

预备姿势同第一节。

动作。一腿伸直尽可能上抬，慢速进行，然后还原成预备姿势。左右交替各10～12次。

第三节：双直腿上抬运动

预备姿势同第一节。

动作两腿尽量上抬，两膝保持伸直位，收缩腹部，然后还原成预备姿势。重复进行 8～10 次。

第四节：屈伸双腿运动

预备姿势同第一节。

动作两腿并拢屈曲双膝，尽量贴近腹部，然后两腿伸直恢复成预备姿势。重复进行 8～10 次。

第五节：前弯腰两手触脚运动

预备姿势同第一节。

动作两臂上举，然后前弯腰，两手尽量触脚，然后还原成预备姿势。重复进行 6～8 次。

第六节：起坐抱腿运动

预备姿势同第一节。

动作两臂上举，吸气，屈左腿，上体起坐，两手抱左腿，呼气，然后还原至预备姿势。左右交替各 6～8 次。

第七节：原地踏步运动

预备姿势站立位，两手叉腰。

动作左右腿用力交替上抬，膝尽量贴近腹部，原地踏步，每分钟 60～80 步，进行 1～2 分钟。

第八节：上体前倾收腹运动

预备姿势两腿分立，两手叉腰。

动作上体前倾 45，收缩腹肌，然后还原成预备姿势。重复 10～12 次。

第九节：体侧屈运动

预备姿势同第八节。

动作上体向左侧屈，然后还原成预备姿势。左右各 6～8 次。

第十节：转体弯腰运动

预备姿势分腿站立，两臂自然下垂。

动作向左转体，同时向前弯腰，左手触左脚，然后还原成预备姿势。左右各重复6～8次。

第十一节：下蹲运动

预备姿势两腿分立，两手叉腰。

动作屈膝下蹲，然后还原成预备姿势。重复6～8次。

第十二节：腹部自我按摩

预备姿势自然站立，两手重叠置于腹部。

动作两手有适度压力，顺时针方向按揉腹部，由里向外逐渐扩大按摩圈，共15～20圈。

练好呼字功培脾气

发音：呼（hū）读忽。

口型：撮口如管状，舌放在中央两侧向上微卷。

动作：呼气时念"呼"字，足大趾轻轻点地，随即放开。两手掌心向里由冲门穴处起向上提，逐渐变掌心向上至膻中穴，左手外旋上托至头顶（注意沉肩），同时右手内旋下按至冲门穴处，呼气尽。吸气时，左臂内旋变为掌心向里，从面前下落，同时右臂回旋变掌心向里上穿，两手在胸前相交，左手在外，右手在里，两手内旋下按至腹前，自然垂于体侧。两手重叠，覆于下丹田，稍事休息，再以同样要领右手上托，左手下按做第二次呼字功。如此左右手交替共做6次为一遍，调息，恢复预备式。

经络走向：当念呼字时，足大趾稍用力，则经气由足大趾内侧之隐白穴起，沿大趾赤白肉际上行，过大都、太白、公孙、内踝上三寸胫骨内侧后缘入三阴交，再上行过膝，由腿内侧经血海、箕门，上而冲门、府舍入腹内，属脾脏，络胃腑，挟行咽部连于舌根，散于舌下。注入心经之脉，随手势高举之形而直达小指尖端之少冲。所以《黄帝内经》有"肝脾之气宜升"之说。

治病机制：按照五行相生之顺序，火生土，脾胃属土，应时于四季，开窍于口。所以作完呵字功，当念呼字以修补脾胃。念呼字的气感与念呵字相同的原因也在于此。脾虚、腹胀、腹泻、皮肤水肿、肌肉萎缩、脾胃不和、消化不良、食欲不振、便血、女子月经病、四肢疲乏均可练此功治疗。脾实则出现呕吐，嗳气，腹胀，黄疸，头痛发热，下痢黏水而肛门灼热。

延年九转法，健脾养胃

延年九转法是以摩腹为主的有效健身方法，共有九个步骤。

摩剑突部

采取坐、站或卧的姿势均可，身体放松，和缓呼吸，让心静下来。两手在胸前部，中间三指互相对插并夹紧，指腹平按剑突部，稍加压力，做顺时针方向的按摩活动，连续摩动21次。

注意：两手三指对插的深度以两中指指尖平齐对侧手第二指关节为宜。摩动时，指腹平贴在剑突部，指尖不要内戳，也不要外翘。摩动范围是以剑突为中心半径为3厘米左右的一个区域。

摩腹中线部

两手三指相插不分开，边摩动边从剑突部向下移动，约摩动 21 次，两手移动至耻骨联合处为止。

注意：用两手指腹摩动，从剑突部开始至耻骨联合处为止，按顺时针方向摩动，摩动的半径以 2 厘米大小为宜，每次下移距离要适度，以 21 次摩动到达耻骨联合处为宜。

摩腹部两侧

两手在耻骨联合处分开，向两侧摩动，至腹股沟处时，沿平行于腹中线的胸乳线，垂直向上摩动，至平剑突处时转为向内摩动，两手在剑突部交接。共约摩动 21 次。

注意：两手在耻骨联合处分开后即分别往两侧按摩，边摩动边挪动位置，整个按摩线路是一个长方形。

推按腹中线部

两手在剑突部交接后，两手中间三指相插，按贴在剑突部，两手指腹着力，向下推按，至耻骨联合处为止，连推 21 次。

注意：两手保持三指对插状态，在用力按压的同时向下推动，从剑突部开始，推向耻骨联合处。

右手绕脐腹按摩

左手四指向前，大拇指向后，叉在左侧腹股沟部。右手按顺时针方向摩腹，以脐部为中心，向外扩大，连续摩动 21 次，摩遍整个腹部。

注意：用掌面摩动，从脐部开始，做圆形扩展，并逐渐加大摩动的力量。按顺时针方向摩动，每摩动一次扩展一点，摩遍整个腹部。

左手绕脐腹按摩

右手四指向前，大拇指向后，叉在右侧腹股沟部。左手按逆时针方向摩腹，以脐部为中心，向外扩大，连续摩动 21 次，摩遍整个腹部。

注意：用掌面摩动，从脐部开始，做圆形扩展，并逐渐加大摩动的力量，按逆时针方向摩动，每摩动一次扩展一点，摩遍整个腹部。

推按左侧胸腹

左手大拇指向前，四指托后，轻轻按捏在左腰处不动。右手以中间三指指腹着力，自左胸乳向下推动，至腹股沟处为止，反复推按 21 次。

注意：以中间三指指腹着力，推右侧胸腹部，从右乳下开始，做平衡于腹中线的直线下推。

推按右侧胸腹

右手大拇指向前，四指托后，轻轻按捏在右腰处不动。左手以中间三指指腹着力，从右胸乳向下推动，至腹股沟处止，反复推按 21 次。

注意：以中间三指指腹着力，推按的部位是左侧胸腹，从左乳下开始，做平衡于腹中线的直线下推。

上体摇转

盘坐，臀部稍垫高，两腿交叉盘起，踝部可用软物垫一下。两手分别轻置两膝上，全身放松，和缓呼吸。上身慢慢往下俯伏，然后按顺时针方向摇转，由前向右，继而向后，再向左侧，复摇向前，连续摇转 21 次。然后，改做逆时针方向摇转，由前向左，继而向后，再向右侧，复摇向前，连续摇转 21 次。

可在前八法连做 7 遍后，做本法上体摇转；也可以在第八法后做上体摇转，从第一法到第九法连做 3～5 遍。第一法至第八法，可采用任何姿势，坐、站、卧均可，但本法必须坐着做，盘坐或端坐摇转。

五禽戏，熊戏最宜养脾胃

五禽戏是一种中国传统健身方法，由五组模仿五种动物的动作组成。五禽戏又称"五禽操""五禽气功""百步汗戏"等。据说最早记载"五禽戏"名目的是南北朝陶弘景的《养性延命录》。

但也有人认为是由东汉名医华佗模仿熊、虎、猿、鹿、鸟5种动物的动作创编的一套防病、治病、延年益寿的医疗气功。它是一种"外动内静""动中求静""动静兼备"及有刚有柔、刚柔并济、练内练外、内外兼练的仿生功法。

在中医里，五禽与五脏、五行都是有相对应关系的。鹿在五行中所对应的是木，在五脏中所对应的是肝；猿在五行中所对应的是火，在五脏中所对应的是心；熊在五行中所对应的是土，在五脏中所对应的是脾；鹤在五行中所对应的是金，在五脏中所对应的是肺；虎在五行中所对应的是水，在五脏中所对应的是肾。

从上我们可以看出，熊对应的是五脏中的脾，在五行中属土，因此练习熊戏对脾胃有好处。一般来说，有胃酸、胃痛、消化道溃疡的朋友，可以坚持练习熊戏，它很起作用。

熊戏由熊运和熊晃组成，主要运动腰腹中焦。以腰为轴带动四肢，动作姿势合理转换，是完成动作质量好坏的关键。首先要理解腰腹部的运动变化特征，表现在腰腹的立圆松紧摇转和左右挤压晃动。其次，就是在腰腹的带动下，身体的其他部位与之协调配合，相辅相成。熊运的核心部位在腹部丹田，以脐中为圆心，以内动向外延伸，带动躯干作立圆摇转，两手轻附于腹前，随之运行。熊晃可分为两个部分：首先是提髋、屈腿、落地。提髋为紧，屈腿为松，落地为实。落地后，随着腰腹的左右转动，带动两臂的前后摆动，协调自然，不拘不僵。起到按摩内脏，运化丹田的功效。

熊运

可先领会腰腹摇转的要领，再练习两手在腰腹部位的划圆，最后掌握以腰腹摇转带动两手划圆的协调配合。

腰腹摇转。开始时，两手可以自然下垂于体前，体会腰腹的立圆摇转。腰腹摇转的动力源来自于丹田内气的运转，这种运动的方式和钟表的运转十分相似，钟表运转的动力源来自于发条的弹力，内气运转好似发条的弹力；脐中就像钟表的中轴，而躯干就像钟表的分针，是中轴的运动带动了分针的运行，上体也是随腰腹摇转而进行运动；下肢就像时钟的底座，保持相对的稳定，不能随着躯干的摇转而晃动，其目的就是为了使腰腹能最大幅度地进行竖直摇转。当摇转到下半圈时，含胸松腹，身体顺势向下摇转，挤压肝脾、肠胃；当摇向上半圈时，提胸收腹，展开腹壁，使肝脾、肠胃脏器上提。腰腹摇转要做到圆活、连贯、均匀、自然。

两手划圆。熊戏的手型为手握空拳，四指弯曲，大拇指压在食指的第一指节上。两手虎口相对，靠近，但不能相碰。以肚脐为圆心，两手绕肚脐划圆，间距约10厘米。划圆时，肩不能上耸，两手轻附腹部运转，划圈要圆，速度要匀。这一练习的目的，仅仅是为了明确两手运行的路线和位置，在完整动作练习时，两手的运行是由腰腹摇转带动的。

协调配合。力发于腰，腰腹摇转带动两手划圆，以顺时针摇转为例。起始，髋部和下肢相对固定，身体放松，重量压于腹部，两臂自然下垂，手成熊掌，虎口相对，放于脐下，轻附腹前。随着腰腹摇转，两手被牵动，向左、向上、向右、向下，绕肚脐划圆。腰腹摇转和两手划圆，在速度、角度上均要相互对应，同步一致。

熊晃

可先练习下肢向前移步，要掌握提髋的技巧和落步的沉稳，再体会腰腹带动两臂的摆动，最后掌握移步、转腰、摆臂的协调配合。

提髋、移步。可先练习交替提髋，运动腰侧肌群，熟练后再练习向前移步。两脚开立，约与肩宽。两肩保持水平，身体重心移向右侧，收提左腰侧肌群，牵拉左髋向上，脚离开地面；腰侧肌群放松，脚原地顺势落下，全脚掌着地踏实，使震动感上传至髋部。左右交替练习，直至熟练。提髋时要防止提肩，恰恰相反，此时肩宜下沉，使两肩仍能保持水平。随后练习两脚向前移步。左腿提髋后，腰侧肌群随即放松，微屈腿弯膝，重心左移，脚顺势落下，脚尖朝前，全脚掌着地踏实，踝膝关节放松，使震动感上传至髋部，体现熊步的沉稳厚实。再按同样的要求提右腿向前，左右交替向前移步，体会提髋为紧、屈腿为松、落地为实的技术要点。

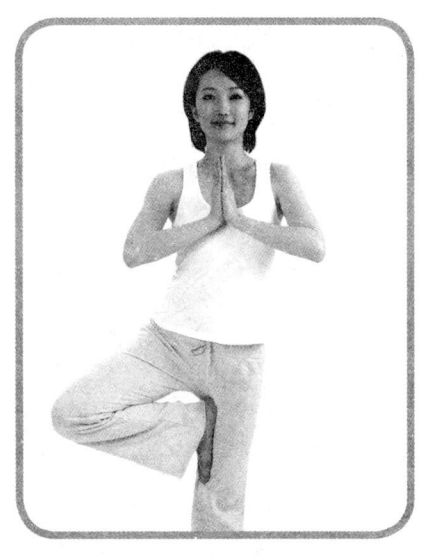

转腰带臂。两脚开立，比肩稍宽，膝微屈。左腰侧下压，沉肩垂臂，随即左腰侧放松，身体向右转足，左肩前靠，带动左臂向前摆动，同时右肩向后，带动右臂向后摆动；再右腰侧下压，沉肩垂臂，随即右腰侧放松，身体向左转足，右肩前靠，带动右臂向前摆动，同时左肩向后，带动左臂向后摆动。此时，要体会腰部两侧紧压与松提的交替变化，带动两肩如车轮上下摇转，两臂随之前后摆动。

配合协调，向前迈步。完整动作的顺序应该是：提左髋，松腰胯，屈腿膝，移重心，落地沉，震腰胯；压左腰，即放松，转体右，靠左肩，摆臂前；坐重心，压右腰，即放松，转体左，靠右肩，摆臂前；压左腰，即放松，转体右，靠左肩，摆臂前。再提右髋，向前迈步。腿为底盘，厚重沉稳；腰为中轴，左右转动；臂为垂柳，随风摆荡。

在练习熊戏时，身体左右晃动，疏肝理气、健脾和胃，能使不思饮食、腹胀腹痛、泄泻便秘等症状得到缓解。

需要注意的是，在练习熊戏的时候，要注意配合气息的变化，呼吸自然绵长、均匀柔和，可以按照"提吸落呼、蓄吸发呼"的方式进行。练习"熊运"时，身体由下向上提拉时，舒展胸廓，吸入清气；身体从上向下前俯挤压时，含胸松腹，呼出浊气。练习"熊晃"的时候，提髋收腹时吸气，落步松沉时快速吸气，后坐时舒胸吸气，前靠时呼气。注意，动作跟呼吸自然配合。

第七节 经络养生，小穴位大健康

足太阴脾经的穴位

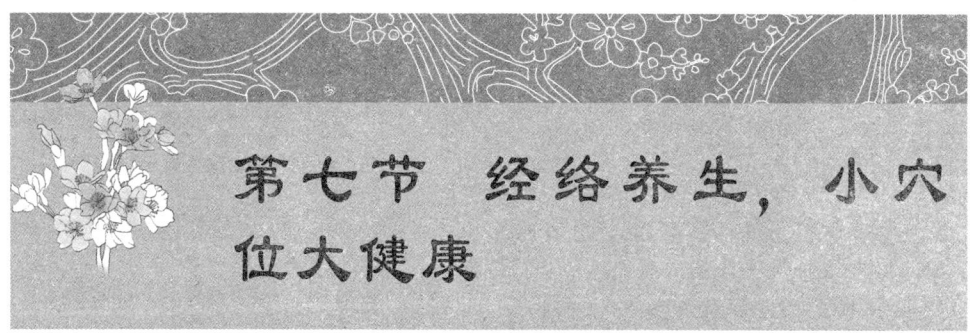

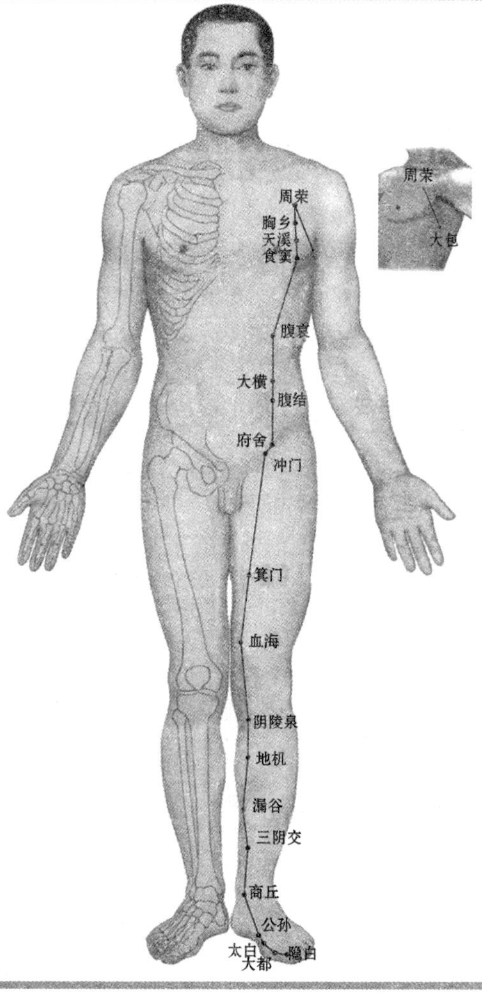

本经共有21个穴位。11个穴位分布在下肢内侧面，10个穴位分布在侧胸腹部。首穴隐白、大都、太白、公孙、商丘、三阴交、漏谷、地机、阴陵泉、血海、箕门、冲门、府舍、腹结、大横、腹哀、食窦、天溪、胸乡、周荣、末穴大包。

隐白穴

【位置】足大脚趾内侧端爪甲角旁约0.1寸处。
【功能】统血安神，益气定志。
【主治】腹胀便血、崩漏、癫狂、梦魇等。

大都穴

【位置】足大趾内侧，第1趾关节前下方，赤白肉际处。
【功能】健脾利湿，和胃宁神。
【主治】腹胀，胃痛，食不化，呕吐，腹泻，便秘；热病，无汗、体重肢肿、厥心痛、不得卧、心烦。

太白穴

【位置】第1跖骨小头后缘，赤白肉际凹陷处；第1跖趾关节后缘，赤白肉际处取穴。
【功能】健脾化湿，理气和胃。
【主治】腹痛、肠鸣、腹胀、呕吐、腹泻、痢疾、善噫食不化、饥不欲食，胃痛、便秘、痔漏、脚气、心痛脉缓、胸胁胀痛；体重节痛、痿证。

公孙穴

【位置】在足内侧缘，当第1跖骨基底的前下方。
【功能】健脾胃，调冲任。
【主治】胃痛，呕吐、饮食不化、肠鸣腹胀、腹痛、腹泻、痢疾、多饮、霍乱、水肿、烦心失眠、发狂妄言、嗜卧、肠风下血、脚气。

商丘穴

【位置】内踝前下方凹陷中,当舟骨结节与内踝尖连线的中点处。

【功能】健脾化湿,肃降肺气。

【主治】腹胀、肠鸣、腹泻、便秘、食不化、咳嗽、黄疸、怠惰嗜卧、癫狂、善笑、小儿痫病、痔疾;足踝痛。

三阴交穴

【位置】在小腿内侧,当足内踝尖上3寸,胫骨内侧缘后方。

【功能】健脾胃,益肝肾,调经带。

【主治】腹痛、肠鸣、腹胀、泄泻、便溏、月经不调、崩漏、带下、阴挺、经闭、不孕、难产、遗精、阳痿、遗尿、疝气、足痿、瘾疹、失眠、神经衰弱、荨麻疹、神经性皮炎。

漏谷穴

【位置】在小腿内侧,当内踝尖与阴陵泉的连线上,距内踝尖6寸,胫骨内侧缘后方。

【功能】健脾和胃,利尿除湿。

【主治】腹胀、肠鸣、偏坠;小便不利、遗精、女人漏下赤白;下肢痿痹、腿膝厥冷。

地机穴

【位置】在小腿内侧,当内踝尖与阴陵泉的连线上,阴陵泉下3寸。

【功能】健脾渗湿,调经止带。

【主治】痛经、崩漏、月经不调、女子症瘕;腹胀、腹痛、食欲不振、腹泻、痢疾、小便不利、水肿。

阴陵泉穴

【位置】在小腿内侧,当胫骨内侧髁后下方凹陷处。

【功能】清利湿热,健脾理气,益肾调经,通经活络。

【主治】腹胀、腹泻、暴泄、水肿、黄疸、喘逆、小便不利或失禁、阴茎痛、妇人阴痛、遗精；膝痛。

血海穴

【位置】屈膝，在大腿内侧，髌底内侧端上2寸，当股四头肌内侧头的隆起处。

【功能】调经统血，健脾化湿。

【主治】月经不调，痛经，经闭，崩漏，股内侧痛；瘾疹，皮肤湿疹，丹毒。

箕门穴

【位置】在血海穴与冲门穴的连线上，血海穴直上6寸。

【功能】健脾渗湿，清热利尿。

【主治】小便不利、五淋、遗尿；腹股沟肿痛。

冲门穴

【位置】在腹股沟外侧，距耻骨联合上缘中点3.5寸，当髂外动脉搏动处的外侧。

【功能】降逆利湿，理气消痔。

【主治】腹痛、疝气、痔痛、小便不利、胎气上冲、崩漏、带下。

府舍穴

【位置】冲门穴外上方0.7寸，前正中线旁开4寸。

【功能】健脾消满，理中和胃。

【主治】腹痛，腹满积聚，疝气、霍乱吐泻。

腹结穴

【位置】在下腹部，大横下1.3寸，距前正中线4寸。

【功能】健脾温中，宣通降逆。

【主治】腹痛，绕脐腹痛、腹泻、腹寒泄泻、咳逆，疝气。

大横穴

【位置】在腹中部，距脐中4寸。

【功能】温中散寒，调理肠胃。

【主治】腹痛，小腹痛、腹泻，虚寒泻痢、大便秘结、善悲。

腹哀穴

【位置】脐中上3寸，前正中线旁开4寸。

【功能】健脾消食，通降腑气。

【主治】消化不良，绕脐痛，腹痛，便秘，痢疾。

食窦穴

【位置】在第5肋间隙，前正中线旁开6寸；任脉（中廷）旁6寸，当第五肋间隙中。

【功能】运化水谷，和胃下气。

【主治】胸胁胀痛；噫气，翻胃、食已即吐，腹胀肠鸣，水肿。

天溪穴

【位置】在胸外侧部，当第4肋间隙，距前正中线6寸。

【功能】宽胸理气，止咳通乳。

【主治】肺炎，支气管炎，哮喘，胸膜炎；乳汁分泌不足，肋间神经痛。

胸乡穴

【位置】在第3肋间隙，前正中线旁开6寸；在天溪上一肋，距任脉6寸，当第三肋间隙中取穴。

【功能】宽胸理气，疏肝止痛。

【主治】胸胁胀痛、胸引背痛不得卧。

周荣穴

【位置】在胸外侧部，当第2肋间隙，距前正中线6寸。

【功能】宣肺平喘，理气化痰。

【主治】支气管炎，肺炎，胸膜炎，肺脓疡，支气管扩张；食管狭窄，膈肌痉挛，肋间神经痛。

大包穴

【位置】在侧胸部腋中线上，当第6肋间隙处；侧卧举臂，在腋下6寸，腋中线上取穴。

【功能】统血养经，宽胸止痛。

【主治】气喘；胸胁痛；全身疼痛，急性扭伤，四肢无力。

公孙穴——按揉治消化不良、胃反酸、妇科病

从太白穴往上1寸就是公孙穴。公孙穴既可以调动脾脏、脾经的运血能力，把血液输送到全身去，是一个疏散点、一个枢纽；又可以帮助调节身体上由于气血淤滞造成的各种症状，综合起来，就是通气、活血、解淤。如果你有妇科方面的问题，请每天揉揉公孙穴。另外，公孙穴可以抑制胃酸，如果你出现反酸水的情况，赶紧揉一下公孙穴，很快就会好转。

公孙穴还可以增加小肠蠕动，增强消化能力，如果吃完东西不消化，也要赶紧揉揉它，很快就会往下运化了。

商丘穴是人体自有的消炎大穴

在内踝骨的前缘偏下一点，就是商丘穴。该穴正好对应于足底反射区中的下身淋巴反射区，因此可以治疗各种炎症。同时，它又提示了一个医理：炎症一般是由细菌感染引起的。但为什么揉这个穴还能消除炎症呢？这是因为脾是管运血的，它能把新鲜血液运到病灶上去，脏东西被清走后，炎症自然也就消除了。

脾经上的穴位都是帮助血液循环的,能把新鲜血液引到病灶上去,所以商丘穴可以消除下身的各种炎症,如膀胱炎、尿道炎、盆腔炎等。我们一定要多揉揉商丘穴,把气血引下来。同时还可以做跪膝法、揉其他穴位,效果会更好。

阴陵泉、百会、印堂——夏季的养生大穴

夏季我们最易受暑湿之邪的伤害,也就是人特别容易在这时耗气伤阴,而且病程特别绵延难愈。这就容易理解人为什么夏季感冒或拉肚子和痢疾的时候总是时好时坏、难以痊愈了。

针对暑湿邪性的特点,此时首先要保持身体的气血正常,因为气血不正常(不足或过盛)的时候,人体的抵抗力会一落千丈。因此,我们一定要坚持每天按揉阴陵泉、百会和印堂。阴陵泉穴可以健脾利湿,坚持每天按揉此穴3分钟,可以保持整个夏天脾胃消化功能正常,还可以把多余的"湿"祛掉,为秋天的健康做更好的准备。

百会位于头顶最上方,也就是两耳往头顶连线的中点处,可以大大提升人体的阳气,让人神清目爽。每天用两手的中指叠压起来按在穴位上3分钟就可以了。

印堂在两眉的中间,每天用拇指和食指捏起眉间的皮肤稍向上拉100次,就能感觉到一种胀胀的感觉向两侧放散,那是阳气在冲击,之后你就能感觉到脑子特别清醒,眼睛也特别亮。

阴陵泉和足三里——有效消除黑头

鼻子和鼻孔两边有很多黑头,给人的感觉总是油乎乎的。黑头是硬化皮脂阻塞物,通常出现在颜面的额头、鼻子等部位,当皮脂腺受到过分刺激,毛孔充满多余的油脂而造成阻塞时,在鼻头及其周围部分,经常会有油腻的感觉。这些油脂最终

会硬化，经氧化后成为黑色的小点，这些小点就是被称作黑头的油脂阻塞物。

鼻头的问题主要与脾胃有关。《黄帝内经》说："脾热病者，鼻先赤"。至于其中缘由，从五行上来看，脾胃属土，五方中与之相对的是中央，而鼻为面的中央，所以鼻为脾胃之外候。脾土怕湿，湿热太盛时会在鼻头上起反应。季节上，与脾土相对的正是长夏，所以黑头在夏天会更严重。

除脾湿最好的穴位就是阴陵泉和足三里。

阴陵泉是脾经的合穴，从脚趾出发的脾经经气在这儿往里深入，可以健脾除湿。它在膝盖下方，沿着小腿内侧骨往上捋，向内转弯时的凹陷，就是阴陵泉所在。每天要用手指按揉这儿，时间不拘，空闲的时候就可以，但要保证一天总共按揉10分钟以上。

前面提过，足三里是治脾胃病的第一穴，要化脾湿当然也不能落下它。刺激方法最好是艾灸，打个比方，雨天淋雨全身在打冷颤，如果在火堆旁烤一烤，马上就会感觉到有一股暖流在身体里冲动，效果非常快。每天睡觉前用艾条灸，可以协助阴陵泉除湿。

操作方法：空闲的时候按揉阴陵泉，一天要保证10分钟。晚上睡觉前，用艾条灸两侧足三里3～5分钟，最好灸之前先按揉两侧阴陵泉1～2分钟。

夏季黑头严重时可以服用藿香正气水或者胶囊，按服用说明上的1/3～1/2的量就行。

错误的去黑头方法

用手挤

很多人都会用手挤黑头，但由于指甲易藏细菌，所以容易引致皮肤发炎，而且毛孔会越变越大。

用刷擦

这种方法只适用于去死皮，如去黑头，作用不大，若大力擦会擦损皮肤。

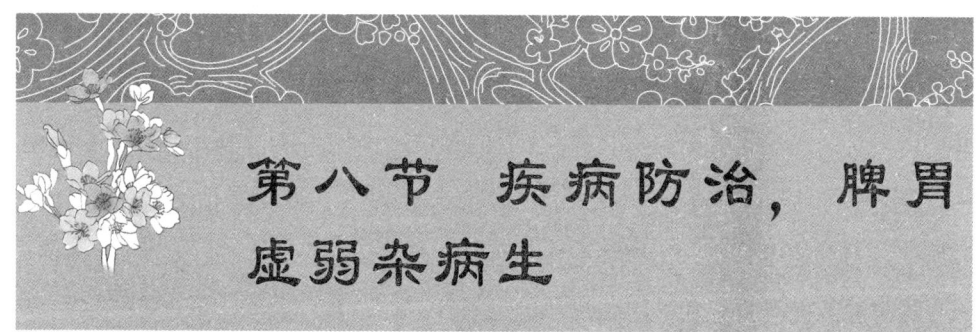

第八节 疾病防治，脾胃虚弱杂病生

 糖尿病——人类健康的第三大杀手

糖尿病是因胰岛素相对或绝对不足而引起的以糖类代谢紊乱、血糖增高为主要特征的慢性疾病。早期无症状，晚期典型患者有多尿、多食、多饮、消瘦、疲乏等临床表现。早期诊断依靠化验尿糖和空腹血糖，超过了正常人的血糖浓度及葡萄糖耐量试验等；易并发感染如肺结核、疖、痈等，以及发生动脉硬化、白内障等疾病。重者可发生糖尿病酮症酸中毒以致昏迷。

为什么要把糖尿病归为脾脏所引发的疾病呢？这是因为脾是机体对饮食进行消化、吸收并输布精微的主要脏器，为气血生化之源，后天为本。"内伤脾胃，百病由生"。脾主运化，涉及机体各个组织的生理功能活动，调节控制整体的新陈代谢。一旦脾胃受伤，就会引发多种疾病，同样也包括糖尿病。

糖尿病在中医里属于"消渴"范畴，古人对此病早有论述，《素问·奇病论》载："帝曰：有病口甘者，病名为何？何以得之？岐伯曰：此五气之溢也，名曰脾瘅。夫五味入口，藏于胃，脾为之行其精气，津液在脾，故令人口甘也，此肥美之所发也，此人必数食甘美而多肥也，肥者令人内热，甘者令人中满，故其气上溢，转为消渴"。

这是黄帝与岐伯的一段对话，意思是，黄帝问岐伯：有的患者口中发甜，这是什么病？是怎么得的？岐伯回答道：这是由于食物的精气向上泛滥，病名叫

"脾瘅"。正常情况下，饮食到了胃以后，经过初步的消化，再由脾运化至全身。如果脾有热，失去正常的运化功能，则津液停留，向上泛溢，所以使人产生口中发甜的症状。这是因为饮食过于肥美所诱发的疾病。得了这种病的人平时大都喜欢吃肥甘厚味的食物，而厚味使人生内热，甘味使人胸腹满闷。因此食气上溢出现口甜，时间长了就转成消渴了。

所以说，脾为后天之本，精气升降的枢纽，在糖尿病治疗上应以健脾益气为基本治法。

中医辨证分型的治疗原则如下所述：

1. 肺胃燥热型：燥热伤津致烦渴多饮、消谷善饥，排尿频数量多，尿色浑黄，身形渐瘦，舌红少苔，脉滑数。宜清热润燥，生津止渴。治疗用白虎加人参汤加减。

2. 肠燥津伤型：多食易饥，口渴多饮，大便躁急，舌红少津，脉实有力。宜清胃泻火，养阴增液。治疗用增液承气汤加减。

3. 脾胃气虚型：口渴多饮，多食与便溏并见；或饮食减少，精神不振，四肢乏力，舌味清淡、苔白而干，脉细弱无力。治疗用七味白术散加减。

4. 肝肾阴虚型尿频量多，混浊如脂膏，腰膝酸软无力，头昏耳鸣，皮肤干燥，全身瘙痒，舌红少苔，脉细数。治疗用生地黄饮加减。

5. 阴阳两亏型排尿频数，浑浊如膏，手足心热，咽干舌燥，脉沉细无力。宜阴阳双补，生津止渴。治疗用金匮肾气丸加减。

6. 湿热中阻型渴而多饮，多食善饥，舌苔黄腻，脉濡缓。治疗用黄芩滑石汤加减。

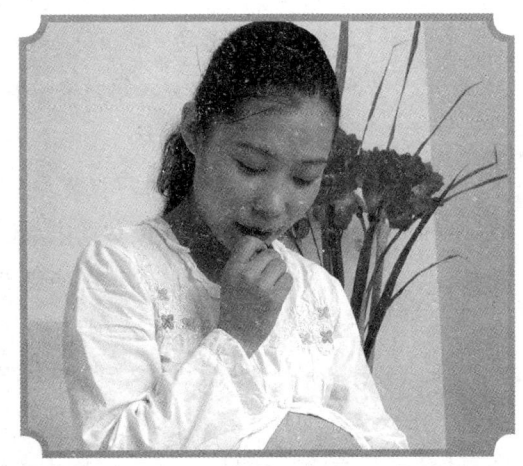

糖尿病常用的养生食疗

多味茄泥

【原料】嫩茄子100克，大蒜泥、香菜末、醋、酱油、食盐、味精、花椒粉各少许，香油3毫升。

【制作】将茄子去皮，切条，撒上少许食盐，放清水中泡去茄褐色，捞出沥干。将茄块放蒸锅内用大火蒸熟，取出晾凉。将酱油、醋、花椒粉、葱末、蒜泥、食盐、味精、香油放入碗内兑汁，浇在茄块上面拌匀即成。

【功效】理气、化痰、降脂。用于糖尿病、高脂血症。

党参炖母鸡

【原料】当归、党参各40克，母鸡1只（约1000克），姜、葱、料酒、精盐各少许。

【制作】将母鸡宰杀后，去掉毛和内脏，洗净。再将洗净的当归、党参放入鸡腹内，置沙锅中，加入葱、姜、精盐、料酒等，再加入一些清水。大火烧开后，改文火煨炖，等到鸡肉烂熟、骨肉分离即成。

【功效】补血益气。对气虚、血虚、体质虚弱的糖尿病患者有较好的改善作用。

红烧龟肉

【原料】乌龟1只（重约700克），鸡汤400毫升，水发竹笋60克，植物油35毫升，酱油20毫升，白糖、葱段各15克，姜片10克，蒜片5克，花椒、精盐各3克，味精2克，大料1粒。

【制作】将乌龟放入沸水锅内烫煮后，用刀将龟肉剔出，宰出头、四肢和粗皮，去掉肚、肠，把龟肉洗净，切成小块，放入沸水中焯去血污。竹笋切成马耳朵形。将炒锅置于大火上，放入植物油烧至六成热，放入龟肉炒干水分，加入精盐、糖色、花椒、酱油、葱、姜、蒜片炒出香味，加入鸡汤烧开，捞去浮沫，加入竹笋、大料，用小火慢烧，烧至龟肉软烂，拣去葱、姜、大料、花椒，待汤汁浓时，加入味精即可。

【功效】滋阴清热润燥。适用于糖尿病属肺肾阴虚者食用。

海参紫菜汤

【原料】水发海参100克，冬笋片50克，紫菜25克，熟火腿末、天花粉各10克。

【制作】水发海参切片。冬笋片切碎。将紫菜择净后，用清水漂一下，沥水后放入大碗内。锅置火上，加植物油烧热，放入葱花、姜末煸香。倒入汤汁（或鸡汤），加海参片、冬笋碎末，烹入黄酒，先用大火烧沸，加天花粉细末，拌匀，改用小火煨烧至海参酥烂，倒入紫菜。再煨煮至沸，加精盐、味精、五香粉拌匀，用湿淀粉勾薄芡，倒入熟火腿末，煮沸后淋入麻油即成。

【功效】滋阴补虚，解毒止渴，降血糖。适用于阴阳两虚型糖尿病。

丝瓜虾皮粥

【原料】丝瓜500克，虾皮15克，粟米100克。

【制作】将丝瓜刨去薄层外皮，洗净后切成滚刀状小块备用。将粟米淘洗干净，放入砂锅，加适量水，大火煮沸后改用小火煨煮至粟米酥烂，放入丝瓜滚刀块及虾皮，再加葱花、姜末、精盐、味精，并烹入黄酒，拌和均匀，再以小火煨煮片刻即成。

【功效】清热化痰，生津除烦，止渴降糖。适用于各型糖尿病。

红烧冬瓜

【原料】冬瓜750克，花生油30毫升，酱油25毫升，水淀粉40克，精盐、味精、料酒、葱丝、姜末、蒜末各少许，芝麻油10毫升。

【制作】将冬瓜削皮去瓤，洗净沥水，切成1.5厘米厚的块，放开水锅内焯一下捞出，沥干水分。将酱油、精盐、味精、水淀粉、料酒、葱丝、姜末、蒜末放入碗内，兑成调味汁。炒锅上火，放入花生油，烧热，倒入调味汁炒匀，放入冬瓜炒匀，加入芝麻油翻炒均匀，盛入盘内即成。

【功效】有清热利水、消肿解毒、下气消痰、润肺生津等作用，是减肥的佳蔬；对糖尿病患者有理想的疗效。

糖尿病的预防与护理

① 加强体育锻炼和减轻体重：肥胖是糖尿病的危险因素之一。体力活动过少有可能引起身体发胖，两者互为因果，都可诱发糖尿病发生。因此，适当地增加体力活动，控制总热量摄入，限制肥胖三者结合起来是有好处的，可使糖尿病的发病率减少。

② 预防从生活富裕时开始：让人们充分认识到，任何人在任何时间、任何地点都有可能患糖尿病，不健康的饮食习惯可以促使糖尿病的发生。现在绝不能依赖某些药物，完全可以通过改良饮食习惯，调整总热量和脂肪的摄入，来达到预防糖尿病的发生。

③ 大力宣传戒烟：国内外学者都已公认，吸烟是糖尿病三大主要危险因素之一。必须要强调：戒烟。

④ 预防从妊娠期开始：要加强妊娠期糖尿病知识的教育，并增强监测筛选的意识。大力提倡对于25岁以上的所有初孕妇女和25岁以下有糖尿病家族史、肥胖、高血压、高脂血症的初孕妇女或有分娩巨大胎儿史、畸胎史、流产史孕妇，在妊娠24～28周期间定期检测血糖，以便早期发现妊娠糖尿病，及时采取干预措施（必要时做50克葡萄糖耐量试验筛选），并定期对孕妇和胎儿进

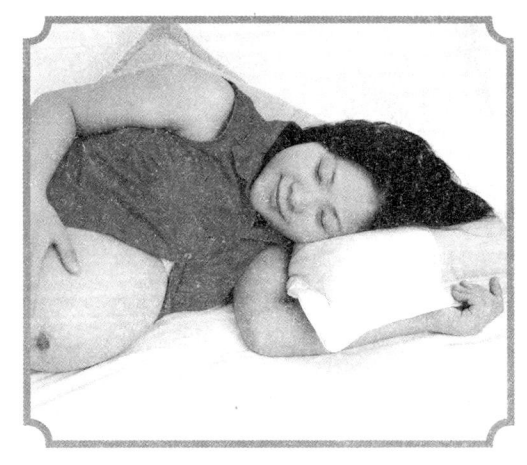

行监测，确保胎儿正常发育和母体的健康。

⑤ 预防从婴儿哺乳期开始：已有大量研究证实，婴儿哺乳期过早喂其牛奶，是1型糖尿病的独立肯定的危险因素。提倡母乳喂养是关键。糖尿病的预防工作从妊娠期和婴儿哺乳期开始做起，努力培养出没有危险因素的下一代。

肥胖——减少疾病拒绝肥胖

由于生活方式的改变，现在超重、肥胖的人越来越多。所谓肥胖，是指人体内脂肪积聚过多，致使体重明显超过标准体重者。标准体重常用下列公式计算：标准体重（千克）=（身长（厘米）-100）×0.9，如超过标准体重的20%以上者称为肥胖症。肥胖症可以发生于任何年龄，其中中年者居多，近年来青少年中发病率有增加趋势。本病与遗传、饮食因素关系密切。本病多无症状，重者可出现头晕头痛、气短多汗、腹胀便秘、心悸、下肢水肿等，且易诱发冠心病、高血压、糖尿病、胆石症等。所以很多人都有减重的需要，不少人也做过各种各样的努力，但是成功的案例却不多。究其原因，在于忽视了脾伤是肥胖的根源。

中医认为：脾主肌肉。脾伤肌肉形成减少，脂肪生成过多，导致虚胖。五谷为养，脾胃是需要用五谷来调理的，所以完全禁食会加重脾胃受伤。瓜果蔬菜大多寒凉，禁食期间喝大量的瓜果蔬菜汁，可能会进一步伤害脾胃的功能。这就是为什么很多人尽管限食但减重效果不明显的原因。

中医还认为，肥胖与家族遗传、性别、年龄等有关，主要是饮食不节、过食肥甘、缺乏运动所造成。其病理特点是阳气虚衰、痰湿内盛，可兼有水湿、血瘀、气滞等。选用中成药辨证治疗，可获良效。

痰湿内盛

形盛体胖，身体重着，肢体乏倦，胸膈痞满，过食肥甘，饮酒过度，神疲嗜睡，舌苔白腻或白滑。主选二陈丸，以燥湿化痰，理气消痞。

胃热滞脾

症状表现为多食，消谷善饥，形体肥胖脘腹胀满，面色红润，口干口苦，心烦头晕，胃脘灼痛嘈杂，食后缓解，舌红苔黄腻。宜选保和丸（颗粒或片），可清胃泻火，消食化积。

脾虚不运

形体肥胖，臃肿困重，胸闷脘胀，四肢轻度浮肿，晨轻暮重，劳累后越发明显，饮食偏少，既往有暴饮暴食史，小便不利，或便溏或便秘，舌淡胖，舌边有齿印，苔薄。应选参苓白术散，该药可健脾益气，利水渗湿。

脾肾阳虚

形体肥胖，颜面虚浮，神疲嗜睡，畏寒肢冷，下肢水肿，尿昼少夜频，舌淡胖。治疗选用五苓散（胶、片、水丸）。

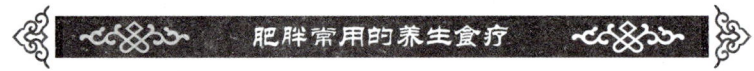
肥胖常用的养生食疗

莲子桂圆粥

【原料】莲子50克，桂圆肉30克，冰糖适量。

【制作】将莲子去皮留心，磨成粉后用水调成糊状，放入沸水中，同时放入桂圆肉、冰糖，煮成粥。每晚临睡前食1小碗。

【功效】补益心肾。主治肥胖病，体态臃肿，神疲乏力，午后嗜睡，少气懒言，痰多，大便溏薄。

盐渍五丝

【原料】西瓜皮、黄瓜、冬瓜、白菜帮、芹菜各50克，番茄200克，精盐、味精、香油各适量。

【制作】将西瓜、冬瓜、黄瓜分别削去外皮，挖去瓤、子，切成细丝。将白菜、芹菜分别洗净，去叶留帮和茎，切成细丝。除黄瓜外，其余4种均分别用开水焯一下。将这5种丝，分别用精盐、味精腌半小时，调少许香油，然后分别在5个小平盘中摆成："轻""身""健""美""宴"5个字，旁边以番茄花点缀。

【功效】西瓜、冬瓜、黄瓜、白菜、芹菜皆有清热利尿、消肿减肥的功效。适用于单纯性肥胖症。

绿豆海带粥

【原料】绿豆、海带各50克，大米100克。

【制作】将绿豆用清水泡软，海带反复漂洗干净，切成小块，大米淘洗干净，备用。锅内加水适量，放入绿豆、大米煮粥，五成熟时加入海带块，再煮至粥熟即成。每日1次，连服20～30日。

【功效】绿豆有祛热解暑、利尿消肿等功效。海带有通经利尿、化瘀软坚、消痰平喘等功效。适用于肥胖症、高血压等。

赤豆蒸鲤鱼

【原料】大鲤鱼500克，赤小豆25克，陈皮、小辣椒、苹果各3克，生姜、葱、胡椒粉、精盐各适量。

【制作】鲤鱼去鳞、鳃和内脏，洗净待用。赤小豆、陈皮、小辣椒、苹果洗净后，塞入鱼腹内，再将鲤鱼放入炖盅中，用适量的生姜、葱、胡椒粉、精盐调好味，也放入炖盅，上笼蒸制。经蒸制约1小时，待鲤鱼熟后，立即出笼。另加葱丝，或其他绿叶鲜菜，用沸汤略烫，投入汤中即成。

【功效】具有利水消肿的功效。适用于小儿肥胖伴见下肢水肿、四肢无力、小便不利者。

荷叶山楂茶

【原料】荷叶1张，山楂、薏苡仁各10克，橘皮5克。

【制作】将荷叶、山楂、橘皮均洗净切碎和薏苡仁一起放入大茶缸中，沸水冲泡，闷泡15分钟即可。代茶饮。

【功效】健脾除湿，轻身减肥。主治肥胖症。

冬瓜鲤鱼头粥

【原料】鲤鱼头1个，新鲜连皮冬瓜100克，粳米适量。

【制作】先将鲤鱼头洗净去鳃，冬瓜皮洗净，切成小块，然后一同煮水，取汁去渣，与洗净的粳米煮为稀粥，放入调味品即可。每日1次，5～7日为1个疗程，经常食用效果较好。

【功效】利小便,消水肿,清热毒,止烦渴。适用于肥胖。

肥胖的预防与护理

总的说来有 3 种预防措施,即普遍性预防、选择性预防和针对性预防。

① 普遍性预防

通过改善膳食结构和提倡适当体力活动以及减少吸烟和饮酒等来改变生活方式,最终减少肥胖相关性疾病,达到普遍性预防的目的。

② 选择性预防

旨在对肥胖高危人群进行教育,以便使他们能和危险因素做有力的斗争,这些危险因素可能来自遗传,使他们成为肥胖的易患人群,所采取的措施是针对易于接触高危人群的地方进行,如学校、社区中心以及一级预防场所,方法是从教育入手,加以具体的干预措施。

③ 针对性预防

主要是在已经超重或具有肥胖生物学指标但仍不属于肥胖的个体中进行,目的在于预防体重的增加以及降低体重相关性疾病的患病率。这些人发生肥胖及肥胖相关性疾病的危险性极高。已经存在体重相关性疾病或有心血管疾病以及 2 型糖尿病等肥胖相关性疾病高危因素的个体应当成为针对性预防的主要对象。

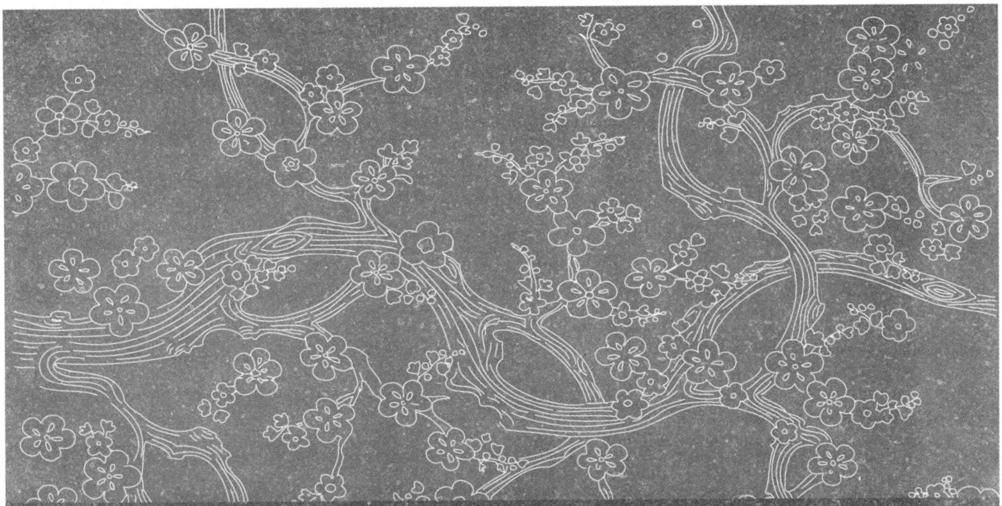

【第四篇】
肺为相傅之官，娇脏还需"娇"着养

篇首语

中医认为，肺脏为五脏之华盖，称为"娇脏"，是非常较弱的脏器。

肺在呼吸过程中，与外界直接相通，外界的冷暖变化和各种病微生物、灰尘等有害因素，都时刻影响着肺脏。因此，肺脏保健是预防疾病、增进健康、预防衰老的重要环节。

第一节 认识肺脏的生理功能

认识一下肺脏

肺是进行气体交换的器官，位于胸腔内纵隔的两侧，左右各一。肺上端钝圆叫肺尖，向上经胸廓上口突入颈根部，底位于膈上面，对向肋和肋间隙的面叫肋面，朝向纵隔的面叫内侧面，该面中央的支气管、血管、淋巴管和神经出入处叫肺门。这些出入肺门的结构，被结缔组织包裹在一起叫肺根。左肺由斜裂分为上、下二个肺叶，右肺除斜裂外，还有一水平裂将其分为上、中、下三个肺叶。

肺是以支气管反复分支形成的支气管树为基础构成的。左、右支气管在肺门分成第二级支气管，第二级支气管及其分支所辖的范围构成一个肺叶，每支第二级支气管又分出第三级支气管，每支第三级支气管及其分支所辖的范围构成一个肺段，支气管在肺内反复分支可达 23～25 级，最后形成肺泡。支气管各级分支之间以及肺泡之间都由结缔组织性的间质所填充，血管、淋巴管、神经等随支气管的分支分布在结缔组织内。肺泡之间的间质内含有丰富的毛细血管网，是血液和肺泡内气体进行气体交换的场所。肺表面被覆一层光滑的浆膜，即胸膜脏层。

肺的主要生理功能有哪些

肺的主要生理功能是主气、司呼吸，主行水，朝百脉，主治节。肺气以宣发肃降为基本运行形式。肺在五脏六腑中位置最高，覆盖诸脏，故有"华盖"之称。肺叶娇嫩，不耐寒热燥湿诸邪之侵；肺又上通鼻窍，外合皮毛，与自然界息息相通，易受外邪侵袭，故有"娇脏"之称。

主气、司呼吸

肺主气包括主呼吸之气和主一身之气两个方面。

① 主呼吸之气。肺脏有司呼吸的作用，成为体内外气体交换的场所。人体通过呼吸进行气体交换，吸清呼浊，吐故纳新，将体内的浊气呼出，把自然界的清气吸入，使体内之气与自然界之气进行交换，以维持人体清浊之气的新陈代谢。

② 肺主一身之气：是指一身之气都归属于肺，由肺所主。首先体现于气的生成方面，特别是宗气的生成，主要依靠肺吸入的清气与脾胃运化的水谷精气相结合。因此，肺的呼吸功能健全与否，直接影响着宗气的生成，也影响着全身之气的生成。其次，肺主一身之气，还体现于对全身的气机的升降出入运行起着重要的调节作用。肺的呼吸作用，即是气的升降出入运行。肺有节律的一呼一吸，对全身之气的升降出入运行起着重要的调节作用。

主行水

肺主行水，是指肺气的宣发肃降作用推动和调节全身水液的输布和排泄。《素问·经脉别论》称作"通调水道"。一是通过肺气的宣发作用，将脾气转输至肺的水液和水谷精气中的轻清部分，向上向外布散，上至头面诸窍，外达皮毛肌腠，以濡养之，并在卫气的作用下化为汗液排出体外。二是通过肺气的肃降作用，将水液及水谷精微中的较稠厚部分，向内向下输送至各脏腑以濡润之，并将脏腑代谢所产生的浊液（废水），下输至肾和膀胱，成为尿液生成之源。故说"肺为水之上源"。

朝百脉，主治节

肺朝百脉是指全身的血液都通过百脉流经于肺，经肺的呼吸，进行体内外清浊之气的交换，然后再通过肺气宣降作用，将富有清气的血液通过百脉输送到全身。全身的血脉均统属于心，心气是血液循环运行的基本动力。而血液的运行，又赖于肺气的推动和调节,即肺气具有助心行血的作用。肺通过呼吸运动,调节全身气机,从而促进血液运行。同时,肺吸入的自然界清气与脾胃运化而来的水谷之精所化的谷气相结合,生成宗气,而宗气有"贯心脉"以推动血液运行的作用。肺气充沛,宗气旺盛,气机调畅,则血运正常。

肺主治节,是指肺气具有治理调节肺之呼吸及全身之气、血、水的作用。肺主治节的生理作用主要表现在四个方面:一是治理调节呼吸运动:肺气的宣发与肃降作用协调,维持通畅均匀的呼吸,使体内外气体得以正常交换。二是调理全身气机:通过呼吸运动,调节一身之气的升降出入,保持全身气机调畅。三是治理调节血液的运行:通过肺朝百脉和气的升降出入运动,辅佐心脏,推动和调节血液的运行。四是治理调节津液代谢:通过肺气的宣发与肃降,治理和调节全身水液的输布与排泄。由此可见,肺主治节,是对肺的主要生理功能的高度概括。

了解肺的生理特性

肺为华盖

盖,就是伞。华盖,原指古代帝王的车盖。肺为华盖是指肺在体腔中位居最高,具有保护诸脏,抵御外邪的作用。肺位于胸腔,居五脏的最高位置。有覆盖诸脏的作用,肺又主一身之表,为脏腑之外卫。故称肺为华盖。这是肺的生理特征。肺通过气管、喉、鼻直接与外界相通。因此,肺的生理功能最易受外界环境的影响。如自然界的风、寒、暑、湿、燥、火"六淫"之邪侵袭人体,尤其是风寒邪气,多首先入肺而导致肺卫失宣、肺窍不利等病变。由于肺与皮毛相合,所以病变初期多见发热恶寒、咳嗽、鼻塞等肺卫功能失调的症状。

肺为娇脏

肺为娇脏是指肺脏清虚娇嫩而易受邪侵的特性。娇是娇嫩之意。肺为清虚之体,且居高位,为诸脏之华盖,百脉之所朝,外合皮毛,开窍于鼻,与天气直接相通:六淫外邪侵犯人体,不论是从口鼻而入,还是侵犯皮毛,皆易于犯肺而致病。他脏之寒热病变，亦常波及于肺，以其不耐寒热，易于受邪，"其性恶寒、恶热、恶燥、恶湿，最畏火、风。邪著则失其清肃之令，遂痹塞不通爽矣"（《临证指南医案·卷四》），故称娇脏，肺位最高，邪必先伤，肺叶娇嫩，不耐邪侵，肺为清虚之脏，不容邪气所干；故无论外感、内伤或其他脏腑病变，皆可累及于肺而为病。

肺与秋气相应

肺为清虚之体。性喜清润，与秋季气候清肃、空气明润相通应，故肺气在秋季最旺，太旺就是太过，故秋季多见肺的病变；肺气旺于秋，肺与秋季、西方、燥、金、白色、辛味等是一个系统；如秋金之时，燥气当令，此时燥邪极易侵入人体而耗伤肺的阴津，出现干咳、皮肤和口鼻干燥等症状；又如风寒束表，侵犯肺卫，出现恶寒发热、头项强痛等外感表证等。肺与秋气相应是肺的生理特征之一。

肺在志为忧

以五志分属五脏来说，则肺在志为忧。忧和悲的情志变化，虽略有不同，但其对人体生理活动的影响是大体相同的，因而忧和悲同属肺志。忧愁和悲伤，均属于非良性刺激的情绪反应，它对于人体的主要影响，是使气不断的消耗，由于肺生气，所以悲忧易于伤肺。反之，在肺虚时，机体对外来非良性刺激的耐受性就会下降，而易于产生悲忧的情绪变化。

肺在窍为鼻，在液为涕

肺开窍于鼻，鼻与喉相通而连于肺，鼻和喉是呼吸的门户，故有"鼻为肺之窍"，"喉为肺之门户"的说法。鼻的嗅觉和喉部的发音，都是肺气的作用。所以肺气和，呼吸利，则嗅觉灵敏，声音洪亮。正是由于肺开窍于鼻而与喉直接相通，所以外邪侵肺，多从鼻喉而入，肺的病变，也多见鼻、喉的症状，如鼻塞、流涕、喷嚏、喉痒、暗哑和失音等。

肺在液为涕：在液为涕是由鼻粘膜分泌的粘液，并有润泽鼻窍的功能。鼻为肺窍，在正常情况下，鼻涕润泽鼻窍而不外流。若肺寒，则鼻流清涕；肺热，则涕黄浊；肺燥，则鼻干。

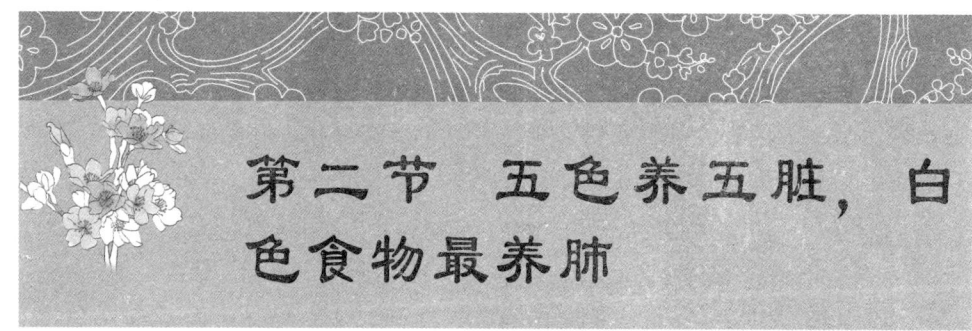

第二节 五色养五脏,白色食物最养肺

 养肺宜多食用白色食物

白色食物能够活化身体功能,引导出生命的基本原动力,并且能够将这种能源提升、保持,是维持正常生命运行必不可少的。按中医五行来说,白色在五行中属金,入肺,利于益气,有润肺功能。现代研究发现,大多数白色食物,如牛奶、大米和鸡鱼类等,含有糖类、蛋白质、维生素等营养成分,蛋白质成分都较丰富,经常食用既能消除身体的疲劳,又可促进机体的康复,但却缺少某些人体所必需的氨基酸。此外,白色食物还是一种安全性相对较高的营养食物。因其脂肪含量比红色食物肉类低得多,高血压、心脏病等患者,食用白色食物会更好。

《黄帝内经》讲,白色在五行中属金,入肺。按照中医理论"肺为水之上源","肺与大肠相表里"以及五行中火克金,金耗火的理论,白色食物,多数具有清热、利水、通肠、排便、化痰等功效,尤其是一些白色的水果、蔬菜,对肺大有益处。

利用白色食物养肺要根据自身情况采用恰当做法。因白色食物性偏寒凉,生吃容易伤脾胃,对于脾胃虚寒(表现为腹胀、腹泻、喜食热、怕冷等)的人来说,将其煮熟后吃,可减轻它的寒凉之性,既养肺又不伤脾胃。此外,由于每种白色食物都具有不同的养肺功效,若把几种搭配在一起吃,往往能收到更好的养

第四篇 肺为相傅之官，娇脏还需"娇"着养

肺效果。

百合是秋季特有的食物。中医认为，百合能补益心肺。有肺虚咳嗽、干咳无痰，或者感受秋燥而感冒咳嗽者，都宜吃百合。晚上容易失眠、心神不宁时，也可以吃百合。百合营养成分很丰富，有蛋白质、维生素、胡萝卜素等，其中胡萝卜素对防癌也有一定益处。吃百合的方法很多。可以当菜肴吃，如荠菜炒百合，先将荠菜切成末，与百合瓣共炒，称得上是美味佳肴，特别适宜于肺病患者食用。也可以煮粥吃，如百合与糯米制成百合粥，放上一点糖，不仅可口，而且安神，有助于睡眠，还可以用百合、莲子和红枣共煮成羹，当点心吃，也有补益安神作用。

白果一般在秋季采集。生白果含有氰的成分，有毒，所以不能生吃。过去报纸上常有吃白果中毒的报道，都是因为生吃或未煮熟的关系。熟食白果，则大有裨益。白果的功效很多，对各种虚证都有补益作用。对肺病久咳、气喘乏力者，有补肺定喘作用。对体虚、白带多犹如水的女子，有补虚止带的作用。对年老力衰、小便清

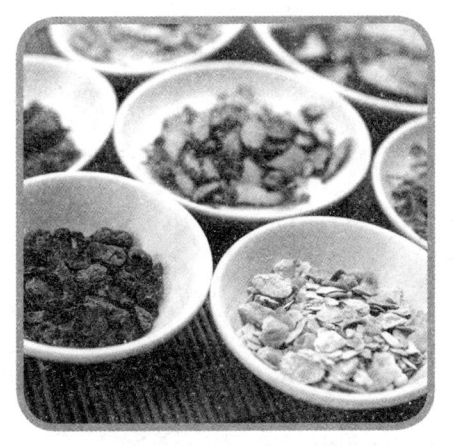

长、夜尿特多者，有补肾缩尿的作用。旧时妇女外出作客，怕时间久而上厕不便者，每次在出门前，服食白果，可免此烦恼。经常大便溏薄者，吃白果可减轻症状。对内脏下垂、子宫脱坠者，多吃白果也有一定益处。白果作为菜肴，先要去掉硬壳和附在白果肉上的一层薄膜。喜吃甜食的，可用白果肉煮汤，稍加糖即成。亦可与栗子、莲心等共制成甜羹。它们制作方便，最宜老年体虚者食用。

每日早晚各吃一小碗，内放 10 粒白果，注意不要多吃，多吃了会腹胀。制作咸食，可红烧，滋味甚美。与蹄筋等共煮，亦甚佳妙。平时吃素者，可以白果、蘑菇、竹笋共炒，或者一起煮汤，味道也相当不错。

萝卜又名莱菔、罗菔,萝卜为十字花科草本植物萝卜的根茎。去茎叶,洗净用。原产于我国,已有近千年栽培历史,在饮食和中医食疗领域有着广泛的应用。早在《诗经》中就有关于萝卜的记载。萝卜品种极多,有白皮、红皮、青皮红心等。萝卜营养价值甚高,是普通百姓的养生食品,常言说得好:"冬吃萝卜夏吃姜,一年四季保安康。""扬州八怪"之一的郑板桥曾写过这样一副养生保健联:"青菜萝卜糙米饭,瓦壶天水菊花茶","萝卜就茶"是郑老先生的养生之道。相传唐朝时白萝卜曾作为贡品,并馈赠施主。萝卜的医疗价值也很高,有"十月萝卜小人参"的说法。

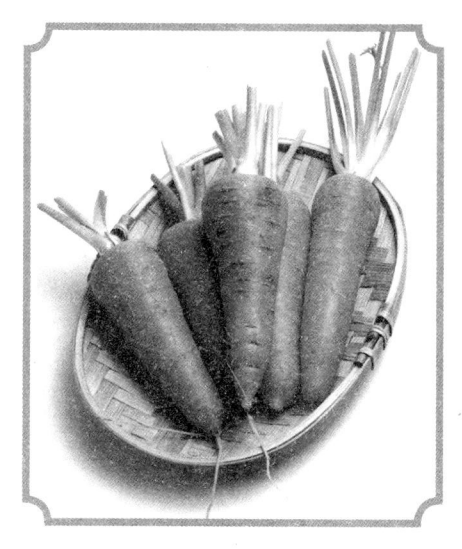

银耳,又叫白木耳、白耳子和雪耳,质量上乘者称作雪耳,因它形似菊花并呈银色而得名。其鲜品柔软有弹性,干品薄而脆。它既是名贵的营养滋补佳品,又是扶正强壮之补药,其药用价值历来与人参、鹿茸齐名,被人们誉为"菌中之冠"、"山珍",历代皇家贵族将银耳看作是嫩肤美容、延年益寿之上品。

银耳富含硒、酸性并多糖、大量的膳食纤维、天然性胶质及维生素D。银耳受到污染后,就会发生霉变,产生很强的毒素。人吃了变质的银耳,轻则呕吐腹泻,重者还会造成肝昏迷、尿毒症或脑水肿,危及生命,病死率达30%以上。故霉变银耳不能再吃。

中医认为,银耳能提高肝脏解毒能力,起保肝作用。银耳对老年慢性支气管炎、肺源性心脏病有一定疗效。银耳富含维生素D,能防止钙的流失,对生长发育十分有益;因富含硒等微量元素,它可以增强机体抗肿瘤的免疫力。银耳富含天然植物性胶质,加上它的滋阴作用,长期服用可以润肤,并有祛除脸部黄褐斑、雀斑的功效。

辛入肺，食用过多小心伤肺

中医认为，辛入肺，有发汗、理气之功效。辛味食物祛风散寒，舒筋活血，行气止痛。现代研究表明，辛辣的味道容易引起体内和皮肤的灼热感，反射性地提高体温和血压。辛味可促进胃肠蠕动，增强消化液分泌，帮助胃肠蠕动，消除体内气滞，增进食欲，增强淀粉酶的活性，促进血液循环和新陈代谢，故有开胃、消食、温中气、散寒除湿、开郁祛痰、杀虫解毒的功效；还能消除体内的血滞，使皮肤毛细血管扩张，促进血液循环。但食辛味过多，也会伤肝损目，导致肺气过盛，刺激胃黏膜引起腹痛；且味过辛还易伤筋，致使指甲枯萎。

秋季的肺气旺、肝气衰的季节，所以，应当少吃辣的，多吃酸的。正如著名养生学家陈直所指出的"秋三月，肺气旺，肺属金，其味辛，金能克木，木属肝，其味酸，故当秋之时，其饮食之味，宜增酸以养肝气。"即少辛多酸。意思是指要少吃一些辛味的食物，这是因为肺属金，通气于秋，肺气盛于秋。少吃辛味，是要防肺气太盛。中医认为，金克木，即肺气太盛可损伤肝的功能，故在秋天要"增酸"，以增加肝脏的功能，抵御过剩肺气之侵入。根据中医营养学这一原则，在秋季一定要少吃一些辛味的葱、姜、韭、蒜、辣椒等辛味之品，而要多吃一些酸味的水果和蔬菜。

以脏补脏，以肺养肺

吃啥补啥是人们常说的补养原则，也就是中医上说的以脏补脏。中医认为，动物脏器属"血肉有情之品"自然"同气相求"。从补肺的角度来看，动物肺对于肺脏的养护也是有一定益处的，主要选择的是羊肺、猪肺和牛肺。三者的功效又各有千秋，羊肺适用于肺虚、小便不利等症，可与杏仁、柿霜、白蜜等同煮食用；猪肺可清补肺经，适用于虚烦咳嗽、吐血、咯血，最好与青萝卜同煮服用；牛肺适合肺虚气逆等症。

这里推荐一款罗汉果猪肺汤。取鲜猪肺250克洗净,将其切成小块,放在锅内炒至猪肺成咖啡色,加入1个罗汉果,再加清水适量,煮沸1～2小时,加调料调味后食用。这道汤可润肺止咳、清肺化痰,适用于肺燥所致的咳嗽无痰、咳痰不爽、咽干口燥等。另外,也可将猪肺和川贝、雪梨合炖,养肺效果会更好。再推荐一款川贝母雪梨煲猪肺。将250克猪肺、2个雪梨分别洗净切块,6克生姜切成末,与10克川贝母、12克冰糖一并入锅中,加适量清水,武火烧沸后改用文火熬煮2小时,然后调味服食。食猪肺、梨,饮汤,每日分2次食完。可养阴润肺、清热生津、化痰止咳,治疗干咳喜饮、咳痰不爽等。

最适宜羊肺的药膳食疗,首选鱼腥草炖羊肺。取羊肺200克洗净,用沸水余去血水,切成块,放入锅中,加鱼腥草20克、料酒15毫升、清水1500毫升,葱、姜适量,武火烧沸后改用文火炖煮35分钟,加盐、味精即成。这道汤可清热解毒、补肺消炎,适用于肺炎患者。另外,白及炖羊肺对于肺炎的效果也不错。取羊肺200克洗净,用沸水余去血水,切成块。15克白及洗净润透,切成薄片。10克姜拍松,15克葱切成段。以上材料同时放入锅中,再加15毫升料酒、1500毫升清水,用武火烧沸后改用文火炖煮35分钟,最后加适量盐、味精

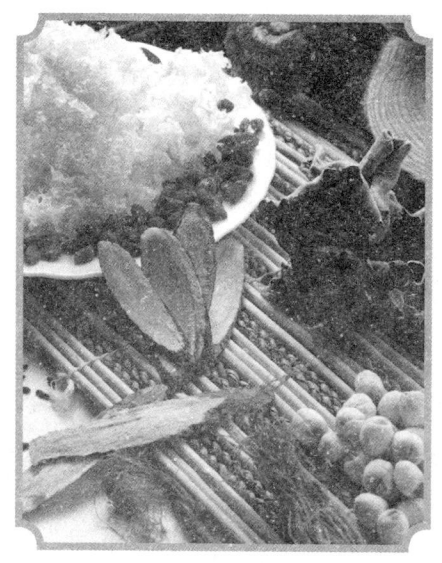

即成。本道汤可补肺止血、消肿生肌,非常适用于肺炎患者。

最适宜牛肺的药膳食疗,应该选择杏仁萝卜煮牛肺。将牛肺250克洗净,用沸水烫一下,切成块,加适量姜汁、料酒,用旺火炒透。250克萝卜洗净切块,杏仁15克去皮、尖。将牛肺、萝卜、杏仁放入锅中,加水约2000毫升,煮熟即成,吃肺饮汤。萝卜煮牛肺可补肺清肺、降气化痰,适用于肺虚体弱、慢性支气管炎患者。另一款姜汁牛肺糯米饭对于咳嗽日久和慢性

支气管炎很有效。方法是将牛肺200克洗净切块,加50克糯米用文火焖熟,起锅时加生姜汁10～15毫升即可。姜汁牛肺糯米饭可补肺祛痰、暖脾胃,适用于老年人咳嗽日久或慢性支气管炎患者。

润燥养肺常食用秋梨膏

秋梨膏也叫雪梨膏,是以精选之秋梨(或鸭梨、雪花梨)为主要原料,配以其他它止咳、祛痰、生津、润肺药物,如生地黄、葛根、萝卜、麦冬、藕节、姜汁、贝母、蜂蜜等药食同源之原材料精心熬制而成的药膳饮品,临床上常用于治疗因热燥伤津所致的肺热烦渴、便干燥闷、劳伤肺阴、咳吐白痰、久咳咯血等呼吸道病症。

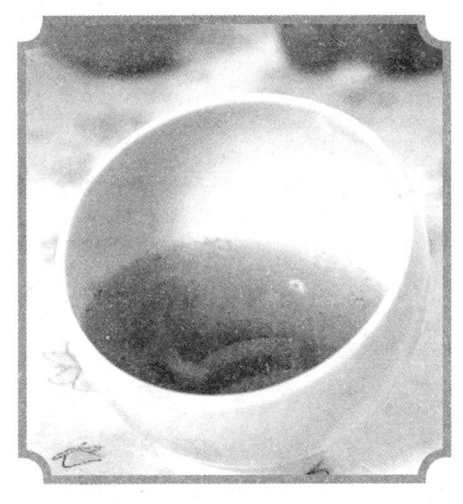

秋梨膏是北京传统特产,传说早在唐朝的时候就有了,是宫廷的一种御用养生佳品,一直到清朝才由御医传出宫来的。

相传在唐朝,当朝皇帝武宗李炎得了一场病,终日只觉口干舌燥,心热上火,吃了许多的药草却不见效。满朝文武心急尤甚,却苦无良方。某日,来了一位青城山下来的道士,他不但知道皇上病了,还自称能把皇上治好。病急乱投医的皇上喝了道士用梨和蜂蜜秘制的"药",病真的好了。据说,这就是最早的秋梨膏。

秋梨膏一直作为皇宫的御用养生佳品,滋润了自唐以来的皇上和他的一家老小。直到清朝,才由宫中太医将此方带到民间,使得京城内的百姓们自此以后,一有咳嗽感冒,不是去看郎中,而是喝上一碗甘甜的秋梨膏。

秋梨膏梨香芬芳、甜润可口，临床上常用于治疗热燥伤津所致的肺热烦渴、便干燥闷、劳伤肺阴、咳吐白痰、久咳咯血等呼吸道病症。

既然秋梨膏的作用这么好，能不能自己熬制呢？下面就介绍几种秋梨膏的制作方法，在家中就能制作美味的秋梨膏：

做法一

【原料】鸭梨6个，干红枣80克，冰糖150克，老姜20克，蜂蜜80毫升。

【制作】将鸭梨洗净削皮，然后把插板架在锅上，将鸭梨擦成梨蓉和梨汁；干红枣洗净去核，生姜去皮切丝。将去核后的红枣和姜丝、冰糖放入锅内和梨蓉梨汁一起煮。盖上锅盖，用小火煮约30分钟，然后捞起梨蓉用汤匙按压，挤出更多梨汁。将按压后的梨渣、红枣和姜丝扔掉，锅内只留下梨汁，继续用最小火熬煮约1小时至梨浆浓稠后熄火放凉。在放凉后的梨浆里调入蜂蜜，搅拌均匀后放入密封罐保存即可。

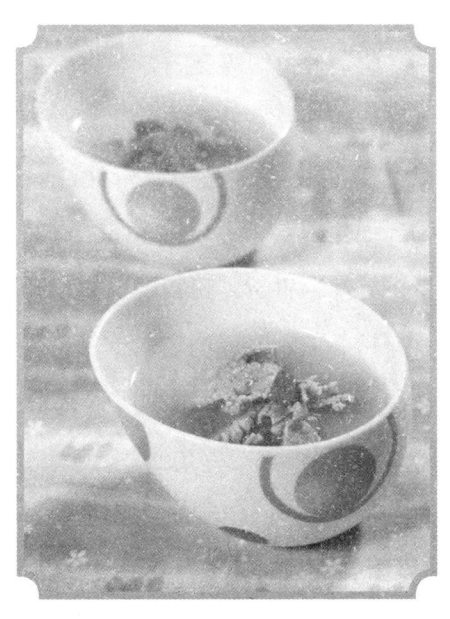

做法二

【原料】雪花梨6个，枣肉20克，冰糖25克，姜片15克，蜂蜜150克，川贝粉10克，甘草2克。

【制作】把雪花梨用清水洗净后削去外皮；用磨蓉器依次将梨肉磨蓉（用榨汁机直接榨汁也可）；取一只碗，在上面放一块笼布（或细纱布），将梨肉蓉放在笼布上。将四角提起，使劲挤出全部的梨汁；倒入锅中，加入切片的枣肉、姜、冰糖、川贝粉和甘草；中火煮开后，转小火慢慢熬煮至变得十分黏稠即可关火。待其自然晾至和手温一致时，用滤网过滤出熬煮后的梨汁，加入蜂蜜调匀；装入用热水消过毒的瓶中放入冷藏室储存，饮用时用温开水调和即可。

做法三

【原料】6个梨去皮切块，榨出的汁约一碗，枣100克，姜100克，冰糖100克，百合100克，蜂蜜200克。

【制作】把梨汁、冰糖倒入不锈钢锅里，大枣洗净后去核，姜切片，都放入锅中，加一杯水大火煮开，小火熬制。等到汁液剩一半时，放入洗好的百合，再熬15～20分钟。过滤后汁液就剩半碗了。等汁液稍微凉一些后，拌入蜂蜜即可。不喜欢辣可以少放或不放姜。

做法四

【原料】雪花梨8个，白茯苓30克，川贝母20克，麦冬20克，去核红枣30克，冰糖30克，姜片25克，蜂蜜200克。红枣切片、除蜂蜜外，所有的原料放入锅里，大火煮开后，小火煮40分钟；用网筛过滤去杂质。剩下的液体，放在火上，小火慢熬，直至黏稠状，关火；温度降下来至温凉后，调入蜂蜜，放入洗净并且开水烫过、晾干的瓶子里。

需要注意的是，秋梨膏固然是润肺止咳的佳品，但专家提醒，秋梨膏口感再好，也不能当成饮料随便喝，而应当辨证来服用。中医讲"燥邪伤肺"，燥为阳邪，从口鼻侵于肺，最易耗伤肺阴。秋梨膏所含成分为润燥护阴之品，比如秋梨、麦冬、川贝母等。因此，对于阴虚肺热之燥咳，特别有效。然而，咳嗽有诸多证型，比如风寒咳、风热咳、痰饮咳、肝火咳等，此时吃秋梨膏不仅效果不佳，有时还会雪上加霜。此外，中医认为秋梨膏性凉，故脾胃虚寒、手脚发凉、大便溏泻的人最好少吃或不吃，以免虚寒症状加重，更容易腹泻，即便是易上火、大便干、咳嗽的患者也不要多喝，应适可而止。还应注意一点，因秋梨膏含糖量较高，因而糖尿病患者也不适宜食用。

此外，有人认为服用秋梨膏越浓越好，更有甚者以为直接饮用最好。事实上秋梨膏糖分很高，渗透压很高，直接饮用往往会刺激口腔及咽喉黏膜。所以直接饮用并非最佳办法，饮用时最好取一两勺，用温开水化开后再服用。

抗秋燥别忘多喝水

秋燥是人在秋季感受燥邪而发生的疾病。秋燥的症状一般有皮肤干涩、鼻燥、唇干、头痛、咽痛、干咳、手足心热、口干舌燥、口舌生疮、咽喉肿痛、大便秘结等。而肺通过鼻孔与外界相通，易被伤害，容易发生肺炎、哮喘等症。为什么会出现这些症状呢？主要是因为"燥"是秋季的主气，燥易伤阴。

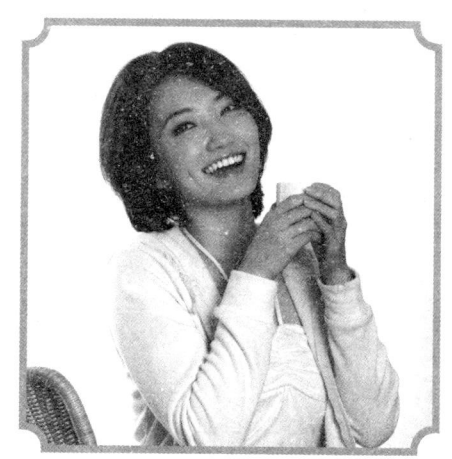

按照中医基础理论，"秋燥最易伤肺"。在五行学说中秋属金，应于肺，因应秋天的肃杀之气，易脱水，情绪也容易变得压抑。因此，专家提醒，秋季养生应依据"万物秋收，肺气金旺"的特色。那么，在秋季我们应该如何养生，做到养肺抗燥呢？

历代医家认为，秋季养生，重在养肺，所以要补水养肺。水为生命之本，干燥的秋天使人的皮肤日蒸发的水分在600毫升以上，所以补水是秋季养肺的重要措施之一。一个成年人，每日对水的生理需要量最少为1500毫升，而秋天就为2000毫升，这样才能保证肺和呼吸道的润滑。

一般来说，秋天补水养肺有两种方法：一是直接合理饮水，即多次少量，每日最好在清晨锻炼前和晚上睡觉前各饮水300毫升，白天两餐之间各饮水800毫升。如果活动量大、出汗多，应增加饮水量，这样可使肺腑安度金秋；二是为保持肺脏与呼吸道的正常湿润度也可直接从呼吸道"摄入"水分。方法很简单：将热水倒入杯子内，用鼻子对准杯子吸入，每次10分钟左右，早晚各1次即可。此外，因为皮毛为肺的屏障，秋燥最易伤皮，进而伤肺。所以，秋季应该多洗澡，以避免皮肤的干燥。

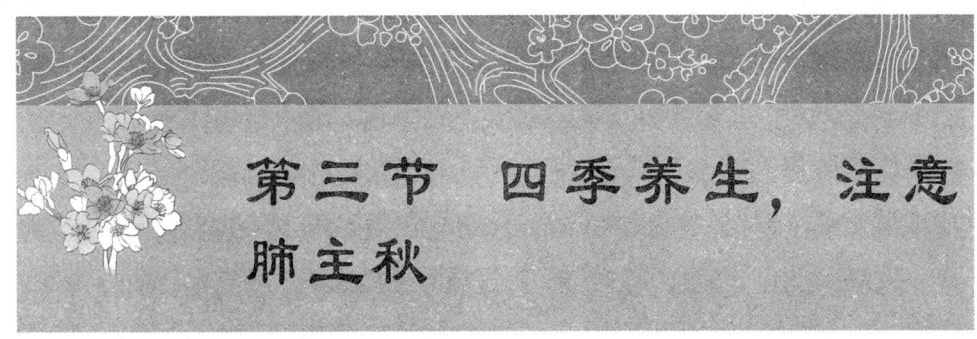

第三节 四季养生，注意肺主秋

肺主秋，秋季到来应养肺

随着天气逐渐转凉，不少人都容易出现口干、唇干、鼻干、咽干、舌干少津、大便干结、皮肤干燥等症状。中医认为，这些症状的出现是由于秋季是燥气当令的季节，也就是俗称的"秋燥"。秋燥之气又以中秋为界，分为"温燥"与"凉燥"。无论是温燥还是凉燥，都会使人皮肤干燥、体液缺乏。

中医认为，秋燥之气最易伤肺。因为肺脏直接与大气相通，且与皮肤和大肠有密切的关系。冷空气到来后，最容易刺激呼吸系统，加上抵抗力减弱，就给病原微生物以可乘之机，极易使人伤风感冒。扁桃体炎、气管炎、鼻炎和肺炎，在老年人与儿童中尤其好发。

因此，历代医学家都认为：秋季养生，重在养肺。具体应做到以下几点：

起居养生

秋季应做到早睡早起，注意添加衣物，防止因受凉而伤及肺部。

精神养生

保持内心宁静，情绪乐观，舒畅胸怀，抛开一切烦恼，避免悲伤情绪，是秋季养肺的一个好方法。

房事养生

在秋季应注意顺应自然界收藏的规律，节制房事，蓄养阴精。

饮食养生

宜多吃酸性食物，如苹果、橘子、山楂、猕猴桃等，以收敛肺气；少吃辛辣食物，如葱、姜等，可避免发散泻肺。银耳、豆腐、百合、蜂蜜、糯米、粳米、豆芽等有润肺作用，宜常吃。此外，秋季主养收，可适当喝些鸡汤、骨汤等。

运动养生

秋季是运动锻炼的大好时机，可根据个人情况选择不同的运动项目进行锻炼，如登山、打太极拳、游泳等，长期坚持可增强心肺功能。

药物养生

秋季药补的基本原则应以滋润为主，忌耗散。常用的药物有西洋参、沙参、芡实、玉竹、天冬、麦冬、百合、女贞子、胡麻仁、干地黄等。

秋天要适当的冻一冻

"沤四冻九"，尽人皆知。它的意思是，春天来了虽已转暖，却不要去减少衣帽；秋天虽已变凉，但也不必急着添加衣服，即便是到了寒意甚浓的晚秋，穿衣也应有所控制，尽量有意地让自己"冻一冻"。这是我国自古以来十分强调的一种养生方法。

秋凉冻一冻，可以避免因多穿衣而导致的体热出汗、汗液蒸发、阴津伤耗、阳气外泄，顺应了秋天阴津内蓄、阳气内收的养生需要。中医早就提出了"天人合一"的观点，强调人和大自然的和谐同步，人类才能健康长寿，才会有很高的生活质量。大自然不仅为我们提供了丰富的营养物质，还蕴藏着使人健康长寿的宇宙奥秘。

"秋冻"不但是顺应自然收敛的养生需要，而且是预防疾病的良方。入秋之后气温逐渐降低，在这种秋凉的状况之下，人们主动地不过早添加衣服，可使人体的抗寒功能得到很好的锻炼，增加御寒能力，这对预防感冒等秋冬常见疾病有很大的帮助。"秋冻"中要注意安排好饮食，多饮水，多食新鲜水果、蔬菜，及适量的牛奶、鱼、蛋、鸡或瘦肉，以补充好热量，使人体能接受和经受住秋冻。

虽然秋冻有益，但是下面这些人不宜秋冻：

心血管病患者

深秋时节的低温和多风是心脏病的诱发因素。这是因为，人体要抵抗低温，必须把血液从皮下血管送到身体内部保存热量，这就导致血管紧张、血压增高、脉搏加快，势必加重心脏的负担，使原本就有病变的心脏缺血、缺氧加重。如果这时候再受冻着凉，就会使心脏的冠状动脉更加缺血、缺氧，造成冠状动脉收缩，附壁血栓或者动脉硬化栓子脱落或破裂，从而阻塞冠脉血流，导致心肌梗死的发生。所以，患有心血管疾病的人要注意保暖。

溃疡病患者

患有溃疡病的人不宜秋冻的原因是，人体受寒冷的刺激后，血液中的组胺增多，胃酸分泌旺盛，胃肠道痉挛性收缩，使原有的胃溃疡再次发作，甚至引起胃出血、胃穿孔等严重并发症。

脑血管病患者

患有脑血管病的人更不宜受冻。因为，人体受寒冷刺激后，常常导致交感神经兴奋，全身毛细血管收缩，血液循环外周阻力加大，血压升高，脑部负荷加重，容易引发脑出血或脑血栓形成。

支气管炎、支气管哮喘病患者

现代医学研究认为，这类疾病患者忌讳秋冻的原因在于，深秋季节的寒冷空气会对患者的气道产生不良刺激，从而诱发气管、支气管或者小气道的痉挛，使得这类疾病复发或者加重。

 老寒腿患者

老寒腿病的患者在受寒时会使症状加重。老寒腿属于痹症范畴，相当于现代医学中的风湿性关节炎、类风湿关节炎、骨关节炎等骨关节病。受累的关节以膝关节为主，常出现关节疼痛，有时伴有肿胀，上下楼或蹲立时疼痛加剧。得了老寒腿病的老年人，从秋季开始就应该注意腿部保暖。

秋季冷浴，可保证阴精内敛

秋季，为保证阴精内敛，不使阳气外耗，最好坚持冷水浴。冷水浴水温应在10℃～20℃。

冷水浴锻炼前应先热身，如出汗时应待汗干或用毛巾擦干后才可入浴，然后用双手快速地摩擦全身，从身体到四肢，由上而下，均匀摩擦，用力适度。感觉发热时，可将冷水先抹在脸、手臂和大腿等处，或将毛巾放入冷水中拧干后擦身体，让身体由不适应逐步转为适应。当身体能够适应时，便可直接用冷水进行冲洗，边冲边摩擦。冲洗时间一般为10分钟（冬天为5分钟）左右，以身体能够适应为宜。浴后迅速用干毛巾擦干，穿上宽松的衣服，并用双手摩擦身体关节部位，以预防关节炎的发生。

根据热胀冷缩的原理，一般很容易理解冷水的收敛之质，在顺应"养收"的时候，冷水浴很难像其他运动那样会大汗淋漓，但这并非说温度和时间没有限度，换句话从原则上讲，冷水浴也并非越冷越地道，洗的时间越长越保健。所以，要根据个人的体质和燥气的升降变化进行适度的调节。这里需要说明的一点是，冷水浴必须采取循序渐进的方法。所谓的循序渐进在这里有四个基本的意思：一是人体对寒冷和冷水的适应要随天气逐渐向前推进；再者就是洗浴的部位要"由局部到全身"；其三水温要"由高渐低"；其四就是洗浴的时间要"由短渐长"。必须说明的是，冷水浴并非对每个人都适合。有些人的皮肤对冷水敏感，遇到冷水就会产生过敏症状，这类特异体质的人就不能进行冷水浴。此外，患有严重高血压、冠心病、风湿病、空洞性肺结核、坐骨神经痛以及高热病患者都不可进行冷水淋浴。

秋季的自我按摩养生方法

压揉承浆

承浆穴在下唇凹陷处，以示指用力压揉，口腔内会涌出津液。糖尿病患者用力压揉此处十余次，口渴感即可消失。在不缺水的情况下，可不必反复饮水。这种津液不仅可以预防秋燥，而且含有延缓衰老的腮腺素，可使老年人面色红润。

按摩鼻部，以开肺窍

中医认为，肺开窍于鼻。不少人鼻黏膜对冷空气异常敏感，秋天冷风一吹，就伤风感冒，经久难愈。初秋即应坚持用冷水洗脸，并按摩鼻部，有助于养肺。方法为：① 摩鼻：将两手拇指外侧相互摩擦，有热感后，用手指在鼻梁、鼻翼两侧上下按摩 50 次，可增强鼻的抗寒力，亦可治伤风、鼻塞等。② 浴鼻：每日早、晚将鼻浸于冷水中，闭气不息，换气后再浸入；亦可用毛巾浸冷水后敷于鼻上，坚持至寒冬。

揉腹排便

秋季气候干燥，大便也会干结难排，有许多人甚至数日一解或用药物来维持大便通畅，结果造成习惯性便秘。按摩是一种简单易行的通便方法，这种方法可在晚上睡觉前或清晨起床前进行。具体操作方法是：身体仰卧，先将两手掌心摩擦至热，然后两手叠放在右下腹部，按顺时针方向按摩，共按摩 30 圈。

咀嚼鼓漱

晨起和睡前，做上下颌运动。然后闭嘴，舌抵上腭，鼓漱100次，使津液满口，徐徐咽下。咀嚼时，胃肠道血流量增加，可抵御秋季凉气对胃肠道的损伤。

秋季预防感冒5个妙招

感冒不是大病，但一旦染上，就会影响工作和生活，还可能导致其他疾病的发生。引起感冒的病毒主要隐藏在人的鼻腔和咽喉部，当感染者说话、咳嗽或打喷嚏的时候，病毒会随着唾液飞沫漂浮在空气中或黏附在物品上。

健康人吸入这种被污染的空气，或接触了黏附有病毒的物品，就有可能染病。在人体受凉、抵抗力下降的情况下，更容易"中招"。

由于引起感冒的病毒种类很多，病毒相互之间没有交叉免疫力，容易使人反复患病。以下五招，可有效预防感冒。

与患者保持1米以上距离

患者咳嗽、打喷嚏时，带病毒的唾液可飞溅到约1米远，当你发现有人要打喷嚏或咳嗽时，应马上退到1米之外。如果是在电梯或公共汽车上遇到这种情况，可马上转过身去，因为人的眼睛和鼻子是最容易被传染的。

勤洗手

有些病毒可以在患者手摸过的地方存活3小时，因此，经常洗手的人能远离感冒。另外，不要养成揉鼻子、抠鼻孔的坏习惯，这样很容易把手上的病毒带到最易被传染的部位。

不要在封闭的空间久留

空气不流通的地方容易滋生感冒病毒。办公室是易传染感冒的地方，如果避不开这些地方，可以用淡盐水使鼻子经常保持湿润。

多喝水

大量水可以将病毒从身体中带走。

有氧运动

每日进行 30～45 分钟的有氧锻炼，如散步、骑车、跳舞等，可大大增强人体抵御感冒的能力，避免患上呼吸道传染病。

养秋膘的科学方法

立秋过后，许多地方都有"养秋膘"的习俗。养秋膘，有一定的科学道理。这是因为在炎热的夏季，外界的气温较高，人体的新陈代谢增快，人体消耗较多，由于苦夏等多种原因，人们进食往往较少，体内的营养物质相对处于"匮乏"的状态。人们常常出现体重减轻、倦怠乏力、纳呆等体虚的症状。到

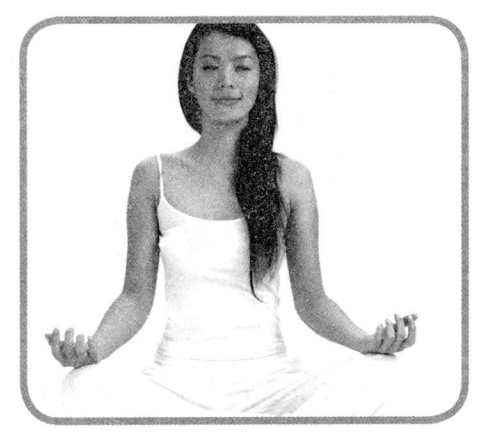

了天气转凉时节合理进补，不仅可以弥补夏季的过度消耗，还能增强人体对秋冬季节的适应能力，为平安过冬做好准备。

夏日酷热，人们普遍胃口欠佳，不少人体重减轻。到了秋天，胃口恢复，可以适当增加一些营养物质的摄入，如富含优质蛋白质的鸡、牛、羊肉等，以补偿夏季体内热量过度消耗造成的营养匮乏。

但是由于夏季人们常进冷食，脾胃功能下降，如果一入秋就大量进补肉食，会加重肠胃负担，导致消化功能紊乱，出现厌食、腹泻等症状。因此，不妨先补充一些有营养、易消化的食物，如鱼、蛋等，给肠胃一个调整适应期。

脾虚患者应吃健脾和胃的食物。素体脾虚的人常常表现为食少腹胀、食欲缺

乏、肢体倦怠、乏力、时有腹泻、面色萎黄，进补前不妨适度吃点健脾和胃的食物，以促进脾胃功能的恢复，如茯苓饼、芡实、山药、豇豆、小米等都是不错的选择。

胃火旺盛者应先清胃火。如平素嗜食辛辣、油腻之品，则日久易化热生火，积热于肠胃，表现为胃中灼热、喜食冷饮、口臭、便秘等，进补前一定要注意清泄胃中之火，适度多摄入一些苦瓜、黄瓜、冬瓜、苦菜、苦丁菜等，待胃火退后再进补。

老年人和儿童先消食和胃。老年人及儿童由于消化能力较弱，胃中常有积滞宿食，表现为食欲缺乏或食后腹胀。因此，在进补前应注意消食和胃，不妨适度吃点山楂、白萝卜等消食、健脾、和胃的食物。症状严重者可在医生的指导下服用保和丸、香砂养胃丸等。

秋季中医如何"灭火"

"上火"是中医学专用名词。表现症状为咽喉干痛、两眼红赤、鼻腔热烘、口干舌痛以及烂嘴角、流鼻血、牙痛等症状。引发"上火"的具体因素很多。情绪波动过大、中暑、受凉、伤风、嗜烟酒，以及过食葱、姜、蒜、辣椒等辛辣之品，贪食羊肉、狗肉等肥腻之品，缺少睡眠等都会"上火"。而中医认为，由于阴阳失调，失去了正常潜藏功能，便会引起"上火"症状。

其实，上火也分部位，比如"上焦有火"（上焦指心肺部位），常见口干、舌烂、唇裂、目赤、耳鸣，甚则微咳。"中焦有火"（中焦指脾胃部位），一般表现为时而胃火亢盛，食不知饱，时而嗳腐吞酸，呃气上逆，脘腹胀满，饮食少进。"下焦有火"（下焦指肝、肾、膀胱、大小肠部位），表现为大便干，小便少且黄赤，浑浊有味，阴部时痒，妇女白带多，甚至带黄。部分"上火"症状严重的，可考虑中药治疗，比如中焦有火，可以服焦三仙（山楂、神曲、麦芽各炒焦）、焦四仙（焦三仙再加焦槟榔），也可以服鸡内金、五香槟榔糖（槟榔为主要成分加上砂仁、豆蔻等消食行气的药制成），下焦有火，可以服中成药龙胆泻肝丸等。而对于一般"上火"，则可通过饮食调节，且食疗有独特的效果。

心火旺盛用莲子汤

【表现症状】分虚实两种，虚火表现为低热、盗汗、心烦、口干等；实火表现为反复口腔溃疡、口干、小便短赤、心烦易怒等。

【食疗法】莲子30克（不去莲心），栀子15克（用纱布包扎），加冰糖适量，水煎，吃莲子喝汤。

肺火过盛吃猪肝

【表现症状】干咳无痰或痰少而黏、潮热盗汗、手足心热、失眠、舌红。

【食疗法】猪肝1副，菊花30克（用纱布包好），共煮至肝熟，吃肝喝汤。

胃火亢盛喝绿豆粥

【表现症状】分虚实两种，虚火表现为轻微咳嗽、饮食量少、便秘、腹胀、舌红、少苔；实火表现为上腹不适、口干口苦、大便干硬。

【食疗法】石膏粉30克，粳米、绿豆各适量，先用水煎煮石膏，然后过滤去渣，取其清液，再加入粳米、绿豆煮粥食之。

肝火上炎喝梨水

【表现症状】头痛、头晕、耳鸣、眼干、口苦口臭、两胁胀痛。

【食疗法】川贝母10克捣碎成末，梨2个，削皮切块，加冰糖适量，清水适量炖服。

肾火旺盛吃猪腰

【表现症状】头晕目眩、耳鸣耳聋、腰脊酸软、潮热盗汗、五心烦躁。

【食疗法】猪腰2只，枸杞子、山萸肉各15克，共放入砂锅内煮至猪腰熟，吃猪腰喝汤。

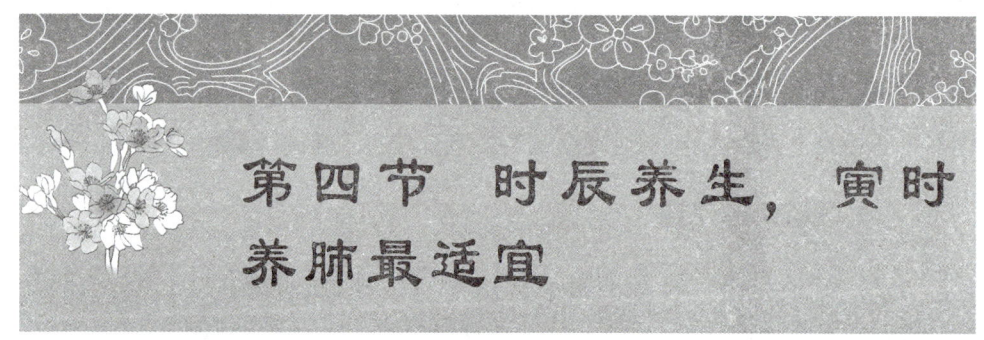

第四节 时辰养生，寅时养肺最适宜

 寅时养肺，肺好气血足

寅时，凌晨3～5时，此时正是肺经当令的时间，全身的气血都必须"朝会"于肺。肝在丑时把血液吐故纳新之后，将新鲜血液提供给肺，再由肺调配，输布于全身。肺经旺的时候睡觉，能够使肺气得以舒展，以顺应阳气的舒长，来完成新陈代谢。这样人在清晨面色红润、精力充沛。寅时，有肺病者反应最为强烈，如剧咳或哮喘而醒。

《素问·灵兰秘典论》指出："肺者，相傅之官，治节出焉"。如果把心比作一位君主，那肺就像一位辅佐君主的宰相，协助心脏治理全身，调节气血营卫，沟通和营养各个脏腑。

十二经脉在《黄帝内经》里面有这样一个顺序：肺、大肠、胃、脾、心、小肠、膀胱、肾、心包、胆、肝。十二经脉是周而复始，如环无端的，可《黄帝内经》为什么强调经脉循行从肺经开始呢？

这是因为寅时是一个很重要的时辰。因为肺经主一身之气，"主治节"。凌晨3～5时的时候，人体的气血开始重新分配，心、肝、脾、肺、肾等分别需要多少，这个气血的分配是由肺经去完成。肺气分配着全身的气血，推动着新的一天经络气血运行，开始新的一天人的正常工作和生活。

有些老年人常常说自己的"觉少"，会到早上4～5时的时候醒过来再也睡不着。这是什么原因呢？按中医养生的方面来讲，就是老年人的身体各项功能比以前都差多了，肃降的能力也越来越差了，气血太虚而引起的。如果这个时候醒来同时是大汗淋漓的话，就要注意了，这个时候心脏病患者容易出现死亡，而原因就是气血不够。所以一般老年人心脏功能不太好的话不提倡早锻炼，有心脏病的患者一定要晚点起床，同时要慢慢地起床。

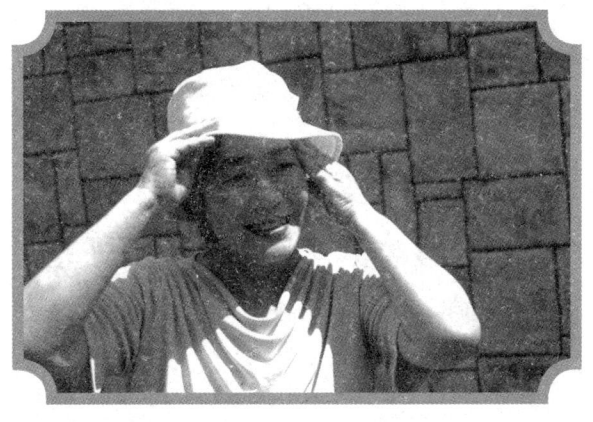

另外，需要注意的是，如果熬夜的话，一般能熬过一两点，但是感觉到三四点钟是最难熬的。为什么到三四点钟人感觉最难熬？这是因为，寅时为肃降之气运行的阶段，要是再熬，对人体的伤害最大。

寅时醒来睡不着的方法

如果因为气血虚而引起的寅时易醒，造成气血不养神，那么可以这样做：

学会调整自己的呼吸

仰卧平躺，双手放两边，闭眼，开始吸气，慢举双手到头上方（要设想指尖仿佛有线牵引），继续进行非常缓慢的吸气，同时数10下，数到第十下时，双肩应伸展到头上方，双肘靠双耳，双手落地。屏气数10下，呼气数10下，慢慢回转双臂成弧形放在身边。反复10次，每做1次吸气你会感到昏昏迷迷犹如入梦乡，最后进入深沉的睡眠中。

赤龙搅海咽津法

"赤龙"指人体口腔之舌，"海"指人体之口腔，所谓"赤龙搅海"，就是用舌头在口腔内搅动，使体内水分上升至口腔，通过唾液腺变为唾液，再徐徐咽下，从而达到健身祛病、延年益寿的目的。唾液，即口水，呈半透明液体状，是人体之精华，与健康长寿息息相关。赤龙搅海的练习方法：

① 舌舔上腭

静坐闭目冥心，舌尖轻舔上腭，调和气息，舌端唾液频生。当津液满口后，分3次咽下，咽时要汩汩有声，直送丹田。如此便五脏邪火不生，气血流畅，百脉调匀。

② 赤龙搅海

舌在口腔内舔摩内侧齿龈，先顺时针旋转18圈，再逆时针旋转18圈；然后，舌以同一顺序舔摩外侧齿龈两个18圈；共计36圈。此法固齿，健脾胃，轻身，祛病。

③ 鼓漱华池

口唇轻闭，舌在舌根的带动下在口内前后蠕动。当津液生出后要鼓漱有声，共36次。津液满口后分3次咽下，并用意念引入丹田，此谓"玉液还丹"，即玉液灌溉五脏，润泽肢体。

小心寅时心脏病猝死

对于心脏病患者来说，寅时是"生死关头"的重要时刻。此时全身气血进行分配，如果肺"宣发"和"肃降"的功能失常，就会加重心脏的负担，从而导致猝死。

提到心脏病，大家往往都有"谈虎色变"的感觉，它已成为危害人类健康的头号杀手。因心脏病而去世的名人也不在少数，京剧四大名旦梅兰芳、尚小云、荀慧生、程砚秋等人就是被心脏病夺去生命的。近些的，为广大观众所熟悉和爱戴的著名相声演员马季、侯耀文等也是因心脏病突发而谢世的。心脏病简直防不胜防，成为潜藏在我们身边的最令人恐惧的"杀手"。

如果观察一下那些患心脏病的人，你可能会得到一个结论，那就是凌晨时分往往是心脏病患者最危险的时刻，许多心脏病患者就是此刻突然病逝的。为什么凌晨时分却成为心脏病患者的"生死关头"呢，这与气血循环规律有关。我们前文说过，肺为"相傅之官"，可以"朝百脉"，助心行血。心主血，而肺主气，两者分工不同，却又互相为用。气血循环有赖于心气的推动，但肺的宣发和肃降也有利于辅助心脏调节血液循环的作用。只有心和肺相互协作，人体的气血循环才能

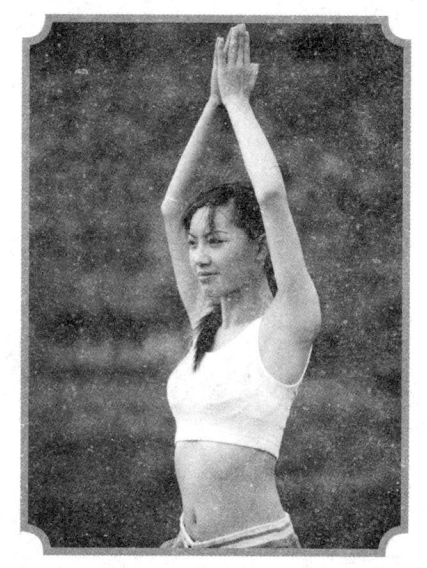

周流不息。寅时气血正好流注肺经，如果此时肺出了毛病，工作起来就会力不从心，这样肺的宣发和肃降功能就会受到影响。宰相出了毛病，君主只好孤军奋战，这样就容易加重心脏的负担，从而引发心脏病。这就是为什么许多心脏病患者会在凌晨去世的原因。

寅时要熟睡才能养生

寅时是指凌晨3～5时，这个时候肝经该"下班"了，轮到肺经"值班"了。肺经的工作是什么呢？肺经的工作就是对全身的气血重新进行分配。而在此时，人体的各器官只有进入"休眠"状态，才能保证肺不受打扰地工作。在这个时候，不仅要睡，而且还要睡熟，睡好。

寅时睡得熟，色红精气足。大地阴阳从此刻转化，由阴转阳。人体此时也进入阳盛阴衰之时。肺朝百脉，气运输于全身。肝脏在丑时把血液推陈出新之后，将新鲜血液提供给肺，通过肺送往全身。所以人在清晨面色红润、精神充沛，迎接新的一天到来，此时人也容易死亡，此时起床运动最好缓慢。而肺不好的人会

经常咳嗽,就算是睡着后也会咳嗽,有些人可能在睡着后,咳得更厉害。

这个时辰人体需要大量呼吸氧气,进行深呼吸,所以要求较深的睡眠。如果家里有呼吸衰竭患者,一定要特别注意观察他此时的反应和症状。很多肺癌患者,心脏病患者都在寅时去世。哮喘患者在寅时服药比白天常规服药效果好。在这个时候,如果咳醒的话,最好是喝杯温水,能够缓解一下,还可以去肺燥。

寅时肺易受寒,注意保暖

清晨,一般来说,温度比较低,寒气最容易袭击肺。中医上把肺称之为"娇脏",就说明它是个比较娇贵的器官,而肺又位于人体各个脏腑的最高端,也就是中医所说的"华盖"的位置,《素问·宣明五气篇》中说:"五脏所恶……肺恶寒"。肺既为娇脏,又"恶寒",所以当寒邪自口鼻皮毛而入时,肺首当其冲。而清晨寅时,肺经当令,也就是其容易受到伤害的时间,而肺一旦被寒气入侵,就会出现功能异常,对人们的健康造成损害。

如果晚上睡觉没有盖好被子,尤其是在凌晨 3 时的时候,肺经开始值班,开始输布全身的气血,而此时已经到了后半夜了。寒邪下注,室内暑湿上蒸,两者相交在一起,这时寒气就很容易从呼吸系统进入肺部,进而侵入人体,导致人体经脉阻滞、气血不通,出现腹痛、呕吐、不思饮食、腹泻等症状。而且人的肚脐部位没有脂肪组织,表皮质层又比较薄嫩,是腹部表皮最薄弱的地方,也容易被寒邪侵袭,从而引发一系列的不良症状。

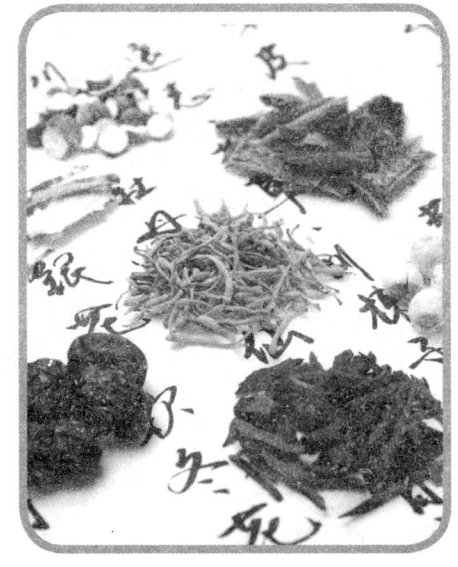

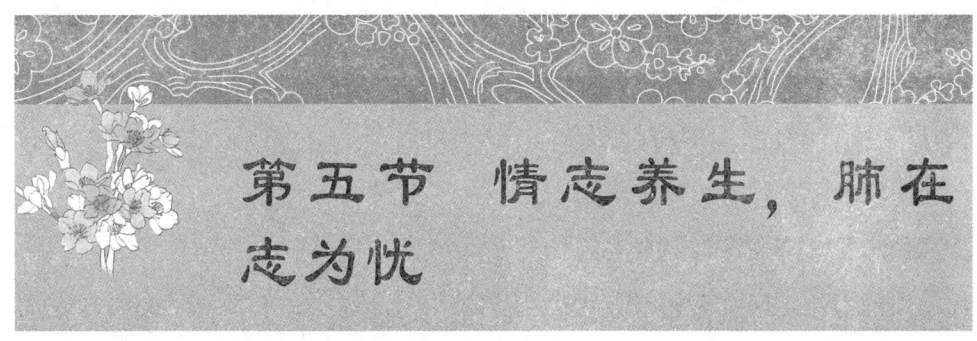

第五节 情志养生，肺在志为忧

 过度悲忧，小心伤肺

悲和忧，是人们对某些不愉快的事情产生的一种担心、忧郁、愁闷的情志反应。在现实生活中，当人处在事与愿违的境况时，正常活动受到阻碍，成功的希望遭到挫折，心中的欲望未能如愿时，令人烦恼的忧愁、悲伤便会接踵而来。一般来说，悲、忧作为一种情志活动，是人体对外界事物的一种正常应答反应，不会对身体构成危害。但是，当一个人的忧愁悲伤太过，或者持续时间过长，超过了人体自身所能调节的限度和承受的负荷，而在思想认识上又不能主动或被动地转移这种不良情绪，就成为一种致病因素，对机体构成危害，严重者可因忧虑过度而丧命。

我国古典名著《红楼梦》里的林黛玉多愁善感、清高自傲，惹无数人怜爱，最后却殒命于肺结核。这其实与她终日郁郁寡欢、以泪洗面，长期悲伤的精神状态有关，也是中医理论"悲伤肺"的一个明证。

中医学认为"悲忧为肺志"，这种情志变化和肺的关系是很密切的。所以悲伤过度，首先伤肺。如《灵枢》里有："忧愁者，气闭塞而不行"。那么，肺伤有何表现呢？

中医学认为肺的主要功能是"主气"。这里的气，有两个概念，一是肺主呼吸之气，即吸入大自然的空气。呼出人体内的废气。二是肺主全身之气，即肺将吸入的新鲜空气供应给全身各个脏腑器官。从而保持全身功能活动充沛有力。当肺为悲的情绪所伤，就会出现呼吸之气与全身之气两个方面的变化。例如，当一个人因悲伤而哭泣不停，这个人的呼吸往往会加快。我们常说一个小孩子哭得"上气不接下气"。这就是因为悲伤

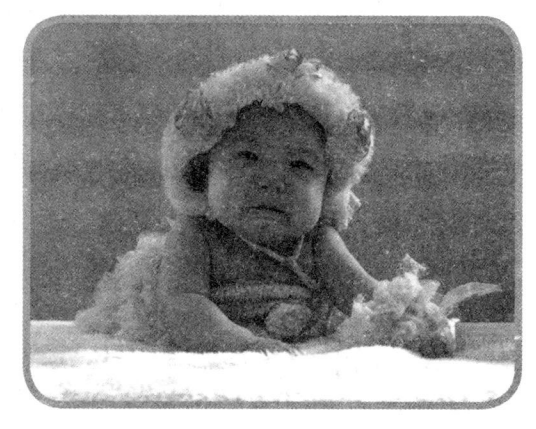

而伤肺，肺气损伤则需要更多空气的补充，故表现为呼吸加快，也就是摄气过程的加快。我们还常见到，有时一个人悲哭过度过久，全身软得像面条一般，旁边人来拉他都拉不起来，这就是全身之气都因为肺气损伤而生虚损。从症状来看，悲伤肺的主要症状是气短，咳嗽、有痰或无痰，全身乏力、皮肤怕冷，容易感冒，中医称之为"肺气虚"。

悲则气消，养肺切勿过悲

《黄帝内经》里有这样一段话："脾主思，肝主怒，肺主悲，心主喜"。也就是说，人的性格与体质有密切的关系。"悲则气消"、"肺主气"，忧愁和悲伤会对呼吸系统造成不小的伤害。悲则气消是情志悲哀，使人神情挫折，意志消沉。悲为七情之一，因悲由心生，悲为肺志，故《素问·举痛论》说："悲则心系急，肺布叶举，而上焦不通，荣卫不散，热气在中，故气消矣"。可见过分悲伤则心肺俱伤而气消，出现肺萎或痿躄等症。

"肺主悲"，如果一个人总是容易悲伤，那是肺不好了；而肺气旺的人往往非常豁达，遇到不顺心的事情，即便当时很悲伤，过后也会很快恢复过来，不会一直悲伤下去。

另外，肺主皮毛，人全身表皮都有毛孔，毛孔又叫气门，是气出入的地方。如果肺经气机长期虚弱，毛孔就会堵塞，皮肤血液循环不足，就会失去光泽，肤色比较暗淡，形体憔悴，严重的还会起青春痘，患荨麻疹、斑秃、银屑病等皮肤疾病。所以肺不好的人不仅皮肤没有光彩，还特别容易过敏。因为肺有一个功能，就是宣发卫气。卫气为水谷之气所化，作用就相当于我们人体的一层"保护罩"。肺气虚了，皮肤缺少卫气的保护，再受到冷、热、花粉的刺激，就易发生过敏现象。这就是为什么同样的环境，有的人皮肤总容易过敏，而有的人却安然无恙。所以，对于爱美的女性朋友来说，养颜先要养肺。

保养肺脏并不仅仅是女人的事，对于许多男性朋友而言也应注意养肺。相较于女性来说，男性往往有吸烟的习惯，这样很容易伤肺，每年因吸烟而导致肺癌的比例就相当高。此外，根据中医五行理论，肺为金，肾为水，所以通过养肺，还可以起到补肾的效果。肾藏精，肾脏好的人，精力就会特别旺盛。

悲伤过度，适宜哭泣

美国的威廉·胡拉伊博士曾提出了一种异乎寻常的见解："经常哭泣，可以使身体长寿。"其理由是，悲伤时流出的眼泪中，白蛋白的含量高，这种白蛋白是由于压抑而产生的有害物质，哭泣可把这种物质从体内排出。哭泣可消除压抑，使悲伤化为乌有。所以说，在发怒或悲伤时，不要抑制自己的感情，不如让它发泄出来，这样倒可以消除心头的压抑，从而获得长寿。

适当地哭有益于健康，强忍眼泪等于自杀；伤心想哭时，就哭出来，那样有助于你缓解情绪，获得放松；哭泣时间不要过长，否则对身体的伤害也很大。其实，哭不仅可以宣泄情绪，减轻精神上的负担，而且泪水还可以保护眼睛。从生理学角度分析，人悲伤时，随眼泪的排出与眨眼动作，会使泪水扩散到角膜上，从而保持角膜层的光泽，起到润湿、洗涤眼球角膜与结膜的作用，保护了视力。

同时泪液中含有溶菌的免疫球蛋白等，还可杀死或抑制附在眼球表面的细菌与其他微生物。当然，哭也要适当。压抑的心情得到发泄、缓解后就不要再哭了，否则对身体反而有害。因为人的胃肠机能对情绪极为敏感，哭泣时间过长，胃的运动减慢，胃液分泌减少，酸度下降，会影响食欲，甚至引起胃炎或胃、十二指肠球部溃疡，有的还会诱发麻疹。故心理学家主张哭不宜超过 15 分钟，要学会控制自己，做情感的主人。

长吁短叹，缓解心中压力

心理学家指出，当人们在悲伤、忧愁、焦虑的时候，经过一番长吁短叹后，就会有胸宽郁解的豁亮感；在惊恐、惆怅、郁闷的时候，长吁短叹后会有一种心安神定的坦然感；而在疾病困扰时，长吁短叹则可以有效地减轻疾病带来的痛苦。

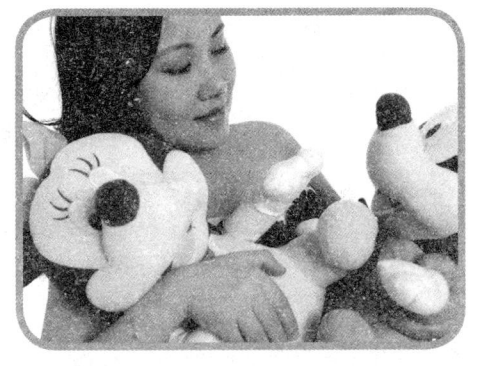

专家认为，这是由于长吁短叹可以使体内的横膈上升，促进肺部气体排尽，增加肺活量，血液因此得到了充足的氧气供应。长吁短叹还能加快人体的血液循环，让身体处于松弛状态，这样就强化了迷走神经，改善了大脑兴奋和抑制失调的状况，能够消除悲伤痛苦和紧张焦虑以及精神压抑感，从而有益于机体内环境的调节和稳定，使机体脏腑功能得到充分的发挥。

由此可见，长吁短叹不仅没有坏处，反而好处颇多。因此，当你在悲哀惆怅、心情忧郁的时候，在工作、学习、生活紧张疲劳的时候，在进行体育运动之前，在决定某项重大策略和决心进取之际，不妨长吁短叹一番，你会感觉到胸宽神定，豁达舒畅，精神饱满，轻松愉快。

喜胜悲，快乐的情绪能驱走忧伤

《素问·举痛论》说"喜则气缓，……一喜则气和志达，荣卫通利，故气缓炙"。这里明确提出了"喜则气缓"之说，所谓的"气缓"指的是心气舒缓或和达。喜能使人精神兴奋，心情和达，气机通利。而悲呢？悲则气消，是指过度悲忧，可使肺气抑郁，意志消沉，肺气耗伤。又有"心气虚则悲，实则笑不休"之说，可见，两者在心气的虚实上相统一，故此两者具有

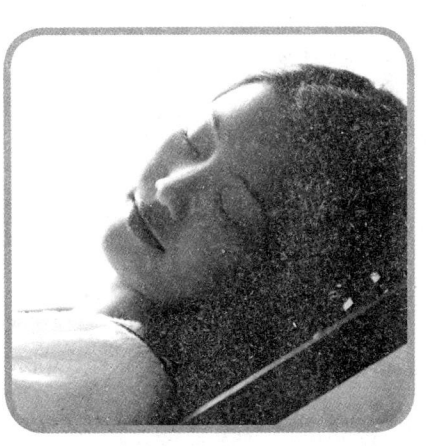

了我们中和时候所说的"溶解性"，悲是心气之虚，而喜则为心气之实，一虚一实，一消一生。故两者相融而平和。

张从正是一位非常擅长用情志相胜理论治疗情志疾病的人。张子和《儒门亲事因忧结块》记载：当时的息城司侯听说父亲死于强盗之手，过度悲伤，大哭了一场之后就觉得心下疼痛，疼痛一天比一天严重，并逐渐形成结块。一个月后，结块有一个杯子般大小，形状就像一个倒放在桌子上的杯子，疼痛难忍，他多方用药，却没什么效果。最后请张从正来诊治。张从正问清了起病的原因之后，想了一个治疗的方法。他从巫师那里借来道具，扮起巫师来，一手持桃木剑，一手拿着朱砂画的符纸，并且口中念念有词："天灵灵，地灵灵，太上老君速速如律令……"患者看到他这个架势，忍不住开怀大笑，过了两天，心下的硬结就渐渐散开，疾病痊愈。

后来，患者问他，为什么没吃药病就好了。张从正告诉患者，这就是《黄帝内经》上说的"喜胜悲"这种情志治疗方法。因为喜是心脏精气的变化活动，心在五脏中属火，而悲是肺脏精气变化活动的结果，肺属金，火能克金，所以喜悦

情绪能克制悲伤的情绪，从而达到治愈疾病的目的。

那么如何才能快乐起来呢？下面就极少几种能使您快乐的方法：

多做运动

每天悠闲散步5分钟，可令精神愉快，或多做松弛身心的运动，包括松弛肌肉、深呼吸、静坐及冥想等。

聆听音乐

音乐可以舒缓紧张及压力，多听节奏舒缓的音乐可令人心情轻松，而聆听大自然的音乐可令你心境平静。

近朱者赤

情绪是可感染的，因为当一群人一起聊天时，我们倾向模仿别人的表情、音调及动作，而快乐亦可由此传染。

增添光彩

让你周围充满欢乐的色调，例如家居多用暖色布置，白色、黄色可增加朝气，天蓝色令人心境开朗。另外，衣着方面也可选取用活泼的颜色。

对抗抑郁的"灵丹妙药"

要克服抑郁，不能仅靠各种各样的镇静药物，而首先要从心理上克服认识障碍。以下是几种简单易行的方法：

为自己创建个人空间

其实，你应当将这些需要告诉你爱的和爱你的人。如果你懂得在人际关系中为自己留有一份空间，你将会减少自己潜在的不满及想逃避的欲望。

做一些积极的活动

抑郁的时候，我们可以计划做一些积极的活动，积极的活动能给你带来一丝丝的快乐。

别求尽善尽美

事事不要都追求完美，比如在公共汽车上被人骂了一句，觉得损害了自己的形象，转而又埋怨自己不好，认为自己无能，处处都倒霉。其实，这都是在自寻烦恼。

不要胡乱下结论

人生在不断发展，谁都无法预知未来，因此千万别草率地给自己下结论。一次考试考砸了，就说自己一辈子没出息。别人说一句话，可能并不是冲你说，可你偏觉得他是在故意刺激你，这当然会觉得处处不尽人意。

不要卧床不起

情绪低落时，千万不要整天卧床不起，反而应比平时早起一点。

小心兴奋剂的不良反应

它们可以人为地让你神经兴奋，忘却烦恼，但药性消退后会令你更加忧虑。

让别人了解你的痛苦

当你感到心情不好时，不要一个人强忍，而要学会让你的配偶，或者好友了解你的苦恼。

选择食物

全谷米、大麦、小麦、燕麦、瓜类和含高纤维多糖蔬菜、水果等是含色胺酸的食品，易舒缓压力，改善情绪。

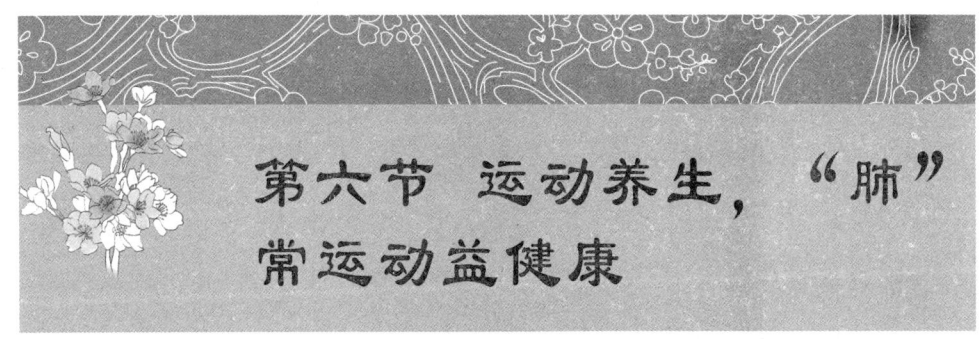

第六节 运动养生,"肺"常运动益健康

 腹式呼吸,健康你的肺

呼吸是人的一种正常的生理现象,同时又是重要的养生之道。人的一呼一吸承载着生命的热量。科学家们研究发现:人的肺平均有两个足球那么大,但大多数人在一生中只使用了其中1/3的能力。美国健康学家的一项最新调查显示:不论在发达国家,还是在发展中国家,城市人口中至少有一半以上的人呼吸方式不正确。很多人的呼吸太短促,往往在吸入的新鲜空气尚未深入肺叶下端时,便匆匆地呼气了,这样等于没有吸收到新鲜空气中的有益成分。坐办公室的人,由于坐姿的局促和固定,通常是浅短、急促的呼吸,每次的换气量非常小,所以造成在正常的呼吸频率下,依然通气不足,体内的二氧化碳累积;加上长时间用脑工作,机体的耗氧量很大,进而造成脑部缺氧。于是白领们经常出现头晕、乏力、嗜睡等办公室综合征。

而腹式深呼吸是健肺的好方法,不仅弥补了胸式呼吸的缺陷,而且可使中下肺叶的肺泡在换气中得到锻炼,从而延缓老化,保持良好弹性,防止肺的纤维化。做腹式深呼吸运动,可使机体获得充足的氧,也能满足大脑对氧的需求,使人精力充沛。腹式呼吸运动对胃肠道是极好的调节,能促进胃肠道的蠕动,利于消化,加快粪便的排出,预防习惯性便秘等疾病。

腹式深呼吸简单易学，站、立、坐、卧皆可，随时可行，但以躺在床上为好。仰卧于床上，松开腰带，放松肢体，思想集中，排除杂念，也可说是进入气功态。由鼻慢慢吸气，鼓起肚皮，每口气坚持 10～15 秒，再徐徐呼出，每分钟呼吸 4 次。做腹式深呼吸时间长短由个人掌握，也可与胸式呼吸相结合，这便是呼吸系统的交替运动。

我国古代医家早就认识到腹式呼吸有祛病延年的奇功，并创造了"吐纳"、"龟息"、"气沉丹田"、"胎息"等健身方法。

唐朝名医孙思邈对腹式呼吸尤为推崇，他每日于黎明至正午之间行调气之法，仰卧于床上，舒手展脚，两手握大拇指节，距身四五寸，两脚相距四五寸，数数、叩齿、饮玉浆（唾液）。然后，引气从鼻入腹，吸足为止。久住气闷，乃从口中细细吐出，务使气尽，再从鼻孔细细引气入胸腹。这种腹式深呼吸，吐故纳新，使人神清气爽。明朝养生家冷谦在《修龄要旨》中写有养生十六字令："一吸便提，气气归脐；一提便咽，水火相见。"包含了提肛、咽津、腹式呼吸三种保健练功方法，这也是他祛病健身延年的秘诀。

大喊大叫不但益肺还能养胃

在清早和傍晚，很多人都会在郊外健身。大喊大叫就是一种不错的方法，它可以把肺叶下的浊气逼出，加强血液的携氧量，喊过后会顿时感到精神振作、心平气和，而且还可以增强胃肠道蠕动，促进胃液分泌，健体强身。

不过，这种锻炼方法虽然可取，但也要适量。每日只要痛快地大喊几声就可以了，不要太久，喊的次数也不要过多。否则可能会导致大脑缺氧，严重的时候甚至会休克。所以要根据自己的身体状况量力而行。

锻炼的目的是为了强身健体，因此要根据自己的体质来决定锻炼的项目和强度，不必过于追求新鲜和另类。只有每日坚持，方法得当，才可以永葆健康。

练习一下呼吸保健操

1. 两脚分开站立，与两肩平，上身挺直，双手护于丹田（脐下小腹处）。

2. 吸气时缓缓用力深吸，双手放松，使腹部膨起，吸至最大量，有气沉丹田的感觉。

3. 呼气时缓缓呼出，双手压迫丹田，呼至最小量，反复做 30 次。

4. 双手放于胁部两侧，随吸气缓缓向两侧平行分开。如扩胸运动，使气吸至最大量。

5. 再随呼气，缓缓放于胁部并按压胁部，做 20 次。

6. 双臂自然下垂，随吸气缓缓上举，吸气至最大量。

7. 缓缓呼气，随呼气双臂慢慢下降，双手抱膝，呼气至最大量。

8. 再起立重复，做 20 次。

值得注意的是，做操时应以腹式呼吸为主，要求吸气深长，尽可能地多吸气；呼气应缓慢，尽量呼尽。每做完一个动作时，都应维持姿势几秒，然后再做下一个动作。

 做做养肺功

养肺功能调养肺气，预防感冒、咳嗽、哮喘等疾病。我们现在就来学习一下：

1. 视身体状况，可选择坐位或立姿，全身放松，轻闭双目，调匀呼吸。然后，采用腹式呼吸方法，慢慢用鼻吸气。当吸至最大限度时，慢慢用鼻呼气。同时，牙齿轻合，轻念"呬"字，声音要清晰自然，待气全部吐尽后，再以鼻吸气。如此反复，连续做 24～32 次。此法具有补肺益气之效。

2. 保持原有姿势不变，上身挺直，下巴上抬使头后仰，颈部伸展，拇指与其他四指分开，将虎口对准咽喉部位，从上向下按搓，直到胸部，左右手交替搓按 40～60 遍。此法具有清利咽喉、止咳化痰之效。

3. 坐在床上或椅子上，腰背端直，全身放松，调匀呼吸。然后，两腿自然交叉离开地面，躬身弯腰，头向前低，两手在身体两侧放在床上或椅子上，用力支撑起身体，同时尽可能肩背向上拱起，根据个人体力情况，反复做 5～10 次。此法可流通肺气，通调水道，具有调养肺气的作用。

4. 仍取端坐位，腰背自然放松，双目紧闭，两手握成空拳，伸向背部反捶，先捶打脊背中央，再捶打脊背两侧，捶打时先从上向下，再从下往上。反复 3～5 遍，捶打时不要闭气。接着叩齿 5～10 次，并将津液缓缓咽下。此法可舒畅胸中之气，交通脊背经脉，有养肺健胃之效。

冷水浴，抗寒健体又健肺

所谓冷水浴，就是用 5℃～20℃之间的冷水洗澡。秋季的自然水温正是在这一范围内，因此很适合开始冷水浴锻炼，可以逐渐坚持至深秋、甚至是冬季。冷水浴的保健作用十分明显。首先，它可以加强神经的兴奋功能，使人感到头脑清晰。第二，冷水浴可以增强人体对疾病的抵抗能力，被称作是"血管体操"。第三，洗冷水浴有助于增强消化功能，对慢性胃炎、胃下垂、便秘等病症有一定的辅助治疗作用。据日本的研究者报告，哮喘儿童如每天用冷水沐浴 1 分钟或用冷水淋浴 30 秒，有可能防止哮喘发作并减少对药品的需要。

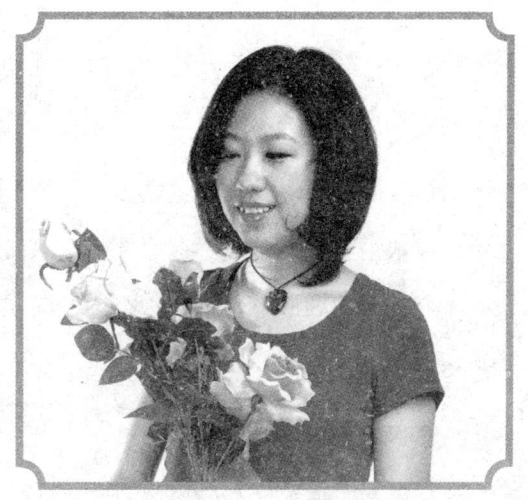

用冷水洗浴应注意循序渐进，主要包括几个方面：

季节

练习使用冷水洗浴应从夏季就开始着手，逐渐坚持到秋天，甚至冬天。

时间

洗冷水浴刚开始的时间要短，一般2～3分钟即可，以后可以逐渐延长到10～15分钟，一般来说，不宜超过15分钟。如果水温低于20℃则时间应相应缩短，水温越低，时间越短。

水温

开始洗冷水浴的时候，先用水温偏低的温水，再逐渐减低至冷水。

方法

冷水浴的方法按作用由弱到强依次为擦身、冲淋、浸泡，一般从冷水擦身开始，适应后再转入较强的方法。

如何正确享受冷水浴呢？

冷水浴面

每天用冷水洗脸。用手掬一捧水洗鼻孔，即用鼻孔轻轻吸入少许水，再擤出，反复多次；再用毛巾蘸冷水擦脸、耳和颈项部，洗后用干毛巾擦干；再用手掌擦面、颈部，直至发红发热。

冷水擦身

是冷水浴与按摩配合进行的锻炼。擦身的顺序为：脸、颈、上肢、背、胸、腹、下肢。摩擦四肢时，沿向心方向，即从肢端开始，以助静脉返流。手法由轻到重，时间因人而异，以皮肤发红、温热为度。

冷水浴足

将双足浸于水中，水温可从20℃左右开始，逐渐降到5℃左右。在浸泡的同时，可以用手或者两脚相互按摩。

冷水淋浴

洗冷水澡前先做做"热身"运动，用手揉搓皮肤数分钟，感觉发红、发热为止；洗澡时，先往四肢部位"浇"水，数分钟后再冲胸、背部，让身体有个逐渐适应的过程；水温不要过低，以5℃～25℃为宜，时间也不宜过久，10～15分钟即可，最长别超过半小时。洗过之后，要及时用干毛巾擦干身体（尤其是关节处，避免患关节炎），然后穿上宽松衣服。

冬泳

须经系统的室内冷水浴锻炼后，机体对寒冷有较强适应能力，体质强壮者，方可考虑室外冬泳锻炼。泳前要做好准备活动，一般时间不宜过长。

需要注意的是，如果在洗冷水浴过程中皮肤或嘴唇出现发绀，表示水温太低或洗浴时间太长，这时应该立刻停止洗浴，并擦干全身。如果气温太低不能用冷水直接冲身或浸泡时，可用"冷毛巾擦身法"来代替。

在此强调一下，不是所有人都能洗冷水浴，患有某些疾病者就不宜进行，如严重心脏病、高血压、胃炎，严重肝、肺疾患，急性传染病，以及酒后、饱食、强劳动或剧烈运动后，都不宜洗冷水浴。

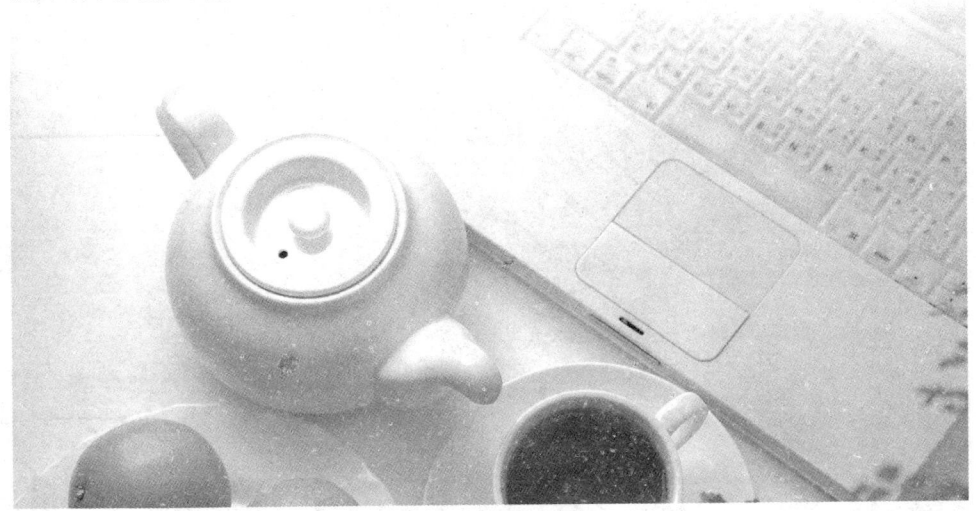

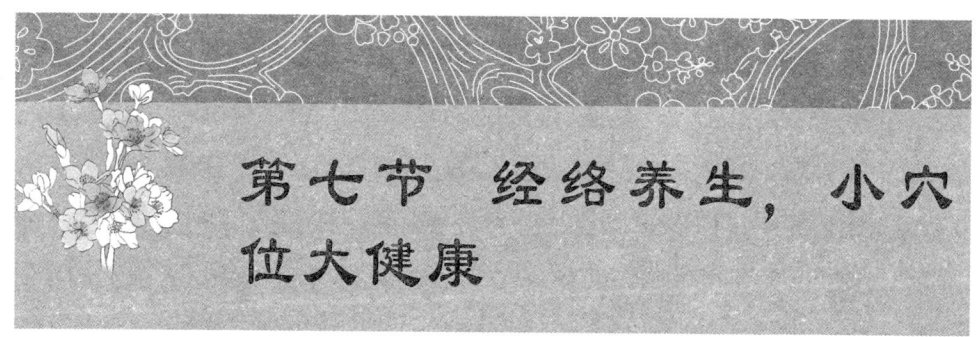

第七节 经络养生，小穴位大健康

 手太阴肺经上的穴位

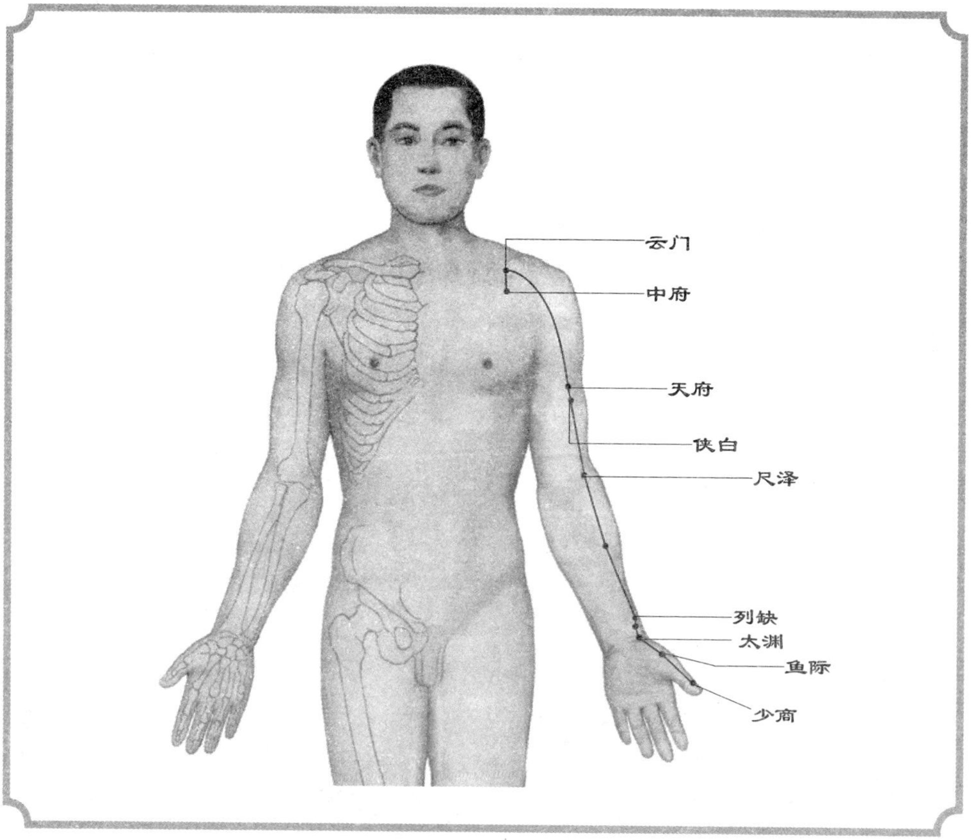

本经共有 11 个穴位。其中 9 个穴位分布在上肢掌面桡侧，2 个穴位在前胸上部，中府（首穴）、云门、天府、侠白、尺泽、孔最、列缺、经渠、太渊、鱼际、少商（末穴）。

中府穴

【位置】胸前正中线旁开 6 寸，平第 1 肋间隙处。简易取穴法：云门直下 1 寸处是穴。

【功能】肃降肺气，和胃利水，止咳平喘，清泻肺热，健脾补气。

【主治】咳嗽，气喘，肺胀满，胸痛，肩背痛。

云门穴

【位置】在胸前壁的外上方，肩胛骨喙突上方，锁骨下窝凹陷处，距前正中线 6 寸。

【功能】清肺理气，泻四肢热。

【主治】咳嗽，气喘，胸痛，肩背痛，胸中烦痛。

天府穴

【位置】在臂内侧面，肱二头肌桡侧缘，腋前纹头下 3 寸处。

【功能】调理肺气，安神定志。

【主治】气喘，鼻衄，瘿气，臂痛。

侠白穴

【位置】在臂内侧面，肱二头肌桡侧缘，腋前纹头下 4 寸，或肘横纹上 5 寸处。

【功能】宣肺理气，宽胸和胃。清降肺浊，润脾除燥。

【主治】咳嗽，气喘，干呕，烦满，臑痛。

尺泽穴

【位置】在肘横纹中,肱二头肌腱桡侧凹陷处。

【功能】调理肺气,清热和中。

【主治】咳嗽,气喘,咳血,潮热,胸部胀满,咽喉肿痛,小儿惊风,吐泻,肘臂挛痛。

孔最穴

【位置】在前臂掌面桡侧,当尺泽与太渊连线上,腕横纹上7寸处。

【功能】清热止血,润肺理气。

【主治】咳嗽,气喘,咳血,咽喉肿痛,肘臂挛病,痔疾。

列缺穴

【位置】在前臂桡侧缘,桡骨茎突上方,腕横纹上1.5寸,当肱桡肌与拇长展肌腱之间。简便取穴法:两手虎口自然垂直交叉,一手食指按在另一手桡骨茎突上,指尖下凹陷中是穴。

【功能】止咳平喘,通经活络,利水通淋。

【主治】伤风,头痛,项强,咳嗽,气喘,咽喉肿痛,口眼㖞斜,齿痛。

经渠穴

【位置】在前臂掌面桡侧,桡骨茎突与桡动脉之间凹陷处,腕横纹上1寸。

【功能】宣肺利咽,降逆平喘。

【主治】咳嗽,气喘,胸痛,咽喉肿痛,手腕痛。

太渊穴

【位置】在腕掌侧横纹桡侧,桡动脉搏动处。

【功能】止咳化痰,通调血脉。

【主治】咳嗽,气喘,咳血,胸痛,咽喉肿痛,腕臂痛,无脉症。

鱼际穴

【位置】在手拇指本节(第1掌指关节)后凹陷处,约当第1掌骨中点桡侧,赤白肉际处。

【功能】气化肺经水湿,散发脾土之热。

【主治】咳嗽,咳血,咽喉肿痛,失音,发热。

少商穴

【位置】在手拇指末节桡侧,距指甲角0.1寸。

【功能】宣肺利咽,解热退烧,消肿止痛,开窍醒神。

【主治】咽喉肿痛、咳嗽、鼻出血、发热、中风、昏厥、癫狂、瘾症。

按揉鱼际穴保肺平安

鱼际穴在手拇指第1掌指关节后凹陷处,约当第1掌骨中点桡侧,赤白肉际处。如果每天坚持掐揉双手的鱼际穴,则可以治疗咳嗽等与肺有关的疾病,从而保肺的平安无恙。不过一定要配合合谷、足三里使用。

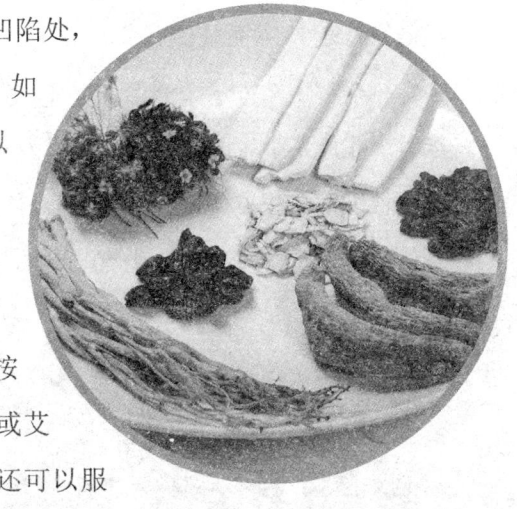

操作方法:每日早饭前和晚饭前按揉双侧合谷穴各3分钟,然后再按揉或艾灸双侧鱼际和足三里3分钟。同时,还可以服用玉屏散或者防风通圣散,或者泡点黄芪当茶喝,就可以大大增强卫气的护卫防御功能。

点揉太渊穴可补肺气

太渊穴位于腕掌侧横纹桡侧，桡动脉搏动处。

有人总觉得气不够使，有吸不上气的感觉，就点揉太渊穴，此穴为肺经原穴，补气效果极佳。

 ## 经渠穴——治疗咳嗽的万能穴

经渠穴位于前臂掌面桡侧，桡骨茎突与桡动脉之间的凹陷处，腕横纹上1寸处。这里介绍一个简便的取穴方法：掌心向上时腕横纹上1寸，桡骨茎突尺侧缘凹陷处。

经渠穴治疗各种咳嗽都有效，点按此穴，操作方便，无需辨证。

 ## 点按孔最好处多

孔最穴在前臂掌面桡侧（大拇指方向），在尺泽与太渊（腕部动脉搏动处）连线上，腕横纹上7寸（手腕至肘共12寸，按比例取穴）。

作用：孔最是手太阴肺经的郄穴。郄穴一般主治急症，阴经的郄穴主要治疗急性出血性疾病。根据经脉循行，可以看出本穴除了可以治疗风寒感冒引起的咳嗽和扁桃体炎外，对痔疮出血也有一定的作用。

 ## 中府——肺健康的镜子

怎样可以找到中府穴？锁骨下窝1寸，距正中线6寸（夹紧上肢时，大概与腋下对齐）的地方就是。中府穴是肺经的募穴，即肺气血直接输注的地方，最能反映肺的情况，是诊断和治疗肺病的重要穴位之一。经常用来治疗咳嗽、气喘、胸痛。此外，肺结核和支气管哮喘患者，在穴位上常有异常反应。又因为此穴是手、足太阴之会，故又能健脾，治疗腹胀、肩背痛等病。但中府穴下方肌肉偏薄，日常保健建议不要使劲，稍稍施力按揉1～2分钟即可。

列缺穴——疏卫解表最有效

列缺是肺经的络穴。将两手的虎口相对，两手交握，左手食指在右腕背部，食指下即是。摸到列缺的时候会感觉到这里好像是有一个裂缝一样，古人就认为它是天地的裂隙，阴阳的交界。列缺也是三经交会穴，可以同时调节肺经、大肠经及任脉的经气。平常生活中，人有时会突然出现不明原因的头痛，其实，大多数都是不经意感受风寒导致的，和鼻塞、流涕一样同属于感冒的一个症状，这时按揉列缺穴疏卫解表，加上热敷或者艾灸效果会更好。

列缺还和奇经八脉中的任脉相连。任脉是循行在人体前正中的经脉，是"阴脉之海"，有补肺肾阴虚的功能。中老年人糖尿病、耳鸣、双目干涩以及更年期的一系列不适，例如烦躁、失眠等，多是肾阴不足、津液不能滋养所致，而使用列缺穴就可以调节。对于手腕活动不便、手掌发热、前臂的各种活动的感觉不适，亦属于列缺的"差事"。

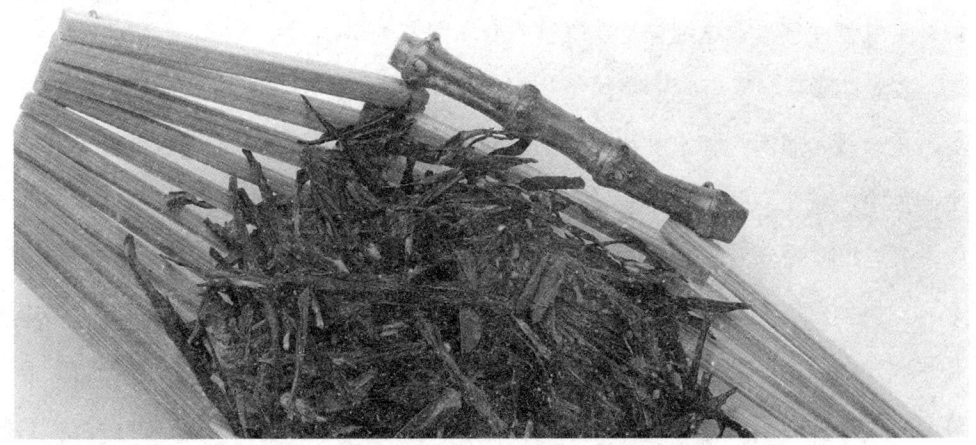

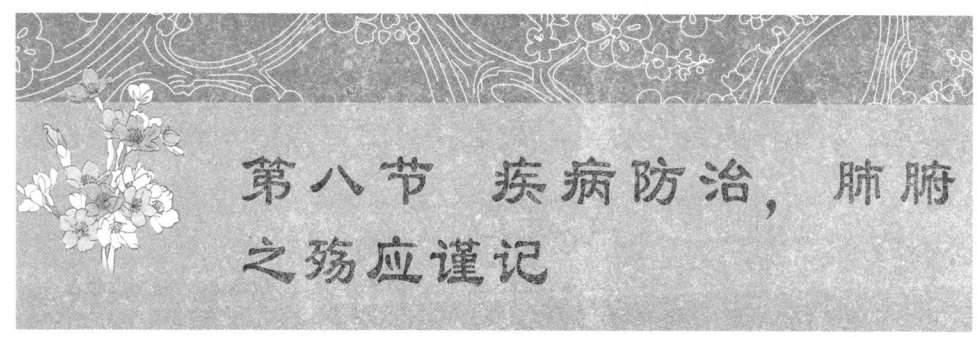

第八节 疾病防治，肺腑之殇应谨记

 支气管哮喘——及早预防才是硬道理

支气管哮喘即哮喘。哮喘二字虽连称，但疾病不同，哮是喉中有痰，喘则胁肩呼吸急促，与哮各异。普通的哮症多兼有喘，而喘者有不兼哮者，故种类多，大都是因气管狭窄，肺部弹力不够与支气管痉挛，或黏膜肿胀及分泌障碍呼吸而成。

其症状就是气急。上气不接下气，不仅呼吸困难，且带喘声，喉中咻咻作响，胸喉之间，顽痰瘀积梗塞，有的兼有咳嗽。患者面色苍白，甚至发青发紫，眼球突出，冷汗淋漓，坐卧不宁，睡眠不安，有的因呼吸困难而言语不便。

此症致病原因，大致分为二种。一为心源性气喘，是因心脏有病而起；另一种是支气管性气喘，这纯粹是支气管本身所引起的毛病。

心源性哮喘与支气管哮喘的某些症状是相同的，包括喘鸣、呼吸困难，但是更严重一些。病因是肺水肿和伴随的充血性心力衰竭造成的，心源性哮喘发作有生命危险，需要立即治疗。

中医将哮喘分为虚实两大类，又将实证分为寒热两类。寒类表现为咳痰清稀不多，痰呈白色泡沫状，胸闷气窒，口不渴喜热饮，舌苔白滑，脉多浮紧，或兼恶寒、发热等；热类，痰黄稠厚，难以咳出，身热而红，口渴喜饮，舌质红，苔黄腻，脉滑数，有的兼有发热等症状。虚证多为肺虚或肾虚。肺虚则呼吸少气，言语音低，咳嗽声轻，咳痰无力；在气候变化或特殊气味刺激时诱发。肾虚则元气摄纳无权，呼吸气短，动辄易喘等。

发病时，应当先除邪治标，寒症用温化宣肺，热症用清热肃肺，佐以化痰、止咳、平喘之药；病久兼虚，当标本兼治。未发作时，应当用益气、健脾、补肾等法扶正培本。

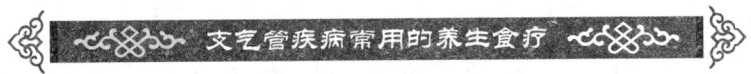

支气管疾病常用的养生食疗

川贝母杏仁雪梨膏

【原料】川贝母、杏仁、橘红、生石膏各20克，甘草10克，雪梨200克，冰糖适量，明矾少许。

【制作】将杏仁、生石膏、甘草放入锅中，煎煮取汁；雪梨洗净，去皮，去核，捣烂，川贝母捣碎；明矾用清水化开。将雪梨、川贝母、冰糖、药汁、明矾水装入大碗中，放入蒸锅，隔水蒸1小时即可。

【功效】川贝母既能化痰止咳，又能清热润肺，为治肺热咳喘要药。《本草汇编》中记载："（川贝）治虚劳咳嗽，吐血咯血"。此膏适用于热性哮喘。

杏仁豆腐

【原料】豆腐120克，杏仁5克，麻黄3克，精盐、味精、香油各适量。

【制作】先将杏仁、麻黄洗净，共装入纱布袋，用线将口扎紧。然后将豆腐切成3厘米见方和药袋一起放入沙锅，加适量水。先用旺火烧开，后改用文火，共煮1小时，最后捞出药袋。加入精盐、味精、香油调味即成。食豆腐，喝汤。每日分2次食用，连服3日为1个疗程。

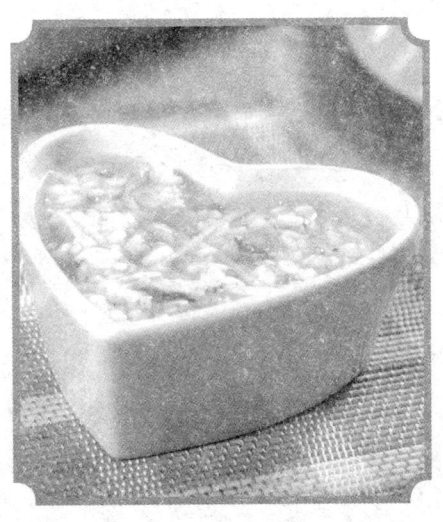

【功效】此方润肺滑肠，发汗定喘。适用于肾阳虚哮喘症。受凉发作者食用，疗效更为显著。

双仁煮牛胎盘

【原料】牛胎盘1个，甜杏仁5克，苦杏仁12克，红枣3枚，姜汁、黄酒、味精、姜片各适量。

【制作】牛胎盘用清水洗净，浸泡2小时，再用开水氽透，切块。旺火起锅，下油，投入牛胎盘块翻炒，加黄酒、姜汁炒匀，随下甜杏仁、苦杏仁、红枣、姜片和500毫升清水，加盖，转用小火煮至酥烂，下味精，淋麻油。分1～2次趁热服。

【功效】消喘止咳。可适用于肺结核久咳、老年慢性支气管炎、肾虚哮喘。

粳米双仁粥

【原料】核桃仁15克，杏仁15克，粳米50克。

【制作】先将杏仁水研滤汁，取汁和核桃仁、粳米共煮粥。粥成后以蜂蜜淡调，空腹服用，每日1～2次。

【功效】止咳平喘。主治支气管哮喘，属肺虚型，喉中微痰鸣，痰清稀色白，自汗怕风，舌淡、苔薄白，脉细弱。

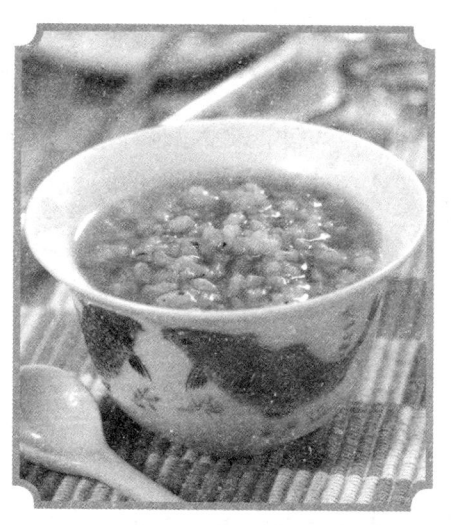

山药粥

【原料】山药150克，大米100克，白糖50克。

【制作】将山药去皮，洗净，切成小块，大米淘洗干净，备用。锅内加水适量，加入大米煮粥，五成熟时放入山药块，再煮至粥熟，调入白糖即成。每日1～2次，可长期食用。

【功效】山药有益肾养精、健脾补肺等功效，适宜于肺肾不足所致的虚劳咳喘、遗精盗汗者食用。也可防治支气管哮喘。

薏米煮猪肺

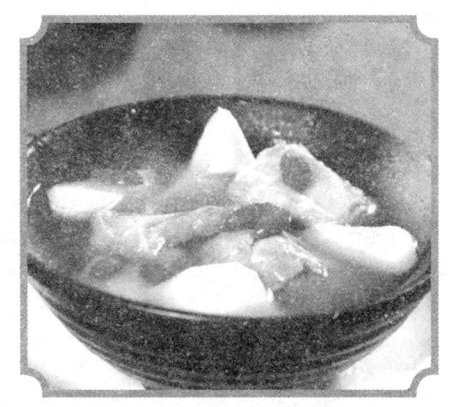

【原料】猪肺1个，薏米150克，萝卜150克。

【制作】将猪肺洗净，切块，萝卜洗净切块，和薏米一起放入砂锅，加水文火炖煮1小时，加调料即可食用。

【功效】理虚润肺，止咳平喘。适用于支气管哮喘，慢性支气管炎。

支气管哮喘的预防与护理

（1）在明确过敏原后应避免与其再接触，例如：如是由于室内尘埃或螨诱发哮喘的发作，就应保持室内的清洁，勤晒被褥，而且应常开窗户通风，保持室内空气的清新。

（2）不宜在室内饲养猫、犬等小动物。

（3）平时应注意孩子的体格锻炼，如常用冷水洗浴，干毛巾擦身等进行皮肤锻炼，以便肺、气管、支气管的迷走神经的紧张状态得到缓和。

（4）加强营养，避免精神刺激，避免感冒和过度疲劳等，对预防哮喘的发作也有着重要的作用。

急性支气管炎——及早治疗防慢支

多发生在冬季和气候变化无常之时，在人体抵抗力减弱时（如伤风），潜伏于呼吸道内的细菌（链球菌、肺炎球菌等）即乘机侵入支气管黏膜而引起；其次，烟尘微粒刺激支气管黏膜也可引起。

起病较急，有低热、全身酸痛和全身不适等症状，接着出现刺激性干咳，1～2日后，咳出黏液样或黏液脓样痰。发热和全身不适持续3～5日后，渐渐好转，咳嗽有时可持续2～3周。老年人和儿童的急性支气管炎容易转变为肺炎。

急性支气管炎常发生在伤风之后，因此患者多先有伤风症状，以后才有咳嗽、咳痰等支气管炎症状。

本病属中医咳嗽、痰饮、喘证、肺胀范畴。急性期分风寒、痰热及燥咳3种类型。

风寒咳嗽

证见咳嗽痰白而稀，恶寒发热，身痛，苔薄白，脉浮。治疗风寒咳嗽，要用疏风散寒，宣肺化痰之法。方药选择为三拗汤合止嗽散。

痰热咳嗽

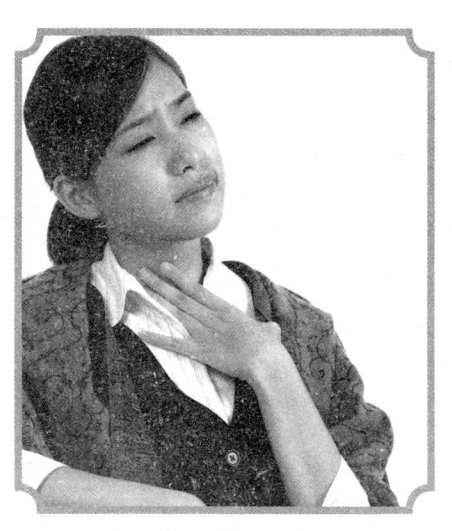

证见咳嗽咳痰黄稠，胸闷短气，高热，口渴喜冷饮，舌红、苔薄，脉浮滑数。治疗原则为清热肃肺、豁痰止咳。方药选择清金化痰汤。

燥咳

多发于秋季，证见干咳少痰，咽干鼻燥，恶风发热，咽喉疼痛、痰中带血丝，舌干少津，舌尖红，苔黄，脉浮数。燥咳有外感和内伤之分，外感又分凉燥和温燥，应辨证施治才能收效。燥咳时，伴有恶寒、头痛、无汗、鼻塞等症状，属于外感凉燥咳嗽。临床上常用杏苏散加减；燥咳时，若兼有身热不甚，咽干口渴，唇鼻干燥等症状，属于外感温燥咳嗽。临床上常用桑杏汤加减。

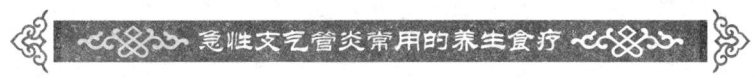

急性支气管炎常用的养生食疗

止咳梨膏糖

【原料】鸭梨1000克（切碎），百部50克，前胡、杏仁、川贝母、制半夏、茯苓各30克，款冬花20克，生甘草10克，橘红粉30克，香橼粉10克，白砂糖500克。

【制作】将前九味加适量水煎煮，共煎4次，将煎液合并煮浓缩，至煎液较稠时加白砂糖，调匀。煎至黏稠时，加入橘红粉、香橼粉，调匀。再煎熬至铲挑起即成丝状而不黏手时，停火。趁热将糖倒入涂有食用油的瓷盘中，稍冷，将糖切成100块。

【功效】本品润肺止咳，化痰平喘。主治风热外感，急慢性支气管炎等。

鱼腥草拌莴苣

【原料】鲜鱼腥草100克，莴苣500克，盐、姜、葱白、酱油、醋、味精、麻油、大蒜各适量。

【制作】鱼腥草洗净，用沸水略焯后捞出，加盐腌渍待用。莴苣去皮切成3～4厘米段，再切成丝，用盐腌渍待用。莴苣丝放盘内，加入鱼腥草，再放入酱油、味精、麻油、醋、姜末、葱花、蒜末和匀入味即成。

【功效】本菜排脓清浊，利肺化痰。可用于急性支气管炎、肺热咳嗽、痰多色黄者。

清肺粥

【原料】桑白皮30～50克，地骨皮30～50克，炙甘草3～5克，粳米50克。

【制作】先将桑白皮、地骨皮、炙甘草一同放入砂锅内，加水适量，煎汤取汁，去渣。把粳米淘洗后，放入搪瓷锅内，加水适量，煮成稀粥。待煮沸后加入上述药汤，继续加热，煮成稀薄粥即可。以上为1日量，煮成稀薄粥后，分作2次服食，连用3～5日。

【功效】清肺热，止喘咳。适用于小儿急性支气管炎及大叶性肺炎、咳嗽、气喘、吐黄色脓性痰。

桑白皮茅根粥

【原料】桑白皮30～40克，白茅根15～30克，粳米100克，冰糖适量。

【制作】将桑白皮、白茅根洗净后放入砂锅，加水适量煎取药汁，去渣，入粳米、冰糖，再加水煮成稀粥。每日早晚温热服之，3～5日为1个疗程。

【功效】清肺化痰、止咳降气。适用于肺热鼻衄，以及急性支气管炎、大叶性肺炎所致的咳嗽咳痰。

冬瓜甘草汤

【原料】冬瓜200克，甘草7.5克，杏仁、桔梗各15克，葱少许。

【制作】将冬瓜去皮切块，上药布包，锅中放油适量烧热后，下冬瓜煸炒，而后加清水，药包同煮。待冬瓜熟后，去药包、食盐、味精、葱花等调味服食，每日1剂。

【功效】疏风散热，宣肺止咳。适用于风热外袭、头痛身热、畏风汗出、咳嗽痰黄、咽喉干痒、口干作渴等。

干贝粥

【原料】干贝、麻油各25克，净鸡肉、荸荠、水发香菇各50克，黄米酒15克，生姜末、葱末、精盐各5克，胡椒粉2克，籼米100克。

【制作】先将干贝放入碗中，加入黄酒、鸡肉上笼蒸至烂熟取下，再将香菇、荸荠切成小丁；籼米淘洗入锅，加入上料清水1500克煮成粥，放入精盐、麻油、葱姜末、胡椒粉稍煮拌匀即成。

【功效】宣肺止咳。适用于急性支管炎、心神不宁、一切虚弱病。

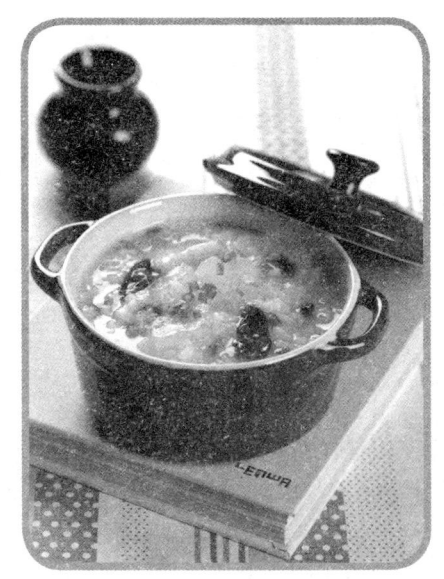

急性支气管炎的预防护理

(1) 积极控制感染：在急性期，遵照医嘱，选择有效的抗菌药物治疗。

(2) 促使排痰：急性期患者在使用抗菌药物的同时，应用镇咳、祛痰药物。对年老体弱无力咳痰的患者或痰量较多的患者，应以祛痰为主，不宜选用强烈镇咳药，以免抑制中枢神经加重呼吸道炎症，导致病情恶化。帮助危重患者定时变换体位，轻轻按摩患者胸背，可以促使痰液排出。

(3) 保持良好的家庭环境卫生，室内空气流通新鲜，有一定湿度，控制和消除各种有害气体和烟尘，戒烟，注意保暖。

(4) 加强体育锻炼，增强体质，提高耐寒能力和机体抵抗力。冬天坚持用冷水洗脸、洗手，睡前按摩脚心、手心，都有一定的帮助。

慢性支气管炎——预防慢支请勿吸烟

慢性支气管炎是由于感染或非感染因素引起气管黏膜的炎性变化，黏液分泌物增多，临床出现咳嗽、咳痰、气急等症状。早期症状轻微，多在冬季发作。晚期炎症加重，症状可长年存在。疾病进展可并发肺气肿、肺动脉高压、右心肥大及支气管肺炎、支气管扩张等疾病。

慢性支气管炎是一种常见多发病，随着年龄的增长，患病率递增。在寒冷地区、大气污染严重地区及吸烟人群的发病率较高。患病后，有慢性咳嗽、咳痰反复发作，每年中至少持续3个月，连续出现2年以上者，诊断即可成立。

根据临床表现，慢性支气管炎可分为单纯型支气管炎和喘息型支气管炎。前者主要表现为反复咳嗽、咳痰，后者除上述症状外，伴有明显哮鸣。

中医认为，慢性支气管炎多见正虚标实，标实为痰浊内盛，正虚为肺脾两虚、肺肾两虚及肾阳虚。

痰浊内盛

证见咳嗽痰白量多，胸闷气短，口淡纳呆，腹胀便溏，舌嫩，苔自腻，脉濡滑。

肺脾两虚者

多见畏风自汗，纳呆便溏，动脚短，舌胖嫩，苔薄白，脉细软。

肺肾两虚者

证见口干舌燥，短气汗出，耳鸣心烦，面红潮热，尿频尿少，舌红，苔薄，脉细数。

肾阳虚者

证见畏寒肢冷，面转虚浮，动辄喘甚，尿频尿多，尿色清长，舌淡嫩，苔薄白，脉沉细。

慢性支气管炎常用的食疗养生

加味枇杷叶粥

【原料】枇杷叶10~15克，鱼腥草15~30克，桔梗10克，甘草3克，粳米100克，冰糖适量。

【制作】将枇杷叶（去毛）用纱布包好，与鱼腥草、桔梗、甘草同入砂锅内，加水300毫升，煎至100毫升，去纱布包及渣后，入洗净的粳米、冰糖，再加水600毫升，煮成稀薄粥。每日早、晚温热服之，3~5日为1个疗程。

【功效】清肺化痰，止咳降气。适用于急慢性支气管炎，大叶性肺炎，而见肺热咳嗽气喘、痰多色黄稠或咯血等病症。

蜜饯百合雪梨

【原料】干百合100克，雪梨1个，蜂蜜150克。

【制作】将干百合洗净，放入大瓷碗内；雪梨去皮、核，切片同放碗内，加入蜂蜜，上笼蒸1小时，趁热调均匀，晾凉后，装入瓶内即成。每日早、晚各服10克。

【功效】润肺止咳，清心安神。适用于慢性支气管炎以及秋天肺燥或热邪伤及肺胃之阴所致咳嗽等。

牛肺粥

【原料】牛肺150克，生姜10克，糯米100克。

【制作】将牛肺洗净，切成小块，放入沸水锅中焯一下捞出；将生姜洗净，捣碎取汁；将糯米淘洗干净。锅内加水适量，放入牛肺、大米煮粥，熟后兑入生姜汁即成。每日1次，连服10～15日。

【功效】牛肺有祛痰益肺之功效。主治慢性支气管炎、老年寒咳日久。

银杏鸡丁

【原料】银杏100克，嫩鸡肉250克，蛋清2个，食盐、糖、绍酒、味精、干淀粉、芝油、葱、植物油、汤各适量。

【制作】白果肉油炸后去表皮；鸡肉切成1.2厘米的丁，放碗内加入蛋清、盐、淀粉拌和上浆；炒锅置火上，放入植物油，烧至六成熟时，将鸡丁下锅用勺划散，放入白果炒匀，至熟后连油倒入漏勺沥去油。原锅放入植物油适量，投入葱段煸炒，烹入绍酒、汤、盐、味精，倒入鸡丁和白果，颠翻几下，用湿淀粉勾薄芡，推匀后淋入麻油，即可装盘食用。

【功效】本菜补虚益肺，化痰平喘。可用于老年慢性支气管炎、肺心病、肺气肿等患者。

马蹄猪肺汤

【原料】荸荠（即马蹄）20个，猪肺1只，葱、姜、盐、肉汤各适量。

【制作】荸荠去皮切厚片，姜拍破，葱打结；猪肺反复清洗，使肺呈白色，再切成块，放入沸水煮5分钟捞出切块备用。锅置火上，加入肉汤、肺块、姜、葱、盐，煮至肺熟。撇去浮沫，去姜、葱不用，再下马蹄片煮入味，即可起锅装盘。

【功效】本菜清肺利痰，益气补肺。可用于慢性气管炎及各类肺部疾病。

菠萝粥

【原料】菠萝120克，大米100克，精盐3克，蜂蜜30克。

【制作】将菠萝洗净，切成小块，放入淡盐水中浸泡10分钟，捞出备用，大米淘洗干净，备用。锅内加水适量，放入大米煮粥，八成熟时加入菠萝，再煮至粥熟，调入蜂蜜即成。每日1次，连服15～20日。

【功效】菠萝有健脾养胃、生津止渴、润肠通便、利尿消肿等功效。适用于慢性支气管炎、大便秘结等。

慢性支气管炎的预防与护理

① 及早治疗

若慢性支气管炎的发病因素持续存在、治疗不彻底、迁延不愈，加之呼吸道反复感染，使病情不断发展可并发肺气肿，甚至肺心病而危及生命，故应及早治疗。久治不愈者应定期去医院检查，以防并发阻塞性肺气肿。

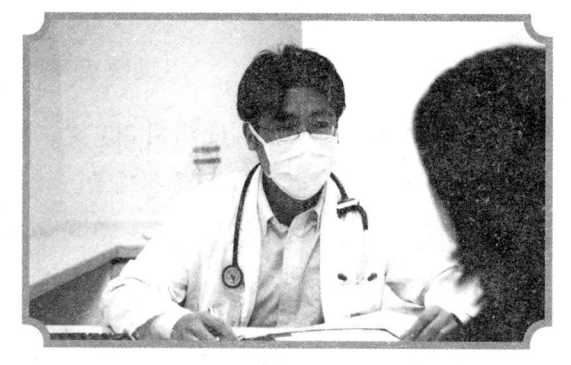

② 戒烟

对慢性支气管炎患者而言，戒烟能大幅地提升康复的机会。90%～95%的慢性支气管炎直接源于抽烟。戒烟后，有很多支气管炎会逐渐改善。多喝一些浓茶，注意消除或避免烟雾和刺激性气体对呼吸道的影响。

③ 抗病能力

全身运动锻炼结合呼吸锻炼能有效增强呼吸功能，提高整体活动能力；通常用行走、慢跑、家务劳动、登梯等，患者可根据自己活动的耐受能力每日锻炼1～4次，并逐渐增加时间和强度，达到增强体质、提高机体抗病能力之目的。

肺炎——肺炎损害健康危害大

肺炎是肺实质的急性炎症,为临床最常见的感染性疾病。肺炎病原体中以细菌为多见,也见于病毒、真菌、寄生虫等,以肺炎球菌肺炎为常见。临床以高热、寒战、咳嗽、血痰和胸痛为特征,起病急骤。部分病例有呼吸困难、发绀或消化道症状。治疗一般需卧床休息,加强全身支持疗法。选用敏感的抗菌药物治疗。

肺炎临床表现各异,可分属于中医之"咳嗽"、"肺痈"、"发热"、"咯血"等范畴。临床常见风热犯肺、痰热郁肺、肺阴亏虚等证型。

风热犯肺型

症见咳嗽频剧、气粗声嘶、咽喉肿痛、咳痰不爽、痰黏稠色黄、咳时汗出、伴身热、口渴、恶风、头痛、肢楚、鼻流黄涕、舌苔薄黄、脉浮数或浮滑。治宜疏风清热,宣肺化痰。

痰热郁肺型

症见咳嗽气息粗促或喉中痰声、痰多黄稠、咳吐不爽、或有热腥味、吐血痰、胸胁胀满、咳时隐痛、面赤、身热、口渴、舌质红、苔薄黄腻、脉滑数。治宜清热化痰、肃肺平喘。

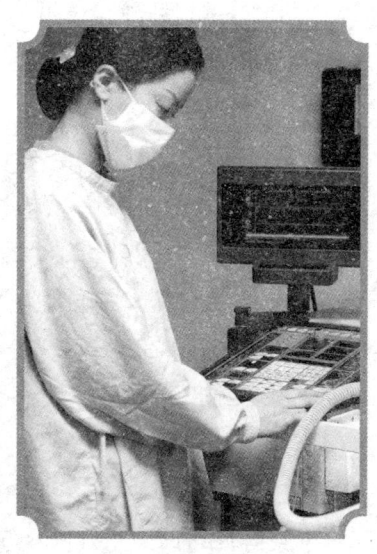

肺阴亏虚型

症见发病日久干咳、咳声短促、痰少黏白、或痰中带血、或声音逐渐嘶哑、口干咽燥、或午后潮热颧红、手足心热、盗汗、起病缓慢、日渐消瘦、神疲、舌红、少苔、脉细数。治宜滋阴润肺,止咳化痰。

肺炎常用的养生食疗

百合猪肉汤

【原料】鲜百合50克,瘦猪肉120克,姜丝、葱末、精盐、味精、麻油各适量。

【制作】将百合洗净,撕成小片;瘦猪肉洗净,切丝,备用。锅内加水适量,放入猪肉丝、姜丝、葱末,武火烧沸,改用文火煮3～5分钟,加入百合片,再煮数沸,撇去浮沫,调入精盐、味精、麻油即可。每日1剂。连服15～20日。

【功效】有养阴润肺、清心安神等功效,可治疗阴虚潮热、劳嗽咯血、干咳无痰、虚烦惊悸、心神不宁、失眠等症。

木耳粥

【原料】黑木耳(或银耳)5克,大枣5枚,粳米100克,冰糖适量。

【制作】将黑木耳(或银耳)放入温水中泡发,择去蒂,除去杂质,撕成瓣状;将粳米淘洗干净;大枣洗净,一同放入锅内,加水适量。将锅置武火上烧开,移文火上炖熟,至黑木耳(或银耳)煮烂、粳米成粥后,加入冰糖汁即成。当饭吃。常服有效。

【功效】滋阴润肺。适用于肺阴虚咳嗽、咯血、气喘等症。

绿豆荸荠粥

【原料】绿豆60克,荸荠100克,大米100克。

【制作】将荸荠洗净,去皮,切成小块,绿豆、大米均去杂,洗净,备用。锅内加水适量,放入绿豆、大米煮粥,六成熟时加入荸荠块,再煮至粥熟即成。每日1～2次,可长期服食。

【功效】绿豆有清热解毒、利尿消肿、润肤解暑等功效;荸荠有清热解毒、祛风化痰、利湿止渴等功效。适用于急、慢性肺炎。

玉参焖鸭

【原料】玉竹50克,沙参50克,老鸭1只,葱、生姜、味精、精盐适量。

【制作】将老鸭宰杀后,除去毛和内脏,洗净放砂锅(或瓷器)内;再将沙参、玉竹放入,加水适量,先用武火烧沸,再用文火焖煮1小时以上,使鸭肉煮烂,放入调料。饮汤,吃鸭肉。

【功效】补肺、滋阴。适用于肺阴虚的咳喘、糖尿病和胃阴虚的慢性胃炎,以及津亏肠燥引起的大便秘结等症。

海参银耳汤

【原料】水发海参25克,银耳20克,料酒、精盐、味精各适量。

【制作】将发好的海参切成小片;银耳用温水泡好,撕成小块,洗净,与海参同置开水中烫透,控干水备用。将锅中加水适量(如有清汤更好),加入料酒、味精、精盐调味,再加入海参、银耳,用文火炖煨10分钟左右即成。佐餐食用。

【功效】滋阴润肺。适宜于体弱虚热口渴、干咳、喘息等症。

肺炎的预防与护理

① 高热处理

肺炎一般都伴有高热,此时,可以用一个冰袋放在患者的头上,以降低体温,缓解不适。也可以用酒精擦浴或用温水擦浴,同时要多饮水。

② 胸痛护理

肺炎患者出现胸痛是由于肺部炎症累及胸膜所致,胸痛的程度多与呼吸和咳嗽有关。有胸痛的患者应采取患侧卧位,必要时用宽胶布固定患侧胸廓,以减少胸廓活动度达到减轻疼痛的作用。胸痛在咳嗽时加重者,应给予镇咳剂(如可待因、咳喘宁或联邦止咳露等)。

③ 卧床休息

肺炎患者应适当卧床休息,保持室内的温度和湿度,房间应定期通风换气。

④ 以预防为主

坚持锻炼,增强体质,病愈后,患者应深呼吸锻炼,至少坚持4～6周,以防止肺不张的发生;避免呼吸道刺激,吸烟者应戒烟,避免吸入尘土、化学飞沫等,必要时戴口罩;尽量减少到人群聚集的场所活动,以防呼吸道传染病的发生;患者一旦再次出现头痛、发热、咳嗽、胸痛、呼吸困难等症状,应积极采取有效措施,防止病情进展,必要时立即去医院检查,尽早治疗。

肺癌——严重危害健康的恶性肿瘤

肺癌是生长于支气管黏膜和肺泡的恶性癌肿。常见症状为咳嗽、痰血、胸痛、气急、发热。其中咳嗽、痰血为常见的早期症状。咳嗽多为阵发性刺激呛咳，无痰或有少量黏液痰；咳血常见反复少量血痰。晚期出现乏力、消瘦、贫血、食欲不振、声音嘶哑及脑、肝、骨转移等引起的相应症状。本病的发生与吸烟、大气污染有密切关系。

肺癌属中医肺积范畴。由于正气虚损、阴阳失调，六淫之邪乘虚入肺，阻遏气血。产生痰瘀，痰瘀日久化为热毒，胶结而成肺部积块。总之，肺癌是气阴两虚兼有气滞、血瘀、痰凝、毒聚的疾病。

气血瘀滞

咳嗽不畅，胸闷气憋，胸痛有定处，如锥如刺，或痰血暗红，口唇紫暗，舌质暗或有瘀斑，苔薄，脉细弦或细涩。治疗原则为活血散瘀，行气化滞。方药选择桃红四物汤加味。

痰湿蕴肺

咳嗽、咯痰、气憋，痰质稠黏、痰白或黄白相兼，胸闷胸痛，纳呆便溏，神疲乏力，舌质暗，苔白黄腻或黄厚腻，脉弦滑。治疗原则胃行气祛痰、健脾燥湿。方药选择二陈汤合栝蒌薤白半夏汤。

阴虚毒热

咳嗽无痰或少痰，或痰中带血，甚则咯血不止，胸痛，心烦寐差，低热盗汗，或热势壮盛，久稽不退，口渴，大便干结，舌质红、舌苔薄黄，脉细数或数大。治疗原则为养阴清热、解毒散结。方药选择沙参麦冬汤合五味消毒饮。

气阴两虚

咳嗽痰少，或痰稀而黏，咳声低弱，气短喘促，神疲乏力，面色白，形瘦恶风，自汗或盗汗，口干少饮，舌质红或淡，脉细弱。治疗原则为益气养阴。方药选择生脉饮。

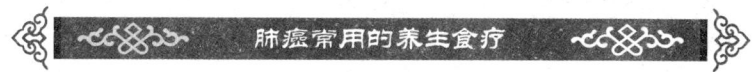

杏仁米粥

【原料】甜杏仁10枚，牛奶150克，大枣5枚，粳米50克，桑白皮10克，生姜3克。

【制作】甜杏仁用水浸泡，去皮尖，加入牛奶绞取汁液；大枣去核，生姜切片，备用。将桑白皮、生姜片、大枣入锅加水煎取汤液，加入粳米煮粥，临熟时加入杏仁奶汁，再继续煮至粥熟即可。每日服食2次。

【功效】止咳平喘，补中养胃，防癌抗癌。可作为呼吸道癌症、肺气肿、肺心痛等患者的辅助治疗食品。

柏地薏米粥

【原料】石上柏60克，鲜生地黄30克，生薏米30克（或加大枣5颗）。

【制作】前2味药用布包，生薏米浸透心，加水同煮成稀粥，油盐或糖调味。每日1剂，分2～3次服，连服数月。

【功效】可清热解毒，凉血活血。适用于肺毒血热之肺癌。

银耳瘦肉汤

【原料】银耳20克，瘦肉50克。

【制作】银耳洗净，瘦肉洗净，切成小块，共置锅中，加清水1000毫升，加姜、葱、料酒，急火煮开，去浮沫，改文火煮30分钟。分次食用，连续数日食用。

【功效】补肺益气，健脾运化。主治肺癌，属肺脾气虚型、咳嗽气短、痰多色白、神疲乏力者。

笋菇肉丝

【原料】芦笋300克，香菇50克，瘦猪肉200克，鸡蛋2个，葱、姜、植物油、盐、淀粉、味精、麻油各适量。

【制作】水发香菇洗净切丝，香菇浸出液沉淀，滤清备用；芦笋切丝；猪肉切丝放入打碎的鸡蛋拌匀。肉丝过油捞出，余油加入葱、姜略炒，放入笋、香菇、肉丝、盐、味精翻炒，加入香菇浸出液略煮，用水淀粉勾芡，淋麻油出锅即可。早晚温热食用。

【功效】健脾理气，清热化痰。常用于肺癌。

川贝雪梨煲猪肺

【原料】川贝母10克，雪梨2个，猪肺200克，冰糖适量。

【制作】将猪肺洗净，切成小块。雪梨去皮及核，切成小块。将川贝母、雪梨、猪肺一同放入砂锅中，加水适量，先用武火烧沸，再用文火熬煮2小时，加入冰糖熬煮1小时即可食用。每2日1剂，分2次食用。

【功效】止咳化痰，生津养肺。用于阴虚燥热型肺癌辅助治疗。

肺癌的预防与护理

① 不要吸烟

吸烟已被国家确定为一级致癌物。吸烟者比不吸烟者的肺癌的概率高10～30倍。有资料表明，长期吸烟者的肺癌发病率比不吸烟者高10～20倍，喉癌发病率高6～10倍，冠心病发病率高2～3倍。所以一定不要吸烟。

② 注意肺部慢性疾病

如肺结核、矽肺、尘肺等可与肺癌并存，这些病例癌肿的发病率高于正常人。此外，肺支气管慢性炎症以及肺纤维瘢痕病变，在愈合过程中可能引起鳞状上皮化生或增生，在此基础上部分病例可发展成为癌肿。

③ 定期检查身体

当出现刺激性干咳、痰中带血丝等症状时，应及时到医院检查。如家中有人曾患肺癌，其他成员应引起注意，须定期检查。

④ 注意饮食

增加食物中蔬菜、水果的摄入量，尤其多食富含胡萝卜素、维生素C、维生素E、叶酸、微量元素硒等食品，可以降低肺癌的发病率。

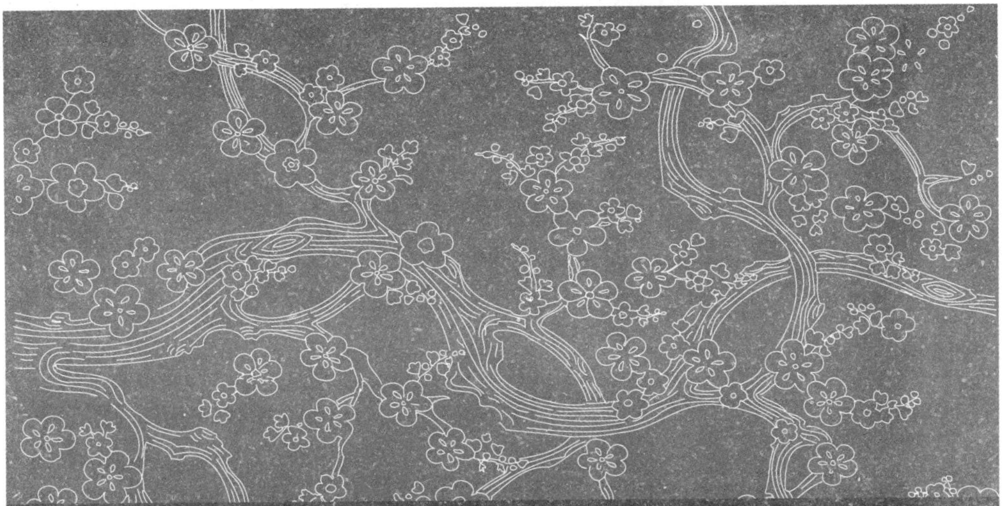

【第五篇】
肾为先天之本，养好肾脏就是养健康

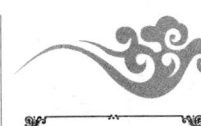

篇首语

中国养生学认为，人体生长发育、衰老与肾气关系密切。可以说衰老与否、衰老速度、寿命长短，在很大程度上决定于肾气衰弱。肾气旺盛，人就不容易衰老，衰老速度也缓慢，寿命也长；反之，肾气衰，衰老就提前，衰老的速度也快，寿命也短。

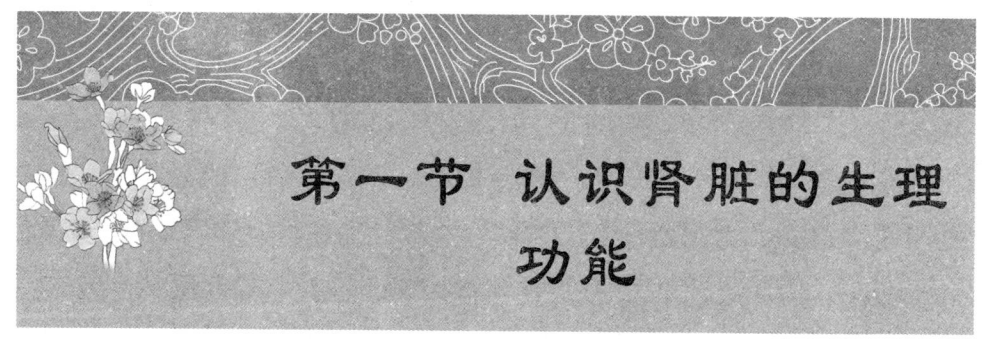

第一节 认识肾脏的生理功能

肾脏的形态和位置

肾脏的形态

肾脏的外形如蚕豆，分为上下两端、内外两缘和前后两面。上段宽而薄，下端窄而厚，外缘隆起，内缘中间凹陷。肾脏的体积各人有所不同，一般而言，正常成年男性平均长10厘米、宽5厘米、厚4厘米，平均重量为130～150克；女性肾脏的体积和质量均略小于同龄的男性。两个肾脏的形态、大小和重量都大致相似，左肾较右肾略大。

肾脏的位置

肾脏位于脊柱两侧，紧贴腹后壁，居腹膜后方。左肾上端平第11胸椎下缘，下端平2腰椎下缘。右肾比左肾低半个椎体。左侧第12肋斜过左肾后面的中部，右侧第12肋斜过右肾后面的上部。肾脏是在横膈之下，体检时，除右肾下极可以在肋骨下缘扪及外，左肾则不易摸到。临床上常将竖脊肌外侧缘与第12肋之间的部位，称为肾区（肋腰点）。当肾有病变时，触压或叩击该区，常有压痛或震痛。

肾脏的生理作用

1. 排泄功能　肾脏是人体的主要脏器之一，担负着极为重要的生理功能。机体在代谢过程中产生的多种废物绝大多数需要通过肾脏排出体外。经过肾小球的滤过，肾小管的重吸收、分泌与排泄，肾脏可以准确地调整体内的水分、电解质及酸碱平衡；肾脏还具有极为重要的内分泌功能，能够分泌肾素、前列腺素、红细胞生成素、活性维生素D_3等重要物质，以此影响全身及肾脏本身的代谢与功能。肾脏还是体内许多激素的降解场所，胰岛素、多种胃肠道激素在肾脏降解。肾功能受损时这些激素的生物半衰期明显延长，从而引起代谢紊乱。另外，肾脏作为靶器官，一些肾外激素如甲状旁腺激素、降钙素，可通过对肾脏功能的调节影响机体代谢。

每日排出体内蛋白质代谢的终末产物，尿素是其主要成分，每日排出约30克，其次有尿酸、肌酐和氨等物质。此外还排出少量小分子蛋白。

2. 调节体液平衡　肾小球每天滤出的原尿约为180升，肾脏根据身体内所需水分的多少调节肾小管回吸收的量，然后排出多余的水分，从而保持了机体体液的出入平衡。

3. 调节电解质平衡　大量电解质随肾小球滤液进入肾小管，其中的钠、钾、钙、镁、碳酸氢盐等物质大部分被重吸收，以保证机体的正常需要。这些物质在肾小管的重吸收受神经、内分泌等因素调节。

4. 调节酸碱平衡　人体动脉血液的pH值需保持在7.35～7.45，其中肾脏起主要作用。通过肾小管回吸收碳酸氢钠，而将酸性离子排出体外，以维持人体内pH环境的稳定。

5. 分泌生物活性物质　肾脏可以分泌肾素，对血压有调节作用；产生红细胞生成素刺激骨髓，促进红细胞生成；还有活化维生素D_3，调节钙、磷代谢的作用；肾脏分泌的前列腺素等物质具有调节肾脏本身血流量的作用。

肾脏犹如过滤器，为人体的净化系统，全身血液每隔 5 分钟就可通过肾小球滤过一次。身体其他部位不需要的废物，由血液携带，通过肾动脉进入肾脏。经过肾单位的过滤，血液中携带的废物被排泄。通过肾小球的滤液称为原尿，通常所说的肾功能就是指双肾肾小球滤过的原尿量，正常为 90～120 毫升 / 分。原尿被肾小管重吸收、浓缩后大约有 1% 变成终尿，经输尿管排入膀胱内，再排出体外。

中医眼中肾的生理功能

肾位于腰部，左右各一，是人体重要的脏器之一，有"先天之本"之称。肾的主要生理功能是藏精，主生殖与生长发育，主水，主纳气，生髓、主骨，开窍于耳，其华在发。

肾藏精，主生长、发育与生殖

藏精，是说肾对精气具有封藏作用。肾所藏的精气包括"先天之精"和"后天之精"。

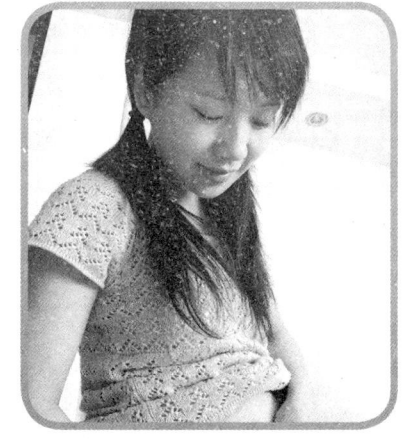

所谓"先天之精"，是指禀受于父母的生殖之精，它与生俱来，是构成胚胎发育的原始物质，并具有生殖、繁衍后代的基本功能。

所谓"后天之精"，则是指维持人体生命活动的营养物质。即是出生之后，来源于摄入的饮食物，通过脾胃运化功能而生成的水谷之精气。主要分布于五脏六腑而成为脏腑之精气，以发挥其滋养濡润作用，而脏腑之精气经过代谢平衡后所剩余的部分，则亦被输注于肾成为肾精的组成部分。

"先天之精"与"后天之精"的来源虽然不同，但却同藏于肾，而构成精气。精气是构成人体的基本物质，也是人体生长发育及各种功能活动的物质基础。

(1) 肾主生长、发育。人的整个生长、发育过程，均和肾中精气的盛衰存在着极为密切的内在联系。

(2) 肾主生殖：生殖，即生育繁殖，即是人类繁衍后代的保证。中医学认为，生殖与肾的关系极为密切。肾的精气是构成胚胎发育的原始物质，又是促进生殖功能成熟的物质基础。人从幼年开始，肾的精气就逐渐充盛，到了青春期（男子二八，女子二七），肾的精气进一步充盛，体内产生了一种叫"天癸"的物质，这时人的生殖器官已发育成熟，男子出现排精，女子月事以时下，从而具备了生殖能力并维持到一定的年龄。从中年进入老年，肾中精气逐渐衰竭，"天癸"这种物质也逐渐消失，生殖能力即逐渐地丧失。

肾主水

主水，主要是指它在调节体内水液平衡方面起着极为重要的作用，肾对体内水液的存留、分布与排泄作用，主要是靠肾的气化功能完成的。而气化作用的动力就是肾阳，还要靠肾阳和肾阴的调节作用，通常将这种调节作用比作"开"与"阖"。一般认为，肾阳主开，肾阴主阖。肾阴不足，则开多阖少，小便则多。常见于尿崩症，糖尿病等，治疗时应滋补肾阴。如肾阳不足，则开少阖多，小便则少，多出现水肿等症，治疗时应温补肾阳为主。

肾主纳气

纳，即收纳、摄纳之意。肾主纳气，是指肾有摄纳肺所吸入的清气，防止呼吸表浅的生理功能。人体的呼吸虽然由肺来主司，但中医认为呼吸功能的正常与否还与肾密切相关。具体表现为，由肺吸入的清气必须下达到肾，由肾来摄纳，这样才能保持呼吸运动的平稳和深沉，从而保证体内外气体得以正常交换。实际上肾主纳气是肾的封藏作用在呼吸运动中的具体体现。肾的纳气功能，在呼吸运动中起着重要作用。因此，肾的纳气功能正常，则呼吸均匀和调。如果肾的纳气功能减退，摄纳无权，则肺气上浮而不能下行，即可出现呼吸表浅、动则气喘、呼多吸少或呼吸困难等症，中医称之为"肾不纳气"。

肾生髓、主骨

肾主藏精，而能生髓，髓居于骨中，骨赖髓以充养。所以《素问·宣明五气篇》说："肾主骨"，《阴阳应象大论》说："肾生骨髓"。肾精充足，则骨髓的生化有源，骨骼得到髓的充足滋养而坚固有力。如果肾精虚少，骨髓的化源不足，不能营养骨骼，便会出现骨骼脆弱无力，甚至发育不良。所以小儿囟门迟闭，骨软无力，常是由于肾精不足骨髓空虚所致。临床上应用中医补肾的药物，加速骨质的生长和愈合，治疗各种骨髓疾病和再生障碍性贫血等均收到满意的效果，这是依中医的肾藏精，精血互生，肾主骨，精生髓的理论为根据的。

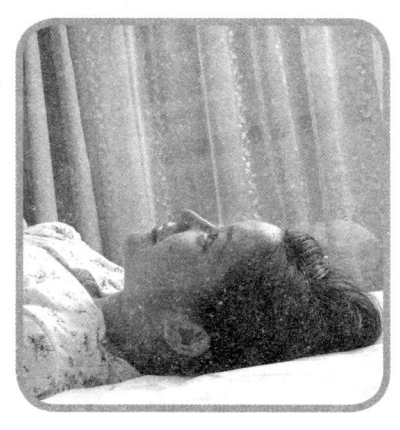

"齿为骨之余"，牙齿也有赖于肾精的充养，故某些牙齿的疾患也与肾有关，若肾精充足，则牙齿坚固。如小儿生牙过晚，成人牙齿松动，容易脱落等，均为肾精不足的反映。临床上肾虚的牙痛齿摇，用补肾的方法治疗常获得疗效，就是这个道理。

开窍于耳，其华在发

耳的听觉功能，依赖于肾的精气充养。肾主藏精，肾的精气充足，听觉才能灵敏。故《灵枢·脉度篇》说："肾气通于耳，肾和则耳能闻五音矣"。如果肾精不足，则将出现耳鸣，听力减退等症。老年人所以多见耳聋失聪等症。往往是由于肾精衰少的缘故。

精与血又互相化生，精足则血旺，发的营养来源于血，但其生机则根源于肾气，故毛发生长脱落的过程反映了肾气的盛衰，所以《素问·上古天真论》说："女子七岁，肾气盛，齿更发长"，"丈夫八岁，肾气实，发长齿更"。因此，青壮年肾气盛，毛发茂密而有光泽。老年人肾气虚衰，毛发易于脱落，枯槁发白。故有"发为血之余"，"肾之合骨也，其荣发也"的说法。

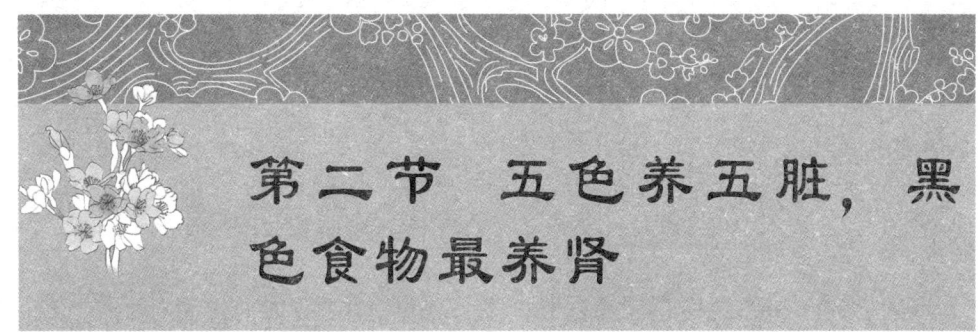

第二节 五色养五脏，黑色食物最养肾

 黑色入肾，多食黑色食物养肾

中医学认为，黑色入肾。虽说大家向往皮肤越白越好，但中医专家却推荐，吃的食物越黑越健康。对于黑色食物的好处，很多人可能并不清楚。中医学把不同颜色的食物或药物归属于人体的五脏：红色入心、青色入肝、黄色入脾、白色入肺、黑色入肾。所以，生活中我们根据颜色选择饮食，是简单易行的方法。而黑色食物对肾的滋养和呵护，更是受到了专家的肯定。

黑色食物一般含有丰富的微量元素和维生素，如我们平时说的"黑五类"，包括黑米、黑豆、黑芝麻、黑枣、核桃，就是最典型的代表。

如果仔细研究"黑五类"的营养，就会发现，其中个个都是养肾的"好手"。

米中的珍品——黑米，也被称为"黑珍珠"，含有丰富的蛋白质、氨基酸，以及铁、钙、锰、锌等微量元素。中医认为黑米有显著的药用价值，古农医书记载：黑米"滋阴补肾，健身暖胃，明目活血"、"清肝润肠"、"滑湿益精，补肺缓筋"等功效；可入药入膳，对头昏目眩、贫血白发、腰膝酸软、夜盲耳鸣症疗效尤佳，长期食用可延年益寿。因此，人们俗称："药米"、"长寿米"。由于它最适于孕妇、产妇等补血之用，又称"月米"、"补血米"等。历代帝王也把它作为宫廷养生珍品，称为"贡米"。现代医学证实，黑米具有滋阴补肾、健脾暖肝、补益脾胃、益气活血、养肝明目等疗效。经常食用黑米，有利于防治头昏、目眩、贫血、白发、眼疾、腰膝酸软、肺燥咳嗽、大便秘结、小便不利、肾虚水肿、食欲不振、脾胃虚弱等症。由于黑米所含营养成分多聚集在黑色皮层，故不宜精加工，以食用糙米或标准三等米为宜。

豆被古人誉为肾之谷，黑豆味甘性平，不仅形状像肾，还有补肾强身、活血利水、解毒、润肤的功效，特别适合肾虚患者。

有"营养仓库"之称的黑枣味甘性温，有补中益气、补肾养胃补血的功能。黑枣有很高的药用价值。多用于补血和作为调理药物，对贫血、血小板减少、肝炎、乏力、失眠有一定疗效。黑枣有加强补血的效果。但是在吃的时候一定注意别一次吃太多了，适可而止就不会有副作用的。另外，黑枣和红枣合二为一吃是保护肝脏的佳品。所以专家建议，黑枣对身体好处很多，适当吃些有利健康。

核桃则有补肾固精、利尿消石、润肠通便、温肺定喘的作用，常用于肾虚腰痛、尿路结石等。

黑芝麻味甘性平，有补肝肾、润五脏的作用，对因肝肾精血不足引起的眩晕、白发、脱发、腰膝酸软、肠燥便秘等有较好的食疗保健作用。

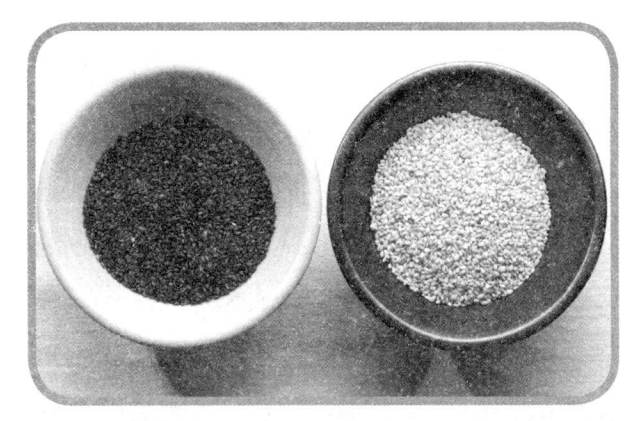

以上五种食物一起熬粥，更是难得的养肾佳品。下面补充两种黑色食物——黑荞麦和黑木耳。

黑荞麦：可药用，具有消食、化积滞、止汗之效。除富含油酸、亚油酸外，还含叶绿素、芦丁以及烟酸，有降低体内胆固醇、降低血脂和血压、保护血管功能的作用。它在人体内形成血糖的峰值比较延后，适宜糖尿病患者、代谢综合征患者食用。

黑木耳：中医认为其具有清肺益气、活血益胃、润燥滋补强身之效。研究表明，黑木耳胶体具有较强吸附力，能清洁肠胃。还含有核酸、卵磷脂成分，具有健美、美容、延缓衰老之效。黑木耳是一种可溶性膳食纤维，能补血，高血脂、心肌梗死、脑梗死患者多食可溶栓，降低血小板数量。

此外，还有李子、乌鸡、乌梅、紫菜、板栗、海参、香菇、海带、黑葡萄等，也都是营养十分丰富的食物。肾不好的人，可以每周吃一次葱烧海参，将黑木耳和香菇配合在一起炒，或炖肉时放点板栗，都是补肾的好方法。

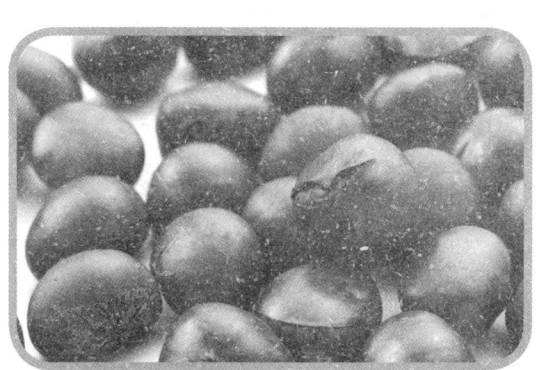

咸味食物善养肾

《素问·五脏生成》中说："色味当五脏……黑当肾，咸"。《素问·阴阳应象大论》中说："其在天为寒……在脏为肾……在味为咸。"以上都说明咸为肾之味。酸、苦、甘、辛、咸五味与五行的配属为：酸属木，苦属心，甘属脾，辛属金，咸属水。五脏之中，肾亦属水，故咸与肾同类相属。五味中的咸和五脏中的肾具有特殊的亲和性，凡是咸味的食物都入肾，具有补肾的作用。

说到咸味的食物，人们最先想到的就是盐。"开门七件事，柴米油盐酱醋茶。"人们的生活，没有一天能够离开盐。盐作为咸味的代表，除了可以调味外，还有补肾、引火下行、润燥祛风、清热渗湿、明目的功效。李时珍说："盐为百病之主，百病无不用之。故服补肾药用盐汤者，咸归肾，乃药气入本脏也。"肾有调节水液代谢作用，而咸味食物能调节人体细胞和血液渗透压平衡及水盐代谢，可增强体力和食欲，防止痉挛。因此，在呕吐、腹泻及大汗后，适量喝点儿淡盐水，可补充体内微量元素。

具有咸味的食物，多为海产品及某些肉类，如海带、紫菜、海藻、海蜇、墨鱼、猪肉等。

咸味入肾经，适当食用能补肾强腰，强壮骨骼，使身体有劲儿，充满活力，但吃了过多的咸味食物也会伤肾。咸味食物多大寒，久食大寒食物不但伤肾，降肾火，同时也损伤脾胃，所以食用咸味食物也应适度。

补肾宜少吃动物肾脏

在中医学里面，有"以脏养脏"的说法，民间也有"吃什么补什么"的传统观念，即食用动物的肾脏以补肾益精。因为动物的肾脏含有丰富的蛋白质、脂肪、多种维生素和一些微量元素，一些男性为了达到滋补和强健肾脏的效果，通常喜欢吃各式各样的动物肾脏（比如猪腰、鸡肾等）。

动物肾脏虽然有着上述食用价值，但也有着不少危害人体的因素。

1. 动物肾脏饱含脂肪和大量胆固醇，这些物质可使血管变窄，影响血液的输送。特别是男性吃多了动物肾脏，会导致阴茎的血管供血不足，而不能充分发挥"威力"，影响夫妻生活。

2. 吃多了动物肾脏还会影响生育。因为动物内脏含有大量脂肪，吃后容易上火，而男性怕热，过热便会影响精子的质量。加上猪、牛、羊的内脏里都含有不等的微量元素镉，镉被人体吸收多了就会损伤精子，使精子的质量数量下降，从而导致不育。因此，人们在食用动物肾脏来进行补肾的时候，应该尽量控制它的量，每周食一次。特别是男性，更应少食动物肾脏，否则不但达不到补肾的效果，还会使肾脏受损。

另外，女性也不宜多吃动物肾脏的，否则特别容易引发心血管等疾病。

补肾气多吃温暖的食物

现在很多30多岁的年轻人肾脏都处于亚健康状态，尤其是男性，每日朝九晚五的工作，生活压力大，每日上下班路途的时间就要三四个小时，没有太多时间运动，时间一长就会出现腰膝酸软、失眠、神经衰弱、手脚冰冷等问题。这多是我们身体内的肾气不足造成的。

气是由先天之精华、水谷之精气和吸入的自然界的清气组成的，它是构成人体和保持人体生命活动的最基本物质，它是人体五脏六腑、四肢百骸的营养所在，也是人的精神状态的基础或反映。

一个人气血充足、阳气足，那么它抵御外邪的能力就强。

有没有简单的方法来补足肾气呢？其实，我们身边的食物就是最简单、最方便的突破口。食物有温、热、寒、凉、平几个属性，只要我们按其属性灵活运用，就可以补足我们的气血。

肾气不足、阳气虚弱的人平时要多吃温热食物。

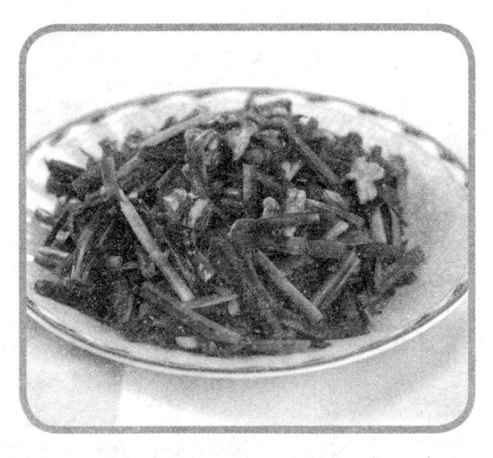

平时贪饮凉啤酒、凉饮料，经常用空调的男性，多数属于寒凉体质。体内的毒气重就会造成气血两亏，进而导致阳气虚弱，这时要多吃温热性质的食物，如牛肉、羊肉、韭菜、洋葱、生姜、荔枝、榴莲等，这样会加足火力，使身体运转正常。

当然，对于那些身体内热大、精力旺盛的男性来说，吃多了温热食物会上火，这时就要适当地选用一些寒凉的食物，如鸭肉、蟹、小米、菠菜、黄瓜、西瓜、梨进行平衡。

正常情况下，我们应该在天气寒冷时选择一些温热食物来吃，这样可以补足肾气，祛寒保暖，但是现在我们生活的环境里，暖气、空调样样齐全，根本不惧寒冷。因此，温热食物要适当吃，也可选一些寒凉的食物吃，保持平衡。

养肾请记得一定要多喝水

几乎每个成年人都知道夏季要多饮水，而且也这样做了，从送水工异常忙碌的身影和自动售水机前排队的居民，便可窥见一斑。喝水，也是一门学问，尤其是对某些特殊人群而言，何时喝水，喝多少水颇有讲究。

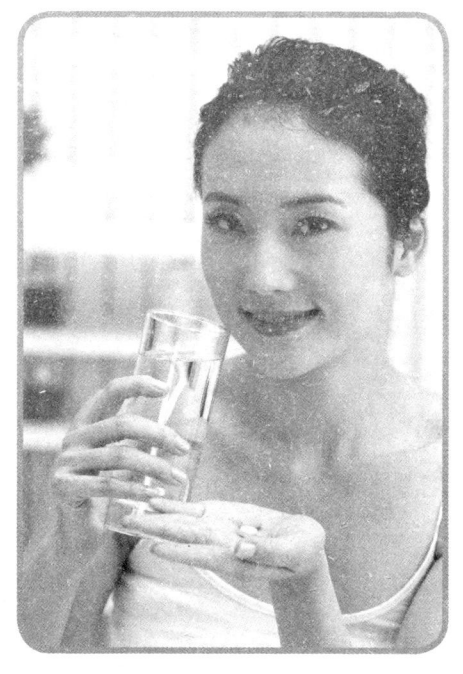

我们先从人体调节水排泄的主要脏器肾脏说起。肾脏通过增加或减少尿液排泄量使得机体水分含量保持在相对稳定的水平。肾功能减退时，肾脏调节水排泄能力下降，容易发生水潴留或脱水。

另一方面，肾脏是排泄代谢废物、药物的主要场所，缺水时尿液浓缩，这些物质在尿中的浓度显著升高，容易引起肾脏损害。大量出汗时每日通过皮肤丢失的水分大大增加，可达1000毫升以上，如不及时补充水分，容易导致机体缺水和肾脏损害。所以，某些肾脏病患者要特别注意补充水分。

每日应该补充多少水分因人而异，总的原则是保持24小时尿量在2000～3000毫升。要讲究合理饮水，养成每日饮水的习惯。忌平时不饮，临时暴饮。饮水最佳的时间是两餐之间及晚上和清晨，避免在饭前半小时内和进食后立即饮大量水，以免稀释胃酸、影响食欲和消化。至于饮什么样的水最好，不必过分讲究，普通的饮用水就行。

一些肾脏疾病患者，如无尿或少尿的尿毒症患者、急性肾炎或肾病综合征患者、合并心力衰竭的慢性肾脏疾病患者等，应限制水分摄入。

五型人养肾的饮食法则

中医根据体质特点把人分为木型、火型、土型、金型、水型等五行人，各种体质人对季节的耐受性不同，故木、火、土、金、水五型人养肾要从自身的体质特点出发才能调养得当。

火型人

火型人的皮肤多为赤色，肩背宽厚，脸形瘦尖，头稍小，身材匀称，手足小，步履稳重，对事物理解敏捷，走路时肩背摇动。其性格易生气、轻财、缺乏信心、多虑，认识事物清楚、爱漂亮、性情急。这种人对于时令的适应，大多耐春夏不耐秋冬，感受秋冬寒冷之气侵袭时易生病。

火型人调养肾脏可多吃具有益气养阴、补益肝肾的食物，如山药、扁豆、百合、枸杞子、乌鱼、鸡肉、鸭肉等。

土型人

土型人的皮肤多为黄色，面圆，头大，肩背丰厚，腹大，腿部壮实，手足不大，肌肉丰满，身材匀称，步履稳重。他们内心安定，喜助人为乐，不喜依附权势，而爱结交朋友。这种人对于时令的适应，大多耐秋冬不耐春夏，感受春夏之气侵袭时易生病。

土型人补益肾脏在饮食上可多食用芋头、土豆、粟米、高粱、牛肉、羊肉、鸡肉、枸杞子、巴戟等，具有补益肝肾、理肺益胃的功效。

木型人

木型人多是肤色苍白，头小，面长，肩宽，背直，身体瘦弱，手足灵活，有才能，勤劳。但体力不强，多忧虑。这种人对于时令的适应，大多耐春夏不耐秋冬，感受秋冬寒冷之气侵袭时易生病，肾脏也比较脆弱。

木型人补益肾脏不妨多吃具有润肺益肾、补益肝肾的食物，如牛肉、羊肉、糯米、高粱、枸杞子、百合、女贞子、芡实、桑椹等。

水型人

水型人的肤色多偏黑，头较大，腮部较宽，腰臀稍大，手指短，发密而黑，体形较胖，偏矮，腹部较大，怕寒喜暖。他们机智，灵巧，善辩，喜动，富于灵感，好幻想，喜自由，多疑，嫉妒，心胸较狭窄。这种人对于时令的适应，大多耐秋冬不耐春夏，感受春夏之气侵袭时易生病。

水型人可多吃具有补益肝肾、温养脾胃、养阴功效的食物，如牛肉、当归、胡萝卜、百合、山药、女贞子、桑椹等。

金型人

金型人肤色较白，方脸，鼻直口阔，体形比较瘦小，但肩背较宽，四肢瘦，动作敏捷，呼吸平缓，心胸宽广，富有远见，稳重自持，组织力强，为人敦厚，做事认真。这种人对于时令的适应，大多耐秋冬不耐春夏，感受春夏之气侵袭时易生病。

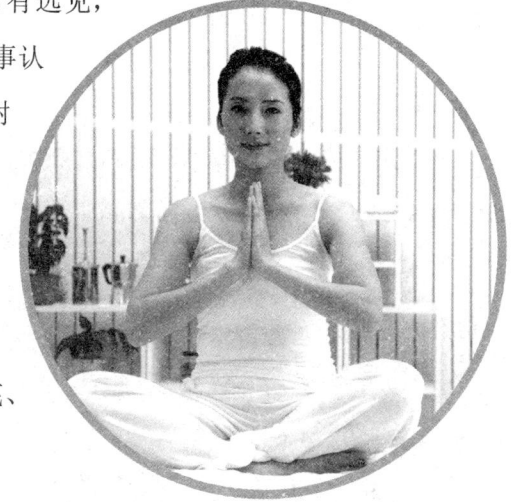

金型人补益肾脏在饮食上可多吃有益气健脾、补益肺肾功效的山药、玉米、松子、核桃仁、枸杞子、北芪、冬虫夏草、百合、菟丝子等。

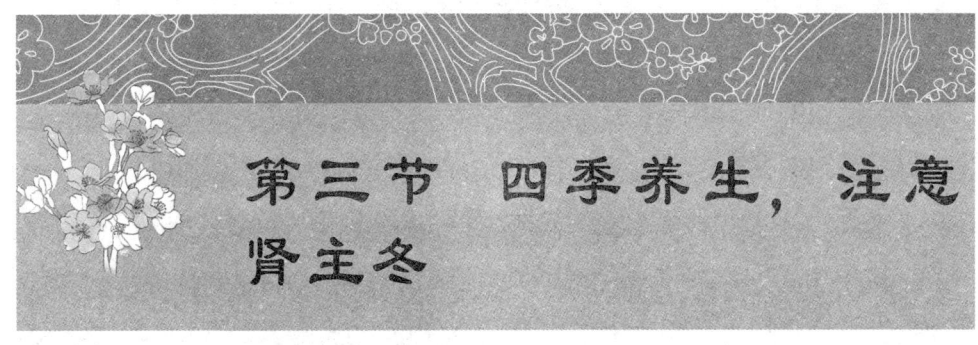

第三节 四季养生，注意肾主冬

 冬季补肾正当时

俗话说"冬令进补，三春打虎"，因此"养肾防寒"也成为冬季养生的一件要事。冬季是补肾的大好时机，主要有以下两个方面的原因：其一，我们通常食用的补肾补品，多数都属温性的，恰好冬季寒冷，所以非常适合在冬季食用，而且这些药品也容易被人体吸收，能够起到很好的疗效；其二，由于冬季气温低，补肾药品容易保存。

下面介绍几个冬季护肾的妙招。

冬天要保暖

进入冬季，由于气温低，血管很容易收缩，血压也会蹿升，小便量会大大减少，血液凝聚力也会变强，这些现象都会给肾脏发出"红色信号"。因此，冬季里一定要做好防寒工作，尤其应该注意足部、背部的保暖。由于我们的双脚离心脏最远，脚底的血液供应相对较少，流动也相对缓慢，因此脚在冬天非常容易受寒。而脚底受寒会导致腹泻、月经不调、阳痿等症状。另外，背部的保暖也非常重要，因为膀胱的经脉会流经背部，如果背部受凉，寒气很容易侵入到膀胱，而肾脏与膀胱互为表里，两者称得上是"一荣俱荣，一损俱损"。膀胱出现问题，势必会对肾脏造成影响。

预防感冒

冬季，室内和室外温差大，稍有不注意，就容易患上感冒。如果不小心患了感冒，一定要及时进行治疗。如果感冒反复发作，或感冒后出现血尿、血压升高、面部水肿或小便有泡沫等症状时，一定要及时到医院检查。

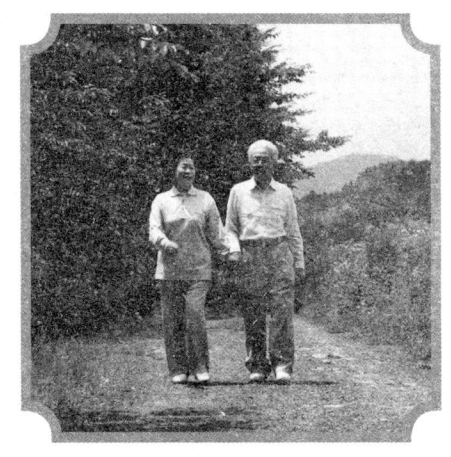

当心扁桃体炎

如果您咽部或扁桃体遭到链球菌感染，一定要及时治疗，并且务必根治，否则极易导致肾炎。

适当排尿

冬季天气冷，穿衣服多，去小便很麻烦，所以很多人就憋尿，这样就会增加肾脏负担，引起肾盂和肾实质发炎。

合理膳食

冬季应该格外注意膳食的营养结构，应该多食用一些热量高、营养丰富、滋润作用大的食物，如肉类、虾仁、栗子、胡桃仁等。

生活有规律

生活起居上要注意保证睡眠。外出活动的时间以在太阳出来后为佳（尤其是老年人）。

适当运动锻炼

锻炼是不分季节的，冬季同样可以进行锻炼，比如跑步、打太极拳、练气功等，身体条件好的还可以冬泳。这样既能养筋健骨、舒筋活络、加速血液流通，又能增强自身抵抗力。

调养精神

冬季更应该注意精神的调养，及时调整不良情绪，保持心态平和，以减轻肾脏的负担。

控制糖尿病和高血压

冬季血压容易升高，升高后极易造成血管硬化，而肾脏就是由数百万个微血管球组成的，如果血压控制不好，势必会损害肾脏。因此，冬季一定要注意控制血压。

冬季补肾冷热有度

做好保暖，早睡晚起

冬季养肾，首先要遵守冬季起居养生法则，即早睡晚起，等太阳出来以后再活动，避寒保暖。在寒冷的冬季，保证充足的睡眠时间尤为重要。因为冬季昼短夜长，人们的起居也要适应自然界变化的规律，适当地延长睡眠时间，这样才有利于人体阳气的潜藏和阴精的积蓄，以顺应"肾主藏精"的生理状态。

冷水洗脸

这里的冷水指的是水温20℃左右的水，可以直接用来洗脸。冷水洗脸，可提神醒脑，特别是早晨用冷水洗脸对大脑有较强的兴奋作用，可迅速驱除倦意，振奋精神。冷水洗脸还可以使面部和鼻腔的血管收缩，受刺激后的血管又会反射性地扩张，起到一定的美容作用。此外，冷水还能促进面部的血液循环，增强机体的抗病能力。

温水刷牙

温水是指水温在35℃左右的水。口腔内的温度是恒定的，牙齿和牙龈在35℃左右温度下才能进行正常的新陈代谢。如果刷牙或漱口时不注意水温，经常给牙齿和牙龈以骤冷骤热的刺激，可能导致牙齿和牙龈出现各种疾病，使牙齿寿命缩短。

热水泡脚

热水是指水温在 45℃～50℃的水。足部位于肢体末端，处于人体的最低位置，离心脏最远，血液循环较差，最易受到侵害，所以每晚用热水洗脚，可以促进全身的血液循环，增强机体防御能力，消除疲劳和改善睡眠。

冬令进补避免四大误区

冬至刚过，很多人开始设计自己的冬令进补方案。冬季是一年中最容易通过调补来补偏救弊、强身健体的季节，然而不少人在冬令进补上存在四大常见误区。

误区一

体质不虚也大补。不少老年人吃了补品，反而觉得心烦意躁，安定不下来，甚至出现鼻出血等现象，这往往是滥用补品所造成的。专家指出，"补"要对"虚"，如人参补气、当归补血、燕窝养阴、鹿茸温阳，各有所长，但针对的是虚症体质，不"虚"者补了往往适得其反。

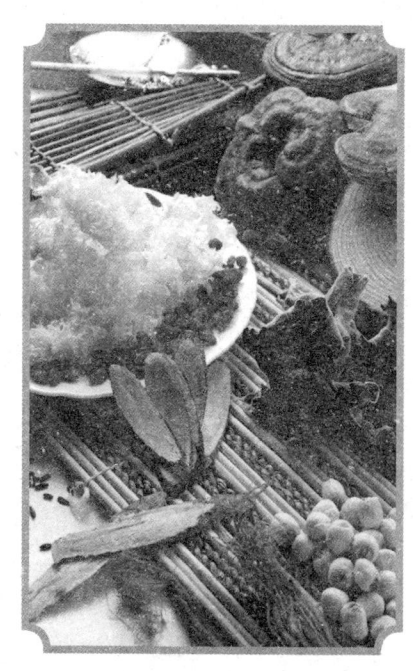

误区二

不辨类型随意补。一些人一有头晕、乏力、气短等症状就想大补特补；一有病就要让医生开补药调理；一到冬季就盲目地吃膏方进补，根本不管是否可以进补或有无必要进补。专家表示，虚的人可以补一补，但男女老幼可能需补的因素不同，因为他们的体质一般不同。更为重要的是，体"虚"本身有不同类型，不能一概而论，须辨阴阳，阴虚补阴、阳虚补阳。

误区三

名贵药品能大补。专家表示，中药的价格只是反映了供求关系。通俗地讲"物以稀为贵"，不是越贵就越补，更没有吃一补百的事。以冬虫夏草为例：中医认为，冬虫夏草归肾、肺经，也就是说只补肾和肺，只对肾虚患者（常感疲劳者）、免疫力低下者（经常感冒发热的人）、肺气虚者（常感冒、一受凉就咳、说话细声细气的）效果明显，但是这种上万元一斤的冬虫夏草的实际效果，与十几元钱一斤的枸杞子、麦冬并没有太大的差别。

误区四

药补不如用食补。食补历来就受到人们的重视，因为食补安全，一般没有不良反应，也不需要懂得太多的医学知识，容易掌握；另外，服食方法多样：炖、煮、蒸和煲汤，任凭自己的口味，在进行滋补调养的同时，还可享受美味佳肴。因而食补深受人们的喜爱。但专家指出，食补也具有局限性，对于有明显虚弱症状或有疾病的人，还要在专业医生的指导下进行药补，因为食补营养价值较高，而药补调整机体阴阳平衡作用较强。

冬季进补要对症

进补的方法很多，但不外吃些补药和补品。一谈起吃补药，大家就会想起人参、鹿茸、十全大补之类。其实，吃补药学问很多，不可随便乱服。实际上，进补是中医的治病手段，是专为虚证而设立的一种疗法，"虚者补之，无虚不补"是中医的一个治疗法则。故在进补前，最好对自己的身体健康情况有个了解，有可能的话，应到医院检查一下，看是否适宜进补；如属虚证，应明确自己属于哪一类虚证。然后按医师的意见，选食对症的补品。中医将虚证的表现分为气虚、血虚、阴虚、阳虚等，补益法亦相应分为补气、补血等各法，故补药有补气、补血、补阳、补阴之别。

补气药适用于气虚证。气虚证是一种全身或脏腑功能衰退的病症，久病、重病、先天不足、后天失调或年老体弱等均可导致气的亏耗而产生虚证。假如你常感头晕、气短、倦怠乏力、动则汗出等，那么你可以吃人参膏、参芪膏之类的补气药，一般可按说明服用。也可用党参、黄芪炖些瘦肉、猪蹄等，有条件的可以用一些人参泡酒服，或人参切小片，分次含嚼服。血虚证妇女，临床可见面色萎黄、嘴唇和指甲苍白、头晕眼花、心慌心悸、手足发麻以及月经后期量少甚至闭经等症。常用的补血药有当归、何首乌、桂圆肉、当归精、当归膏片、参杞补膏、复方阿胶浆、阿胶生化膏、何首乌片、首乌益寿丸等。冬令阴虚证通常是指肾阴虚，这种虚证临床表现为形瘦、头晕、耳鸣、视力减退、男子遗精等。可选用知柏地黄丸、琼玉膏、大补阴丸及龟版膏等内服。

阴虚平素一般指肾阳虚。肾为先天之本，肾阳虚多表现怕寒肢冷、阳痿、早泄及性功能衰退、腰膝酸软、精神不振或月经量多、白带清稀等。适宜选用的补益品有鹿茸、紫河车、蛤蚧、海龙、海马、海狗、狗肾、雀卵、冬虫夏草、核桃仁、锁阳、肉苁蓉、鹿茸精等。狗肉、羊肉等亦有滋补助阳作用。

气血俱虚者，应当同时服用补气和补血的中药，可选用十全大补膏、十全大补丸、气益血膏等。

总之，挑选和服用补品，必须因症因人而异，方能达到治病防病、强身健体的功效。

进补养肾养阳气

冬三月草木凋零，冰冻虫伏，自然界万物闭藏。冬季养生要顺应体内阳气的潜藏，以敛阴护阳为原则，此时不仅需要早睡以养阳气、迟起以固阴精，还需要厚味以进补。

立冬宣告了冬季的来临，冬季寒冷，需要养生，而"养生之本，在于饮食"。因此，冬季的饮食调养要遵循"虚则补之，寒则温之"的原则，而立冬的到来是阳气潜藏，阴气盛极，蛰虫伏藏，万物养精蓄锐以为春季生发作准备的大好时机。从进补时间的选择来看，一般认为冬至日是一年中白天最短、黑夜最长的一天。《易经》中有"冬至阳生"的说法。即节气运行到冬至这一天，阴极阳生，此时人体内阳气蓬勃生发，最易吸收外来的营养，而发挥其滋补功效，充分说明在这一天前后进补最为适宜。当然，冬令进补时间的选择因人而异。比如患有慢性疾病又属于阳虚体质的人需长时间进补，可从立冬开始直至立春；体质一般而不需大补的人，可在三九天集中进补。

冬季的一个显著特点就是寒冷，该如何抵御寒冷的袭击呢？不外乎使体内产热增加、散热减少。具体到饮食上，就需要适当进食高热量食品，以促进糖类、脂肪、蛋白质的分解代谢，故应多吃具有御寒功效的食物，进行温补和调养，滋养五脏、扶正固本、培育元气，促使体内阳气升发，从而温养全身组织使身体更强壮，有利于抗拒外邪，起到很好的御寒作用，减少疾病的发生。

冬季如果怕冷建议最好适当补充一些钙和铁，以提高御寒能力。具体说来，含钙的食物主要包括牛奶、豆制品、海带、紫菜、贝类、鱼虾等；含铁的食物则主要为动物血、蛋黄、猪肝、黄豆、芝麻、黑木耳和红枣等；如果是气虚则可用人参或西洋参，两者均含有多糖类等多种活性物质，有大补元气之功效；如果是阳虚者可用鹿茸，富含氨基酸及钙磷镁，有壮肾阳、强筋骨之功效；如果是阴虚者可服枸杞子、百合，均含有蛋白质、脂肪、糖类及多种生物碱等，有养阴润肺、清心安神等功效。

冬季是一个寒冷的季节。事实上冬令进补与平衡阴阳、疏通经络、调和气血有密切关系。所以，进补还应顺应自然，注意养阳，以滋补为主。根据中医"虚则补之，寒则温之"的原则，在膳食中应多吃温性、热性，特别是温补肾阳的食物进行调理，以应"冬气"。从而帮助实现体内阳气的升发，为来年的身体健康打好基础。俗话说"三九补一冬，来年无病痛"，就是这个道理。

冬季按摩三穴可健肾固精

中医学认为，肾为"先天之本"、"生命之根"。冬天气温较低，肾又喜温，肾虚之人容易呈现内分泌功能紊乱，免疫功能低下，怕冷容易感冒，并可影响其他脏腑器官的生理功能。要想肾精充盛、肾气健旺，保健按摩是一种有效的方法。

揉丹田

丹田位于肚脐下1～2寸处，相当于石门穴位置。方法是将手搓热后，用右手中间三指在该处旋转按摩50～60次。能健肾固精，并改善胃肠道功能。

按肾俞

肾俞穴位于第二、三腰椎间水平两旁1寸半处，两手搓热后用手掌上下来回按摩50～60次，两侧同时或交替进行。对肾虚腰痛等有防治作用。

摩涌泉

涌泉穴位于足心凹陷处，为足少阴肾经之首穴。方法是用右手中间三指按摩左足心，用左手三指按摩右足心，左右交替进行，各按摩60～80次至足心发热为止，能强筋健步，引虚火下行，对心悸失眠、双足疲软无力等有防治作用。

以上三法，依次而行，早晚各一次，常年不断，必然见效。

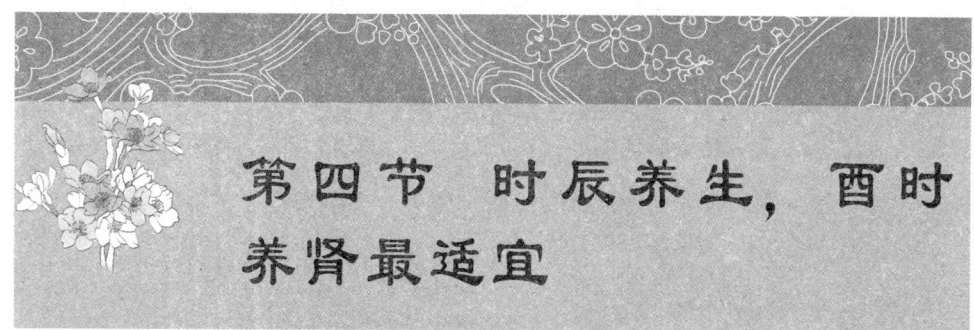

第四节 时辰养生，酉时养肾最适宜

酉时养肾，肾经决定生命长短

酉时，也就是下午的 5～7 点，此时是肾经当令的时间。肾为先天之本，肾藏生殖之精和五脏六腑之精，主生长，发育，生殖，为全身阴阳之根本。肾在酉时进入储藏精华阶段，由于在此时是一天工作需要稍微休息之时，因此不宜过于劳累，否则会伤气伤血。

《素问·六节藏象论篇》说："肾者，主蛰，封藏之本，精之处也，其华在发，其充在骨，为阴中之少阴，通于冬气。"即肾主蛰伏，是封藏精气的根本，为精所居，其充养在骨，因为肾居下焦属阴，其功能特性以藏精为主，这一点与冬季养藏相应，故少阴当做"太阴"。

肾脏为"作强之官"，"作强"是什么意思？尽管说法不统一，但总体来看，与工匠有关系被很多人接受。古时候，"作强之官"管理的主要是一些实用技巧或发明创造等事物。所以，《黄帝内经》在为肾"加公进爵"的时候，是将其看做创造生命的高度来认识的，这里也回应了一些人认为将肾脏排在最后一位说明其不重要的错误认识，将其作为五脏中最后一个，源于肾在位置上居于最下位的原因。其实，肾是终点也是起点，况且肾为脏腑阴阳之本，有"先天之本"的美誉，所以，肾也可以排在首位。

肾所藏之精，可化生为肾气，肾气是元气的一种，所谓元气，也叫原气，受之于先天，而需要靠后天荣养。所谓的先天，从一定意义上我们可以理解为是由父母精血化生，而从脱离母体的角度来看，元气则发源于肾（包括命门），藏于丹田，借三焦之道，通达全身，推动五脏六腑等一切器官组织的活动，为生化动力的源泉。所谓的靠后天荣养，就是说元气需要在人出生后，通过饮食起居、生活习惯、修身养性等进行调护和滋养。因此，一些人更为直接地将元气称为肾气，也有人将元气和肾合而为一称为"肾元"。

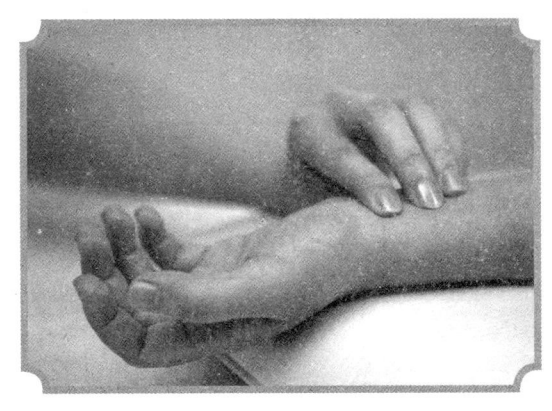

所以，作为人体精气之源的肾气，就成为了人体生命依存的重要物质。自然，肾足则人体健康，延年益寿，反之，则百病丛生，短命早衰。肾中所藏的"肾精"充盈与否，直接影响人体的强弱和寿命的长短，人体的生长发育衰老过程，就是由于肾之精气之盛衰决定的。肾与人们的体力、智力、寿命都有着密切的关系。说了这么多，实际上，是在层层剥离中让大家更清晰地看到养肾和生命之间不可分割的必然联系。

酉时发低热可能是肾气大伤

在下午5～7时的时候发低热，属肾气大伤。相比较而言，发低烧好还是发高烧好呢？发高热实际上还是气血足的一个象。气血特别足的话，才有可能发高热。人成年之后发高热的可能性就不大了，真正发高热的都是小孩子，他们动不动就可以达到很高的热度，因为小孩子的气血特别足。而发低热是怎么回事呢？发低热实际上是气血水平很低的一个象，特别在下午5～7时的时候，这个时候发低热的话，就属于肾气大伤。

哪些人容易出现酉时发低热的现象呢？一种是青春期的孩子。青春期是人生当中一个黄金时期。青春期的孩子刚刚发育，他们开始关注自己的身体，尤其是男孩子，如果手淫过度的话，就会肾气大伤，就会发生酉时发低热的现象。这里就涉及一个教育问题，我们的教育应该让年轻人把对自己身体的关注转移到对身心的修养上。中医里有一句话叫"欲不可早"，就是说欲望是不可提前的。过早地开始性生活，对女子来说就会伤血，对男子来说就会伤精。这样将来对他们身体的伤害是无穷无尽的。还有一类人就是新婚夫妇，如果纵欲过度的话，在这个时期也会出现发低热的现象。

酉时养肾要休息，忌过劳

酉时肾经当令。肾的生理功能与自然界冬季的阴阳变化相通应。肾经是人体协调阴阳热量的经脉，也是维持体液平衡的主要经络。因此，养肾要着眼于"藏"。

酉时是阳气收藏的时候，恰值晚上，正是工作完毕需要稍事休息之时，因此不宜过劳。不要再扰动筋骨，不要受雾露的侵袭。此时人应内居室中，不妄作劳，不触雾露，避免扰动体内之阳气。

晚餐宜早、宜少、可饮酒一小杯，不可至醉。用热水洗脚，有降火、活血、除湿之功效。晚漱口，涤去饮食之毒气残物，以利口齿。

酉时练舌亦能养肾

通常情况下，人们都不知道舌头与人体的脏腑之间也是有着密切的联系的，更不明白练舌与补肾有什么关系。其实，其中的关系可大着呢。中医学认为，舌尖属脾，舌根属肾，舌的两旁又属肝胆，舌的中间还属胃。所以说，经常运动舌体，不但可以抗衰老、葆青春，还能益脏腑，保健康。

在此，我们有一套练舌的方法，现介绍如下，以供大家参考。

鼓漱华池

双唇紧闭，使舌在舌根的带动之下，在口腔里面进行前后左右的运动。等到口腔内有了津液之后，特别是有了鼓漱的声音之后就算是成功。鼓漱华池的主要作用在于清洁口腔，但因为早晨的唾液有养胃健脾的功效，所以用唾液滋润五脏也是一种健身之法。

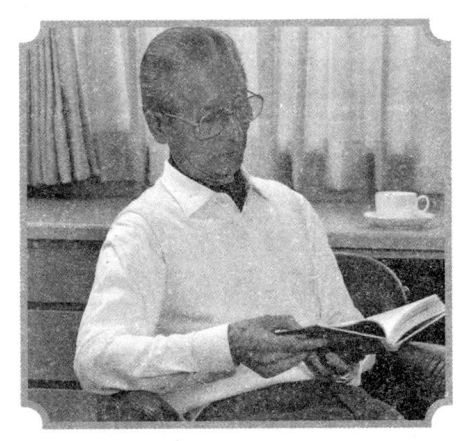

赤龙搅海

用舌头在口腔里面进行舔摩运动，特别是内侧的齿龈处，可以从左到右、从上到下地进行舔摩，时间与圈数自定，可多可少。接下来，再用舌头舔摩外侧的齿龈，同样可以从左到右、由上到下地进行舔唪，时间与圈数自定，可多可少。常练此法，不但可以固齿，还能达到健脾胃的功效。

舌舔上腭

平时没事的时候，还可以进行舌舔上腭运动。选择一处静坐，闭上双目。用舌尖轻轻地舔摩上腭，等到调和了气息之后，就会感觉到舌尖上沾满了唾液，可将唾液咽下。接下来，依然闭上双目，用舌尖轻轻地舔摩下腭，等到调和了气息之后，就会感觉到舌尖上沾满了唾液，也可将唾液咽下。常练此法，不但可以让五脏邪火不升，还能够让气血流畅、百脉调匀，特别是对于益寿有较好的功效。

张口结舌

张大口，并伸长舌头，接着将舌头收回，再闭口。如果口中有唾液，可以咽下。反复这样做几次，次数多少由自己定。常练此法，对面神经麻痹有较好的疗效。

赤龙吐信

首先将口张大，舌尖尽力地往前伸出，待舌根有了拉伸的感觉，到舌头已经无法再伸长的时候，停住，并在心里默数 100 下，反复进行。常练此法，不但利于五脏，还对回春驻颜有较好的功效。

酉时养肾保健小妙方

由于中医流传"肾主骨，骨为肾之余"，也就是肢体的功能活动，包括关节、筋骨等组织的运动，皆由肝肾所支配。因此，坚持体育锻炼，以取得养筋健肾、舒筋活络、畅通气脉、增强自身抵抗力之功效，从而达到强肾健体的目的。散步、慢跑、打球、做操、练拳舞剑等，都是不错的锻炼项目。下面介绍几个简单的保健方法，大家不妨一试。

搓擦腰眼法

两手搓热后紧按腰部，用力搓 30 次。"腰为肾之府"，搓擦腰眼可疏通筋脉，增强肾脏功能。双脚并拢，两手交叉上举过头，然后，弯腰，双手触地，继而下蹲，双手抱膝，默念"吹"但不发出声音。如此，可连续做十余遍，此法有补肾、通经络的作用。

双耳锻炼法

中医五行学说认为，肾主藏精，开窍于耳，医治肾脏疾病的穴位有很多在耳部。双手掌心摩擦发热后，向后按摩腹面（即耳正面），再向前反折按摩背面，反复按摩 5～6 次。此法可疏通经络，对肾脏及全身脏器均有保健作用。以双手把耳朵由后面向前扫，这时会听到"嚓嚓"的声音。每次 20 下，每日数次，只要长期坚持，可起到健肾壮腰、养身延年的作用。

金鸡独立法

抬起一只脚，闭上眼睛单脚站立，至于脚抬多高、双手放在什么位置，都由自己感觉舒适为宜。站不稳之后，再换另一只脚，刚开始可能只能站十几秒，但慢慢会越来越久。此法导引气血向下流注，可以带走肾经的垃圾，强固肾水。肾及肾经主下肢气血循环，安神、固阳气，引气血下行，闭眼金鸡独立既可以降虚火，又能够舒肝补脾胃。

酉时补肾找准穴位

肾虚一般分为肾阳虚和肾阴虚，在酉时找准穴位，能有效地改善这一症状。改善肾阳虚的两要穴为：肾俞、关元；解救肾阴虚的太溪和关元穴。

肾阳虚的肾俞和关元

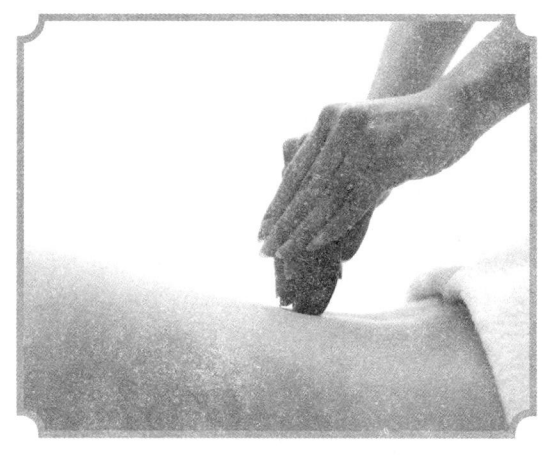

（1）足太阳膀胱经上的肾俞穴，位于命门穴旁开四指的地方（命门穴是督脉的穴位，脊柱上面和肚脐对应的位置），是肾脏的精气灌注于背部的重要之处，刺激它就等于直接把肾所需要的物资运输给了肾。肾阳最需要的是温补，而最好的方法就是艾灸，这样等于直接给肾加热；其次还可以拔罐；还有一个不受时间和地点限制简便的方法，就是两手速搓热，然后掌心立刻贴在肾俞上面，感觉不到热时再重复3～5次。

（2）关元是任脉和足三阴经的交会穴，是提高人体性功能的第一大穴。

操作方法：每天晚上睡觉前，先艾灸关元15分钟，艾条离皮肤大约2厘米，要以感觉到皮肤发热但不烫为度，然后喝下一杯温开水。再灸两侧肾俞各15分

第五篇 肾为先天之本，养好肾脏就是养健康

钟，或者在两侧肾俞上拔罐 10 分钟，拔的时候要感觉稍微有些发紧，但不能感觉到痛。然后在躺下睡觉时快速把手搓热，掌心垫在肾俞下面，停留默数 50 个数的时间。

肾阴虚的太溪和关元

① 太溪主要用来补阴，所以不要用灸，因为灸是热性刺激，容易伤阴，最好是按揉。按揉太溪一年四季都可以，但春秋季节天气干燥的时候，按揉的时间应该长一些，因为燥易伤阴，多揉一些时间，既可补阴，又可防燥伤阴；夏季可以时间短一些，因为夏季湿气比较重，按揉时间长了，体内的阴气太重反倒不好。冬季比较折中一些，每日每穴 5 分钟就行了。

② 关元穴主要的作用是壮阳，但因为现在要配合太溪补阴，只需要轻轻地用手掌摩就行了。

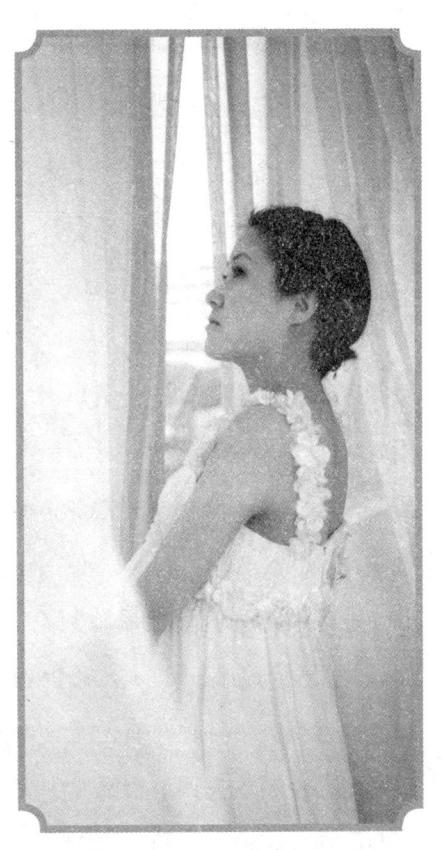

操作方法：每天晚上泡脚的时候，分别按揉两脚的太溪穴各 5 分钟。按揉左脚时手指逆时针旋转，揉右脚时手指顺时针旋转。然后躺床上用掌心逆时针摩关元穴，速度不宜太快，感觉皮肤微微发热就行了。第二天早起，再按揉两侧太溪一次。

需要注意的是，按摩关元的时间不要超过太溪。因为我们的重点在补阴，用掌心摩关元穴是为了稍稍激发一下阳气，借一点阳气的力帮助阴气恢复，是取"阴阳相生"之意。

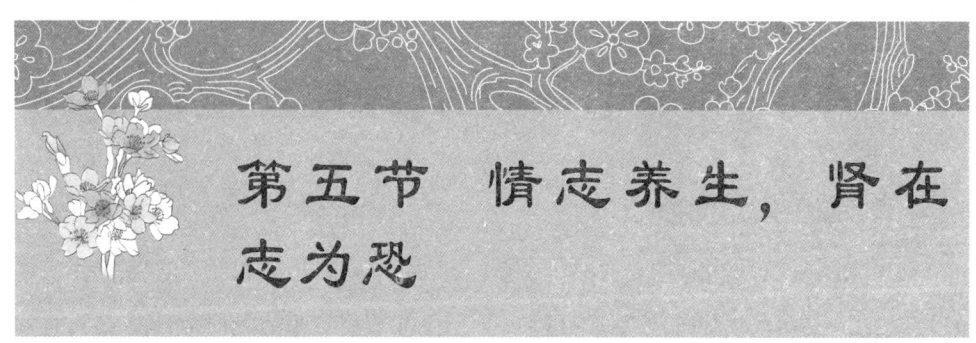

第五节 情志养生，肾在志为恐

肾在志为恐，过恐伤肾

肾在志为恐。恐是人们对事物惧怕的一种精神状态。惊与恐相似，但惊为不自知，事出突然而受惊吓；恐为自知，俗称胆怯。惊与恐，对机体的生理活动是一种不良的刺激。惊恐虽然属肾，但总与心主神志相关。心藏神，神伤则心怯而恐。故《素问·举痛论》说："恐则气下，惊则气乱"。即是说明惊恐的刺激对机体气机的运行可产生不良的影响。"恐则气下"，是指人在恐惧状态中，上焦的气机闭塞不畅，可使气迫于下焦，则下焦产生胀满，甚则遗尿。"惊则气乱"，则是指机体正常的生理活动，可因惊慌而产生一时性的扰乱，出现心神不定，手足无措等现象。故《素问·举痛论》说："惊则心无所倚，神无所归，虑无所定，故气乱矣"。

有些人认为，受惊后感到恐惧是人之常情，不会对人体造成伤害。其实不然。如果受到的惊吓过大，恐惧过度，就会对机体造成一定的伤害。现实中，因惊恐而致死的事件也时有发生。中医认为，过恐伤肾。当人们过于恐惧时，会损耗肾气，使精气失调，极易发生大小便失禁、遗精、流产等意外。

日常生活中，人们应避免受到惊吓，也不要因有趣、好玩而做一些惊吓他人的举动。尤其是已患有肾病或患有高血压、冠心病的患者，更应避免产生恐惧情绪，以免发生意外。

过恐伤肾，以思胜恐

古代一个名叫沈君鱼的患者，整日害怕死亡，常感死期将临，后来找到了当时的名医卢不远诊治。卢不远便留他住在自己家里，患者觉得医生在身旁，便放心了许多。后来卢不远又介绍他去找和尚练习坐禅，经过一百余日的闭目沉思之后，患者的恐死心理终于消除。

恐为肾志，思为脾志，在五行之中，肾属水，脾属土，土能够克水，所以可用脾之志思，来治疗肾之志恐所导致的疾病。卢不远通过让患者深思，来认识分析恐死的症结，终于以思而治愈了他的"恐"病。

有暗示疗法在《古今医案按诸虫》中载：有一个人因酒醉后误饮了生有小红虫的水而惧怕不安，疑惑自己生了病。医家将红线剪断如蛆状，用巴豆两粒。同饭捣烂，加入红线做成丸，令患者于暗室内服下。药后患者大便于盛有水的便盆里，见到红线在水中荡漾如蛆，患者以为虫已驱下，诸病也豁然治愈。

中医以为，恐为肾志，思为脾志，因土能克水。而肾属水，脾属土，所以可用脾之志思来治疗各种由肾之志恐引起的疾患。金元时期有位叫张子和的名医，曾治一女患者。该妇人夜宿客栈时，遇盗贼抢劫而受惊过渡，从床上摔下。此后，只要闻到一点响声，便会惊倒，不省人事。用各种药物治疗一年多而不见效。张子和认定其为惊慌所伤，叫来两个侍女。捉住患者的两手，按在高椅上，眼前放置一小茶几，说句"请看这里"，便用木块猛击小茶几，患者大惊，张子和忙说明：我用木块击茶几。有什么可惊慌的呢？待她稍后，又击，惊慌就轻缓些了。反复三五次以后又用木杖击门。进一步叫人在她背后敲击窗户，患者逐渐变得平稳。晚上又叫人敲她的窗子，患者不再晕倒。几天之后，妇人即使听到打雷也不惊惧了。

还有一个例子，一个男人，半夜赶路正走在一片坟地中，突然听到坟地里有跑步声，立时吓得昏倒在地。当他回到家后，情绪久久不能平复，只要听到脚步声，就会吓得站起来，并小便失禁。家人带其四处求医，都没任何效果。有一次，遇到一名老中医，老中医只使用了一个方法便将该男子的"吓病"治好了。

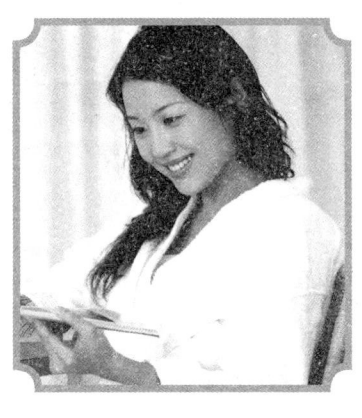

老中医让男人坐好，并盯着他的脚，然后老中医抬脚踏步，发出较响的脚步声。男人一听吓了一跳，刚想站起来，却听老中医说："我只是在走路，你怕什么？"见男人逐渐平静后，慢慢加快走路的频率及声音，使男人慢慢克服恐惧心理，不再害怕听到走路声。老中医用的方法，其实是心理暗示法。暗示受到惊吓的男人，这只是一件很正常的事情，并没有什么可怕的。

心理压力过大影响肾脏

肾脏出现异常，乃至患上肾炎、肾虚等病症时，常会出现心情郁闷、精神紧张等情绪，这十分不利于疾病的控制及治疗。而患了肾脏疾病，尤其是慢性肾炎，治疗过程会非常漫长，这使很多患者丧失对疾病的治疗信心，长时间处于不良情绪中还会引起其他疾病。

如经常心理压力过大，会使患者血压持续升高，加重肾脏负担，引发高血压等并发症。因此，肾病患者应学会调整自己的心理状态，保持心情愉悦，避免情绪失控，加重病情。

据了解，消极、不良的情绪可使机体精气失调，气血紊乱，很容易导致肾脏受损，引发肾病。已患有肾病的患者如果整日处于不良情绪之下，只会加重病情，延长治疗过程，对病情恢复十分不利。

得了肾病的心理保健

肾脏疾病的治疗难度非常大，病程长，且容易反复发作，有些肾脏疾病即使治疗，也会长时间看不到疗效，反而出现病情加重的情况。这时患者很容易对治疗失去信心，产生意志低落、悲观失望的情绪，甚至产生轻生的想法。因此，加强肾病患者的心理保健，对战胜疾病有着举足轻重的作用。

随着科学的发展，心理学越来越受到更多人的重视，现代医学心理学提示我们，人体的健康与疾病都与患者的性格特征、情绪状态、心理活动等因素有着密切的关系。

人们在面对肾脏疾病的时候，情志活动对肾脏疾病的发生、发展与治疗也有着很大的影响。不同的情绪变化，对治疗肾脏疾病所产生的疗效也会不同。

良好的情绪，有利于调畅气机，是各脏腑功能、水液代谢功能得以正常的保证，非常有利于肾脏疾病患者的康复。相反，不良的情绪可使气机升降失调、气血运行紊乱、脏腑功能失常，进而导致疾病的发生或加重。此外思想包袱过于沉重，精神过度紧张，或情绪波动异常，都会直接影响到血压，从而加重肾脏负担，使病情加重。因此，肾病患者更应该学会自我心理调节，时刻保持心情舒畅，这样才有利于已经受损肾脏的康复。

肾脏疾病非常顽固，患者除了在治疗中忍受着身体和心理上的双重痛苦外，他们的体力也在日渐消耗，因此难免会产生一些不良情绪，这对疾病的康复是非常不利的。这时，除了患者本人要进行自我的心理调整外，患者家属也应该给予必要的劝慰、启发和开导。因为家是我们的避风港，更是肾病患者寻找心里慰藉的宝地。

肾病患者如何调节情绪

俗话说"人吃五谷杂粮，没有不生病的"。没有人可以永远健康地活下去，生老病死是大自然亘古不变的规律，任由谁也改变不了的。得了肾病，没有什么可怕的，不要觉得自己是多么的不幸，每天愁眉苦脸、怨天尤人。因为即使这样，疾病也不可能自动消除。因此，我们要以正确的、平和的心态去面对它，再以坚定的信念、顽强的毅力去战胜它。

肾病患者要如何调整情绪，下面我们就介绍几点：

1. 乐观的态度　美国斯坦福大学的威廉·弗赖依博士说："笑是一种原地踏步的运动，能使人延年益寿"。笑是最优美、最轻松、最有效的自我保健运动。笑，可强身健体、祛病延年。可以说，笑可以使人体内的五脏六腑得到短暂的体育锻炼，笑还能使全身肌肉放松，有利肺部扩张，促进血液循环，消除大脑皮质和中枢神经的疲劳。

2. 学会倾诉　肾病患者往往心情沮丧，情绪极其不稳定。这必然会影响中枢神经系统的正常功能，使免疫系统的防御功能下降。而肾病患者本身的身体就极为脆弱，加上精神崩溃，病魔有了可乘之机，必定会影响治疗效果，加重病情。患者要学会倾诉，把心中的郁闷宣泄出去。

3. 懂得幽默　心理学家认为，幽默是一种积极的心理预防形式，它表达了人类征服忧患和困难的能力，更表达了患者战胜疾病的决心和勇气。幽默使人心情舒畅，能够调节人的神经中枢，增强血液循环，有利于宣泄积郁、解除疲劳和烦恼、消除悲观情绪。

4. 坚强的性格　人的性格与疾病的关系极为密切。因为人类很大一部分疾病的发生，性格有着不可推卸的责任。如脾气急躁、争强好胜的人容易患心脏病；癌症患者性格乐观，经过治疗病情痊愈的人大有人在。只要性格坚强，面对疾病泰然自若，也是对疾病最有效的辅助治疗方法。

肾病患者，要懂得放下思想包袱，把自己培养成一个乐观、幽默、坚强的人，这样再配合适当的治疗，就会使病情恢复得更快。

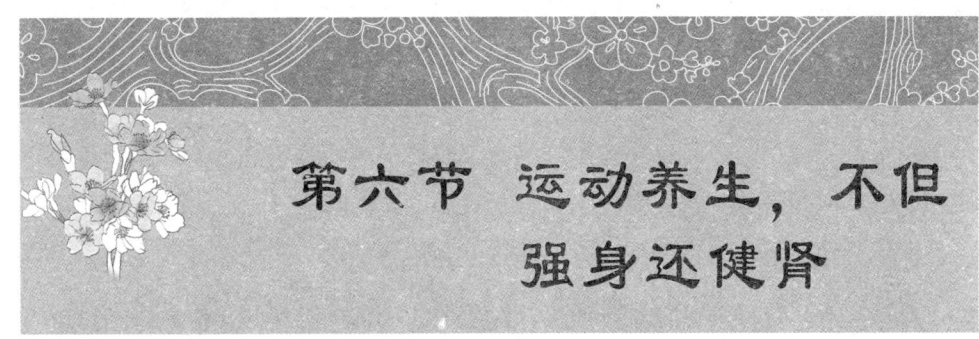

第六节 运动养生,不但强身还健肾

仰卧起坐运动补肾虚

仰卧起坐是我们再熟悉不过的运动,是一种很好的锻炼腰部的运动。很多女士认为,仰卧起坐有很好的消减腰部脂肪的作用。其实,仰卧起坐的一个最重要的作用就是锻炼腰部肌肉,锻炼肾脏的作用。因为腰部发力起身的时候能很好地刺激到肾脏,促使肾上腺激素的分泌,缓解肾虚寒、腰部酸软的症状。

具体做法如下:

仰卧抬头运动

身体放松仰卧在床上,两手放至脑后。头尽量抬起,悬在空中坚持2秒钟后落下,重新抬起,每次坚持做15次即可。

仰卧挺胸运动

身体放松仰卧在床上,两手平放在身侧。用头和腿支撑身体,用力将胸腹挺起,竖持几秒钟后落下,再次挺起。这个动作开始做的时候会比较难,可以只做几次,然后随着锻炼的深入,慢慢增加次数。

仰卧抬臀运动

身体放松仰卧在床上,两手平放在身侧。两腿弯曲,用脚掌蹬在床面上。臀部尽量向上抬,坚持几秒钟后放下,休息1秒后再次抬起臀部。如此反复,每次抬臀10次即可。

注意：做仰卧起坐时应配合呼吸。如果机械地在仰卧时完成整个吸气过程，会不利于动作的完成，因此，为了提高动作的质量，还必须注重技巧，即向后仰卧的过程开始吸气，肩背部触垫的瞬间屏气收腹、上体逐渐抬起，当上体抬起至腹部有胀感时，快速呼气，向前引体低头完成动作。

进行时宜采用较缓慢的速度，就如慢动作回放一般。当腹肌把身体向上拉起时，应该呼气，这样可确保处于腹部较深层的肌肉都同时参与工作。

健肾，练练躺卧补肾操

躺卧补肾操，又分还阳卧法和混元卧法两种。

还阳卧

身体平躺，髋关节呈放松状态，两只脚板相对，腿似一个环形，脚后跟慢慢往会阴处收拢，如果能顶着会阴最好，比较困难的话，脚后跟能对着会阴也行，然后两只手心分别垂放于大腿的根部附近，手指朝向腹部。由于仰卧时的着床面积大，压迫力较小，身体更容易放松，身体的放松加上一定的姿势，可以很快地把阳气和肾气充盈起来；而肾阳气就相当于命门的真火，一个人生命力的大小，关键就是看命门的阳气是否充足。摆这个姿势，就是为了更有利于肾阳气的充足。此操补肾的作用比较明显。

混元卧

和还阳卧一样，摆出仰卧的姿势，两只脚心相对，双腿呈环形，两只手重叠或交叉，轻轻地放在头上，手心对着头顶的百会穴（两个大拇指分别朝下，按住两只耳郭，四指朝上，按住头顶，两个中指所触摸到的头顶部位，便是百会）。这个姿势既能补肾气，又可放松头部，对失眠、神经衰弱有较好的治疗效果。上面两臂围成一个圈，可以使肾气不往生殖器上走，而是拉到中脘（脐上4寸）的深处；下面两腿围成一个圈，有利于周身的气血沿着腿循环到身体各处。

还阳卧与混元卧由于补肾的作用强，容易出现性兴奋。一旦出现这种情况，要宁心定意，不要让肾气化为浊精跑掉。通常，可以采取吸气、用舌头抵上腭、提肛及闭目、憋气的方式解除心乱。躺卧补肾操，除了还精补肾，还可补脑。以上这几种混合操，可视自己的情况自选1～2种练习，如果不适合自己，且效果不明显，可改练另一种。

缩肛护肾又壮阳

现代人的生活紧张忙碌，很多人因为忙于事业而没有足够的时间和精力去参加全身性体育运动，长期不运动，必会给身体健康带来隐患。这类人可做做缩肛运动。

缩肛就是有规律地收缩肛门，我国传统医学中所说的"回春术"，就包括缩肛运动这项内容。这项运动不需要多长时间，但功效却很显著，用"经济实惠"这个词来形容，一点也不过分。

对男性来说，有规律地收缩肛门，是对前列腺有效、温柔地按摩，可以促进会阴部的静脉血回流，使前列腺充血减轻、炎症消退，对于预防和辅助治疗前列腺疾病有很大的帮助。这一方法还可以有效防止肛周静脉淤血，增强肛门部位抵抗疾病的能力，对中老年人易患的痔疮、肛裂、脱肛、便秘、慢性结肠炎等，均有较好的防治效果。

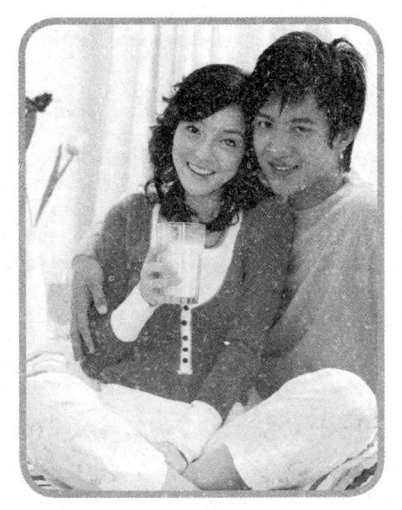

对于女性来说，缩肛运动对提高女性的性功能大有裨益。女性通过这项锻炼，可以强化耻骨尾骨肌，这是参与性生活的主要肌肉。经常锻炼这部分肌肉，可以增强女性对性生活的感受，使其更容易获得性高潮。

现代有很多女性生孩子都选择剖宫产，而不愿意自然分娩。怕痛是一个原因，还有一点就是怕自然分娩会造成产道松弛，影响以后的夫妻生活质量。但如果坚持做缩肛运动，生完宝宝后不但不会影响性生活的质量，还有助于提高夫妻生活的质量。

还有一些中老年人一打喷嚏就会出现漏尿的情形，但缩肛练习一段时间之后，打喷嚏就再也不会出现漏尿了。

说了半天，缩肛运动到底怎么做呢？很简单：每日晚上临睡前以及早晨起床时，躺在床上各缩肛50次；大小便之后，紧接着缩肛10多次；干重体力活时要注意缩肛；性生活之后缩肛10次，更有效果。但要注意，缩肛时必须要用力，练完后最好能排尿一次。

缩肛运动不受时间、场地限制，一提一松，算是一次。练习时，站立、蹲位、躺卧均可进行，坐车、行走、劳动时也可以做。所以建议中老年男女每日都练一练。

抖肾，瞬间的强肾法

人过中年，肾虚是比较正常的，还有那些长期从事脑力劳动的人，出现肾气虚弱的现象也很常见，如失眠、疲劳、易感冒等，这都是肾气消耗过多引起的。这些人的日常养生，除了要注意休息，建议大家经常抖抖肾。

所谓抖肾，就是用抖动的方式来刺激肾俞穴。首先要声明，这个方法是仙学泰斗胡海牙老先生的养生秘方。

胡海牙老先生在如今的中医界和道教界是鼎鼎有名的，他既是中医专家，又是中国道教协会理事，还是陈撄宁道家仙学养生术的继承人，他把中医和道教养生完美地结合了起来。

1914年出生的胡海牙先生已经是90多岁高龄了。但令人惊奇的是，他的各项体检指标基本正常。曾有人开玩笑地说："现在30岁的小伙子也没有您的身体棒，您是研究道家仙学的，您有什么养生秘诀和延年益寿的灵丹妙药吗？"老先生微微一笑，说："哪有什么灵丹妙药，妙药就在自己体内，只是你们不知道怎么用罢了。"

老先生说的"妙药"是什么呢？就是肾俞穴。按摩肾俞穴就是老先生的日常养生秘诀。

具体做法是：双手握拳，拳心虚空，贴在肾俞位置（平时大家说的后腰，腰眼部位）后，轻轻跳动，脚尖不离地，就是双脚轻微踮起的感觉。这时双拳也不动，全身随着身体抖动，感觉到腰部轻微发热为止。

同时，在抖肾的过程中，膝关节在抖动时带动了全身的抖动，全身的关节都得到了活动，特别是脊椎部位，所以对伏案工作的人放松脊椎、养护腰椎很有好处。

这个方法最大的功效是鼓动肾气，短时间内使人体阳气生发起来。长期从事脑力劳动的人都缺乏运动，导致人体阴气过盛，阳气相对不足，于是就会产生乏力、疲劳、健忘等症状。因此，抖肾法很适合现在从事脑力劳动的人，每次抖三五分钟，就可以缓解 1 小时连续劳动的疲劳。当然，对于中老年人养生来说，这个方法也很适合，肾气衰了，按摩肾俞有直接补肾的功效。

在过去，这种运动被誉为中医里的金匮肾气丸，有温补肾阳的功效，是很有效的补肾方法。对肾虚、慢性腰肌劳损、椎间盘突出的患者非常有用。有膝关节损伤的朋友，可能无法进行抖肾运动，那就用擦肾代替抖肾。即将两手搓热后，用掌心上下摩擦腰背肾俞穴周围的区域，每次都要搓至该区域发热，也有类似养生的作用。

健肾也可以练练瑜伽

瑜伽这个词，是从印度梵语演变而来的。它的意思是"一致""结合"或"和谐"。瑜伽是一个非常古老的热量知识修炼方法，是通过提升意识，帮助人们充分发挥潜能的哲学体系及其指导下的运动体系。

近年来，在世界多个不同地方流行的瑜伽，不只是一套流行的健身运动这么简单。有规律的瑜伽练习有助于消除心理紧张、疏忽身体健康或提早衰老而造成的体能下降。长期练习瑜伽姿势、调息法及放松法还可以起到预防疾病的作用。因为瑜伽练习中有好多体位法不仅可以促进新陈代谢，加速有害物质的排泄，还能有效地按摩与保养我们的肾脏。

练习瑜伽对肾脏的积极作用

促使肾脏的排泄能力加强。在练习瑜伽的过程中，肾脏排泄代谢的废物像尿素、尿肌酐等就会增加，为了保持身体内环境的稳定，肾脏就必须加速排泄乳酸和脂肪代谢物质，从而保证运动能力。

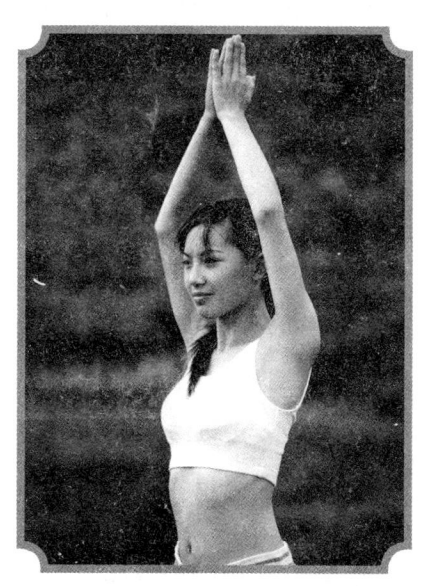

增强肾脏重吸收的能力。练习瑜伽时排汗量会增加，身体内的水分就会减少，为了保持水分和盐分，肾脏就会增加对这些物质的重吸收。

瑜伽体式

能起到护肾作用的瑜伽体式有蛇式、弓式、双腿背部伸展式等。只要是把身体向前或是向后用力拉伸的体位法，都能刺激肝、肾。

蛇式

面朝下趴在地板上，用两手的力量把上半身撑起来，此时两手的手肘不要打死，两肩则放松地拉长着，把脊椎拉长后略向后仰。这个体式一方面可以压迫腹腔的内脏，另一方面可以通过深度的后仰压迫肾脏，刺激血液循环。

弓式

俯卧在地面上，头抬向前方，将两手伸到后方抓住向上弯曲的两脚脚踝，再用腹部的力量把两手和两脚向天空拉长。这个动作的重点在于全身只有腹部留在地上，像只张满的弓，因此叫弓式。腹部用力向上抬高，能刺激后腰，刺激肾脏的活化功能。

侧弯式

选择两膝并拢，或是两脚张开与肩同宽，甚至两脚交叉夹紧等不同方式站立，再把两手用力延展向天空后，将上半身平直地倒下，感觉从脚跟到手指尖像条钢丝似的延展开来。依各人柔软度不同，有人可侧身倒下约30°，有人则可达到45°，主要是感觉两侧拉长微微发热。这个体式会拉长和刺激肝与肾附近的肌肉，也拉长和挤压这些内脏，是最简单有效的护肾动作。

练习一下益肾固精功

这里还有一种益肾固精功，它具有操作简单、效果突出等特点。现介绍如下，供大家参考、选用。

吹字功

【方法】吹字功可选在每日早晨起床之后或每日的晚餐之前进行。先用力吸气，将口腔内鼓满气后，再用力地吹出去。如此连续吹20下，每日2次，也可根据个人的体质进行次数增减。

【作用】常做吹字功，能促进体内血液循环，加快体内包括肾在内各脏器的新陈代谢，给脏器提供充足的营养。因此，吹字功具有强身补肾的功效，特别是对于由肾虚引起的腰膝酸软、盗汗遗精、阳痿、子宫虚寒等疾病，有一定的防治作用。

攥拳怒目增气功

【方法】攥拳怒目增气功可选在每日的早、晚进行。紧攥双拳，再睁大眼睛；然后放松拳头，闭上眼睛；再紧攥拳头，同时睁大眼睛；又闭上眼睛，放松拳头。如此反复进行约10次，也可根根各人的体质情况进行增减。需要注意的是，攥拳和睁眼的时间要长些，尽量将眼睛睁到最大，将拳头攥到最紧。

【作用】常做攥拳怒目增气功，不但可以疏肝理气，还能增强肝的藏血、疏泄功能，特别是对于因肾虚引起的肝脏疾病，有较好的疗效。

收肛肌法

【方法】坐在椅子上，或站立一处，将意念集中在丹田。当吸气时，用力地收缩肛门的肌肉，或者收缩阴部的肌肉，呼气时则放松肌肉。如此反复进行50～100次。也可根据个人的体质适当地增减次数。

【作用】常做收肛肌法，不但有补肾固精的作用，还可以防止性功能衰退，特别是对于由肾虚引起的早泄、遗精等症，有较好的治疗作用。

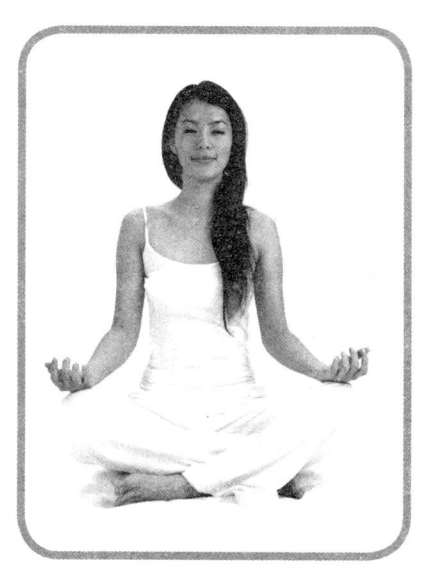

固精功

【方法】坐于床上或者沙发上，两腿尽量往前伸直、并拢，让脚尖朝上，两臂屈肘，两手紧握拳头，放在两肋，两肘用力地往背后伸，前臂则紧紧地贴在肋下。然后将两只拳头松开，将手臂往上举，并沿着前胸和头的两侧用力地往上托举，直到将两肘伸直为止，两手的指尖相对，掌心向上，再仰头用眼睛看着手背，与此同时，再收腹、提肛。接下来，需要低头、弯腰、前俯，并让两手自然地下落，手指攀握住脚趾头，此时，两膝下要弯曲，但需要松腹、松肛，让两手经过腿的前部，然后自然地收回，斗握紧拳头放在两肋之间。这样反复地练习10次左右，在每日早、晚时间进行。

【作用】常练此功，有补肾固精作用，还能治疗肾虚引起的遗精、早泄等症。

第五篇 肾为先天之本，养好肾脏就是养健康

第七节 经络养生，小穴位大健康

足少阴肾经的穴位

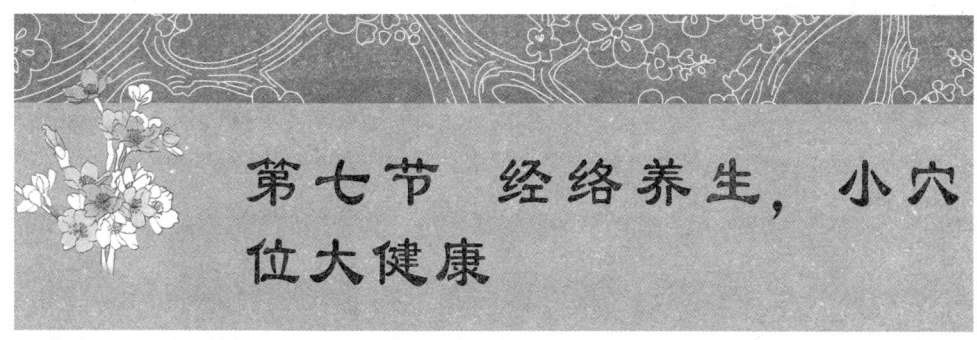

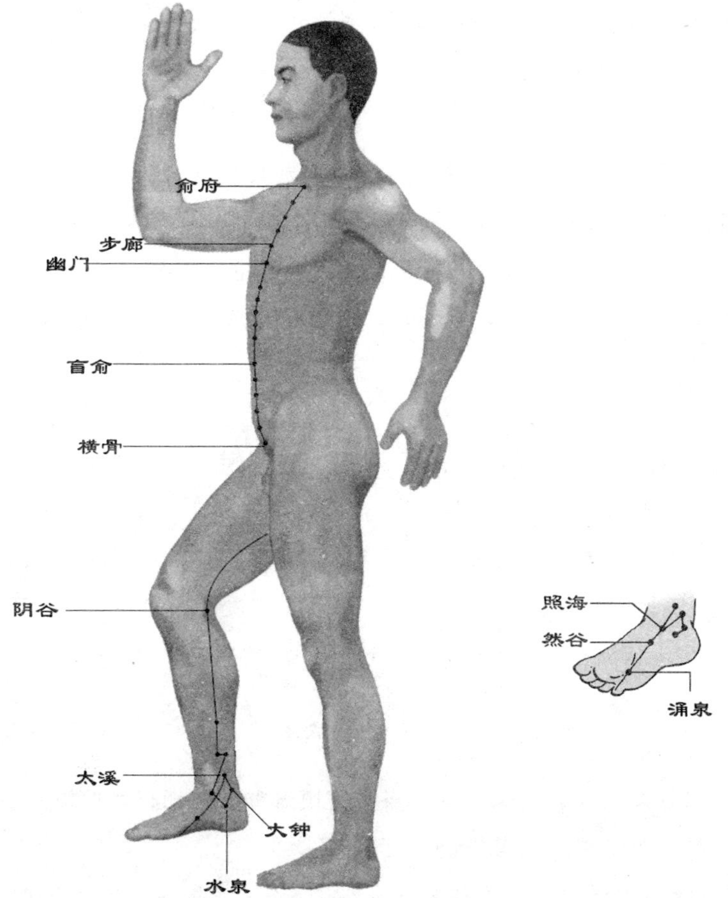

本经共有 27 个穴位，其中 10 个穴位分布在下肢内侧，17 个穴位分布在胸腹部前正中线的两侧。涌泉（首穴）、然谷、太溪、大钟、水泉、照海、复溜、交信、筑宾、阴谷、横骨、大赫、气穴、四满、中注、肓俞、商曲、石关、阴都、通谷、幽门、步廊、神封、灵墟、神藏、彧中、俞府（末穴）。

涌泉穴

【位置】在足底部，卷足时足前部凹陷处，当第 2、3 趾趾指缝纹头端与足跟连线的前 1/3 与后 2/3 交点上。

【功能】苏厥开窍，滋阴益肾，平肝熄风。

【主治】头顶痛，头晕，眼花，咽喉痛，舌干，失音，小便不利，大便难，小儿惊风，足心热，癫疾，霍乱转筋，昏厥。

然谷穴

【位置】在足内侧缘，足舟骨粗隆下方，赤白肉际。

【功能】益气固肾，清热利湿。

【主治】月经不调，阴挺，阴痒，白浊，遗精，阳痿，小便不利，泄泻，胸胁胀痛，咳血，小儿脐风，口噤不开，消渴，黄疸，下肢痿痹，足跗痛。

太溪穴

【位置】在足内侧，内踝后方，当内踝尖与跟腱之间的凹陷处。

【功能】滋阴益肾，壮阳强腰。

【主治】头痛目眩，咽喉肿痛，齿痛，耳聋，耳鸣，咳嗽，气喘，胸痛咳血，消渴，月经不调，失眠，健忘，遗精，阳痿，小便频数，腰脊痛，下肢厥冷，内踝肿痛。

大钟穴

【位置】在足内侧，内踝下方，当跟腱附着部的内侧前方凹陷处。

【功能】益肾平喘，调理二便。

【主治】咳血，气喘，腰脊强痛，痴呆，嗜卧，足跟痛，二便不利，月经不调。

水泉穴

【位置】在足内侧，内踝后下方，当太溪直下1寸，跟骨结节的内侧凹陷处。

【功能】清热益肾，通经活络。

【主治】月经不调，痛经，阴挺，小便不利，目昏花，腹痛。

照海穴

【位置】在足内踝下缘凹陷处。

【功能】泄虚火，滋阴补肾，利咽明目，清心安神，开窍止痛。

【主治】咽喉干燥，痫证，失眠，嗜卧，惊恐不宁，目赤肿痛，月经不调，痛经，赤白带下，阴挺，阴痒，疝气，小便频数，不寐，脚气。

复溜穴

【位置】在小腿内侧，太溪直上2寸，跟腱的前方。

【功能】补肾益阴，温阳利水。

【主治】泄泻，肠鸣，水肿，腹胀，腿肿，足痿，盗汗，脉微细时无，身热无汗，腰脊强痛。

交信穴

【位置】在小腿内侧，当太溪直上2寸，复溜前0.5寸，胫骨内侧缘的后方。

【功能】益肾调经，调理二便。

【主治】月经不调，崩漏，阴挺，泄泻，大便难，睾丸肿痛，五淋，疝气，阴痒，泻痢赤白，膝、股.内廉痛。

筑宾穴

【位置】在小腿内侧，当太溪与阴谷的连线上，太溪上5寸，腓肠肌肌腹的内下方。

【功能】调理下焦，宁心安神。

【主治】癫狂，痫证，呕吐涎沫，疝痛，小儿脐疝，小腿内侧痛。

阴谷穴

【位置】在窝内侧,屈膝时,当半腱肌肌腱与半膜肌肌腱之间。

【功能】益肾调经,理气止痛。

【主治】阳痿,疝痛,月经不调,崩漏,小便难,阴中痛,癫狂,膝股内侧痛。

横骨穴

【位置】在下腹部,当脐中下5寸,前正中线旁开0.5寸。

【功能】益肾助阳,调理下焦。

【主治】阴部痛,少腹痛,遗精,阳痿,遗尿,小便不通,疝气。

大赫穴

【位置】在下腹部,当脐中下4寸,前正中线旁开0.5寸。

【功能】益肾助阳,调经止带。

【主治】阴部痛,子宫脱垂,遗精,带下,月经不调,痛经,不妊,泄泻,痢疾。

气穴

【位置】在下腹部,当脐中下3寸,前正中线旁开0.5寸。

【功能】调理冲任,益肾暖胞。

【主治】月经不调,白带,小便不通,泄泻,痢疾,腰脊痛,阳痿。

四满穴

【位置】在下腹部,当脐中下2寸,前正中线旁开0.5寸。

【功能】理气调经,利水消肿。

【主治】月经不调,崩漏,带下,不孕,产后恶露不净,小腹痛,遗精,遗尿,疝气,便秘,水肿。

中注穴

【位置】在下腹部，当脐中下1寸，前正中线旁开0.5寸。
【功能】调经止带，通调腑气。
【主治】月经不调，腰腹疼痛，大便燥结，泄泻，痢疾。

肓俞穴

【位置】在腹中部，当脐中旁开0.5寸。
【功能】理气止痛，润肠通便。
【主治】腹痛绕脐，呕吐，腹胀，痢疾，泄泻，便秘，疝气，月经不调，腰脊痛。

商曲穴

【位置】在上腹部，当脐中上2寸，前正中线旁开0.5寸。
【功能】健脾和胃，消积止痛。
【主治】腹痛，泄泻，便秘，腹中积聚。

石关穴

【位置】在上腹部，当脐中上3寸，前正中线旁开0.5寸。
【功能】攻坚消满，调理气血。
【主治】呕吐，腹痛，便秘，产后腹痛，妇人不孕。

阴都穴

【位置】在上腹部，当脐中上4寸，前正中线旁开0.5寸。
【功能】调理胃肠，宽胸降逆。
【主治】腹胀，肠鸣，腹痛，便秘，妇人不孕，胸胁满，疟疾。

腹通谷穴

【位置】在上腹部，当脐中上5寸，前正中线旁开0.5寸。
【功能】健脾和胃，宽胸安神。
【主治】腹痛，腹胀，呕吐，心痛，心悸，胸痛，暴喑。

幽门穴

【位置】在上腹部，当脐中上6寸，前正中线旁开0.5寸。
【功能】健脾和胃，降逆止呕。
【主治】腹痛，呕吐，善哕，消化不良，泄泻，痢疾。

步廊穴

【位置】在胸部，当第5肋间隙，前正中线旁开2寸。
【功能】宽胸理气，止咳平喘。
【主治】胸痛，咳嗽，气喘，呕吐，不嗜食，乳痈。

神封穴

【位置】在胸部，当第4肋间隙，前正中线旁开2寸。
【功能】宽胸理肺，降逆止呕。
【主治】咳嗽，气喘，胸胁支满，呕吐，不嗜食，乳痈。

灵墟穴

【位置】在胸部，当第3肋间隙，前正中线旁开2寸。
【功能】疏肝宽胸，肃降肺气。
【主治】咳嗽，气喘，痰多，胸胁胀痛，呕吐，乳痈。

神藏穴

【位置】在胸部，当第2肋间隙，前正中线旁开2寸。

【功能】宽胸理气，降逆平喘。

【主治】咳嗽，气喘，胸痛，烦满，呕吐，不嗜食。

彧中穴

【位置】在胸部，当第1肋间隙，前正中线旁开2寸。

【功能】宽胸理气，止咳化痰。

【主治】支气管炎，肋间神经痛，膈肌痉挛，胸膜炎，食欲不振。

俞府穴

【位置】在胸部，当锁骨下缘，前正中线旁开2寸。

【功能】止咳平喘，和胃降逆。

【主治】咳嗽，气喘，胸痛，呕吐，不嗜食。

太溪、复溜、涌泉各显神通

这里主要讲肾经的3个穴——太溪、复溜、涌泉。可别小看这3个穴，它们个个都身怀绝技。

先说太溪，位于脚内踝后3厘米凹陷中，这个穴说白了就是一个大补穴，凡是肾虚引起的各种症状，如腰酸、头晕、耳鸣、脱发、牙齿松动、哮喘，还有男性最担心的性功能减退，以及妇女们的习惯性流产，都可通过刺激这个穴看到明显的效果。

再说说复溜穴。"复溜"就是让血液重新流动起来的意思，在太溪穴直上2厘米处。这个穴位治疗瘀血和炎症效果最好，所以膀胱炎、阴道炎、前列腺炎等，以及因流产留下的后遗症，都可以选择此穴。有针灸专家称，针刺此穴滋肾阴的效果极好，相当于六味地黄丸的功效。所以怕热口干、夜间烦躁难眠的患者又多了件宝贝。

涌泉穴，相当于足底疗法的肾上腺反射区，自古就有临睡搓脚心百次可延年益寿的说法。其最实用的功效是在于此穴能引气血下行，可以治疗高血压、鼻出血、头目胀痛、哮喘等气血上逆的症状。此穴敷药效果最好。比如高血压患者可取中药吴茱萸25克研末，醋调成糊状，睡前敷于两脚心涌泉穴，用纱布包裹。通常20小时左右血压开始下降，且有持续效果。重症者可多用几次（平日配合金鸡独立法效果更佳）。鼻出血则敷大蒜泥，左侧流血敷左脚心，右侧流血敷右脚心，两鼻孔都出血则俱贴之，有立即止血之效。此法还可醒神通窍，以治疗慢性鼻炎（有专家建议此穴不宜艾灸，可作为参考）。若只想用按摩此穴法，则有个前提，就是稍用力此穴即痛感明显者适宜。若使很大力而痛感不显，或此穴处皮肤无弹性，一按便深陷不起的，不可用按摩法（会使肾气更为虚弱），可选用敷药法。

太溪、复溜两穴用按摩法效果很好，也无禁忌，常相配而用，哪个穴位敏感就先揉哪个穴，然后再把不敏感的穴也揉敏感了，有病治病，无病强身。若同时在肾俞、关元、气海等穴拔罐，那就真成了一剂安全平和的十全大补汤了。一定要练补肾功法，见效快。动作是两臂交叉从脑后向两侧分开，两手始终不交叉。用力点一定要在腰和脚掌。

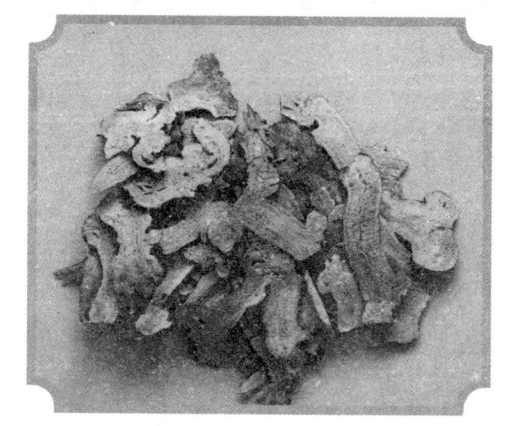

儿童遗尿，即孩子有肾亏，就揉太溪，别揉涌泉。涌泉较为泻，太溪则偏补。

太溪穴——滋阴补肾治咽炎，阴冷阳痿不用愁

太溪，是肾经的"原穴"，也就是肾脏的原气居住的地方，在针灸治疗学上讲，它具有"滋肾阴、补肾气、壮肾阳、理胞宫"的功能。也就是说，生殖系统、肾阴不足诸证、腰痛和下肢功能不利的疾病此穴都能治。

太溪几乎对各种咽炎都有效，尤其是那种常觉得咽喉干燥、肿痛，属于中医上讲"肾阴不足"原因引起的咽症。按揉此穴位，可一边按揉一边做吞咽动作，这是因为肾经的循行经过喉咙"入肺中，循喉咙，挟舌本"。

因为肾包括肾阴肾阳，而肾阴肾阳分别是其他几脏的阴阳之本，所以有人将肾阴肾阳称为人体的阴阳之本。而太溪为肾的原穴，就能很好地调节人体的阴阳，刺激此经时可以点穴、按揉或艾灸。因为循行过小腹部内相应的人体生殖系统部位，所以对生殖系统的诸多疾病相当有效。比如对女性的月经不调、阴冷，男性的阳痿、举而不坚等都有很好的作用。

按揉太溪穴对腰痛腰酸的效果特别好，刺激时，除了穴位要有酸胀感以外，还应该有麻电样的感觉向足底放散。另外，半身不遂、下肢活动功能不好的患者，在家庭护理中也可以进行这样的操作。

用太溪穴来治疗莫名的手脚冰冷也是极其有效的。被此症困扰者，请务必在每日睡觉前刺激此穴。坚持不到几天，你就会惊讶地发现自己的手脚变得暖洋洋的了。

此外，太溪穴还能治各种气喘病。

照海穴——滋肾清热又降火

照海穴释名：照，照耀之意；海，大水之意。该穴名意指肾经经水在此大量蒸发。本穴物质为水泉穴传来的地部经水，至本穴后比水形成为一个较大水域，

水域平静如镜，较多地接收受天部照射的热能而大量蒸发水液，故名。该穴不但能主治咽喉肿痛，配肾俞、关元、三阴交，还可以主治月经不调。

照海最早见于《针灸甲乙经》，《千金要方》称"漏阴"，属足少阴肾经，是八脉要穴之一，通阴跷脉，有滋肾清热，通调三焦之功。其主要功效为：可缓解胸闷、嗓子干痛、声音嘶哑、慢性咽炎等症状，对肩周炎、失眠有辅助作用。

孙思邈在《千金要方》里称此穴为"漏阴"，就是说这个穴位出了问题，人的肾水减少了，会造成肾阴亏虚，引起虚火上升。因此，只要我们感到胸口闷得不舒服、嗓子干痛、声音嘶哑，甚至得了慢性咽炎，都可以按一按这个穴，既有滋肾清热的功效，还能让身体的三焦功能顺畅起来，可谓是一举两得、立竿见影的妙法。

怎样才能找到照海穴呢？方法是平放脚掌，先找到脚踝内侧凸起的骨头，就是足内踝，沿着内踝尖向下，摸到一个小小的凹陷，用手指稍微用力去按，有酸胀或者发麻的感觉，这就照海穴。

穴位找到了，我们再说说怎么按摩。按摩照海穴，要先盘腿坐好。然后用拇指指腹分别按住双侧照海穴，按的时候，垂直加一些压力，压力不要太大，穴位局部有微微酸胀的感觉。按住穴位之后，开始做旋转按揉，旋转的方向以向着心脏的方向为准，频率是 100～120 次 / 分，中间不要停顿。另外，再在这里可以透漏一个小窍门给大家，以便于更好的使用照海穴的来保养自己的身体，就是在按摩这个穴位的时候，要闭口不能说话，感觉到嘴里有津液出现，一定要咽到肚子里去。一般来说，点揉 3～5 分钟后就会感觉到喉咙里有津液出现，疼痛也会马上随之缓解，古代修炼家都讲究炼津化精，津液生发多了，人体的肾精自然充盈，客观上也起到了滋阴固肾的作用，是真正调动了人体的大药。

闭口不说话，并没有什么玄机，只是为了使生发的津液易于滋润喉咙，这也就是古人所说的吞津法。阴跷主人一身的水液，交会于照海穴，既滋肾清热、又能通调三焦，所以揉按照海穴会激发肾中精气，引水液上行，滋润喉咙，虚火得到肾水的滋润则下行，嗓子疼痛自然就"水到病除"了。但如果已经溃烂发炎比较严重的,还要及时到医院就诊以免贻误病情。

此外,肾经上的照海穴能有效改善失眠,这是因为它和奇经八脉的阴跷脉相通,而阴跷脉与眼睛相连,主管睡眠。因此,照海可以用来滋阴养神。对于阴虚火旺导致的心神不安,难以入睡,照海穴是首选穴位。

建议有被失眠困扰者,在睡觉前点揉照海穴几分钟,不仅可以滋阴降火,补肾益气,而且还可以舒舒服服地睡个好觉,何乐而不为呢?

水泉穴——专治小便不利

水泉。水,水液也。泉,水潭也。该穴名意指肾经水液在此聚集形成水潭。本穴物质为大钟穴传来的地部经水,在本穴聚集后如同水潭,故名。

水泉穴是肾经的郄穴,可治急性病,比如泌尿系统感染,就需要赶紧去揉水泉穴。

水泉穴是专门消水肿,治疗小便不利的。小便不利就是刚上完厕所,还没几分钟又想上,每次就撒一点。这是典型的肾气不足。医院通常诊断为泌尿系统感染。老年男性一般都有前列腺问题。每日要坚持多揉水泉穴。

水泉穴还有活血通经的作用。它通月经的效果很好,尤其是女性月经量特少,肚子胀得特别难受,但经血就是不下来,这时要赶紧揉水泉穴。

水泉穴位于足内侧脚踝后下方,当太溪之下1寸,骨结节的内侧凹陷处。取穴定位时,可找到足内踝高点与跟腱后缘连线的中点凹陷处,直下1寸即是,在跟骨结节内侧上缘。

我们在治疗小便不利时可以选择以指代针,对穴位进行点按,先做向心方向推按,然后再顺时针方向揉按,按摩力度由轻到重,并根据自己的年龄和敏感度不同有所调整,以感到局部有酸、麻、胀、热等得气反应。两脚上的穴位各按上5~10分钟。这种方法同样可以用于痛经。

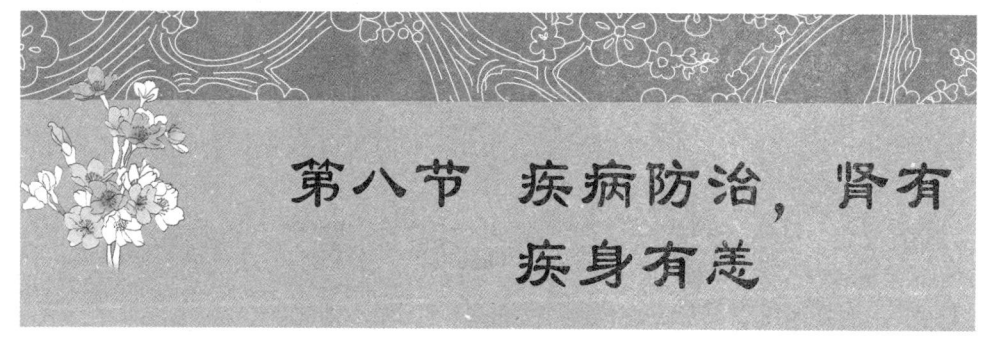

第八节 疾病防治，肾有疾身有恙

急性肾炎——早治疗预后一般良好

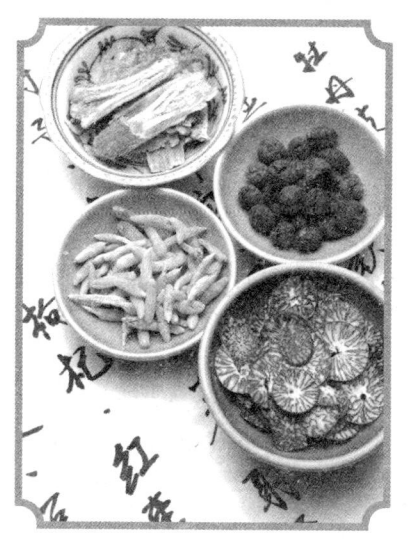

急性肾炎是常见病。病变开始主要在肾小球，而且是弥漫性的，许多肾小球都被侵犯到，因此称为弥漫性肾小球肾炎。根据病程的不同，分为急性肾炎和慢性肾炎两种。

急性肾炎的发病与链球菌感染有关。大多数急性肾炎患者在发病前有过急性溶血性链球菌感染的病史，如急性咽炎、扁桃体炎、猩红热、副鼻窦炎、中耳炎、脓疱疮等。但肾脏的发炎和其他炎症不同，它不是由链球菌直接侵犯肾脏而引起发炎，而是人体由于链球菌及其产物的作用而引起的一种不正常的免疫反应的表现。

急性肾炎典型的症状是突然出现眼睑水肿或头面部水肿。到午后或傍晚面部水肿可逐渐消退，而下肢却水肿了。病情较重的往往全身水肿，甚至有胸腔积液和腹水，因此感到气急、腹胀。约有1/3的患者血压升高，可有头痛等症状。尿常规检查有红细胞、白细胞、管型、尿蛋白等。

急性肾炎中医认为是由于风热、风寒之邪入侵，肺卫失和，肺气失宣，水道失调，不能通调水道以输膀胱，导致水邪泛溢，诸症而起，故又称之为"风水"，或由于疮毒内侵或湿热内生，脾失健运，水湿不得运化，留而泛溢于肌肤。水肿时期，证候属实，多为阳水，治疗以利水消肿，泻其邪实为原则。由于急性肾炎起病急，变化快、多以水肿和血尿为主要表现，中医学将之归入"水肿"、"尿血"等病中。

风寒束肺，风水相搏证

恶寒发热，且恶寒较重，咳嗽气短，面部浮肿，或有全身水肿，皮色光泽；舌质淡，苔薄白，脉浮紧或沉细。治疗原则为疏风散寒，宣肺行水。方药选择麻黄汤合五苓散加减。

风热犯肺，水邪内停证

发热而不恶寒，或热重寒轻，咽喉疼痛，口干口渴，头面浮肿，尿少色赤；舌质红，苔薄黄，脉浮数或细数。治疗原则为散风清热，宣肺行水。方药选择越婢加术汤加减。

热毒内侵，湿热蕴结证

皮肤疮毒未愈，或有的疮疡已结痂，面部或全身水肿，口干口苦，尿少色赤，甚则血尿；舌质红，苔薄黄或黄腻，脉滑数或细数。治疗原则为清热解毒，利湿消肿。方药选择麻黄连翘赤小豆汤合五味消毒饮加减。

脾肾亏虚，水气泛溢证

下肢水肿，按之凹陷不起，身重，脘痞腹胀，胃纳欠佳，腰酸尿少，气短乏力；舌淡，苔白腻，脉濡缓。治疗原则为健脾渗湿，通阳利水。方药选择五皮饮合五苓散加减。

肺肾不足，水湿停滞证

疲倦乏力，下肢水肿，腰酸尿少，咽部暗红，或低热；舌偏红，苔少，脉细或细数。治疗原则为益气扶正，利水消肿。方药选择防己黄芪汤加减。

急性肾炎常用的养生食疗

玉米须车前叶粥

【原料】玉米须、鲜车前叶各30克,葱白1茎,粳米50～100克。

【制作】将车前叶洗净,切碎,同玉米须、葱白煮汁后去渣,然后加粳米煮粥。每日2～3次,5～7日为1个疗程。

【功效】清热利尿。适用于小便不通、尿血、水肿等症的急性肾炎患者。

【宜忌】患有遗精、遗尿的患者不宜食用。

车前草葱白粥

【原料】车前草60克,葱白1根,大米60克。

【制作】将车前草洗净,切碎,用干净纱布包好,葱白洗净,切末,大米淘洗干净,备用。锅内加水适量,放入车前草袋、葱白末、大米共煮粥,熟后拣出车前草袋即成。每日2次,连服5～7天。

【功效】车前草有清热解毒、利尿止泻等功效。葱白有解毒消肿、清肺健脾、通阳开窍、祛内活络等功效。适用于急性肾炎所致的小便不通、尿血、水肿等。

鲜荠菜鸡蛋饮

【原料】鲜荠菜200～240克(干品60克),鸡蛋1个,食盐适量。

【制作】将新鲜荠菜洗净,放瓦锅中,加水3大碗,煎至1碗水时,放入鸡蛋(去壳搅匀)煮熟,加食盐少许饮用。每日1～2次,连服1个月为1个疗程。

【功效】清热解毒。适用于急性肾炎恢复期。

白菜薏苡仁粥

【原料】小白菜500克,薏苡仁60克。

【制作】先将薏苡仁煮成稀粥再加入洗净、切好的小白菜,煮2～3沸,待小白菜熟即成,不可久煮。食用时不加精盐或少加精盐。每日2次。

【功效】健脾祛湿,清热利尿。适用于急性肾炎的水肿少尿症。

三皮保肾粥

【原料】冬瓜皮50克，西瓜皮50克，橘子皮30克，薏苡仁100克。

制作将冬瓜皮、西瓜皮、橘子皮一起放入沙锅，加水煎煮半小时，滤渣留汁，再加入薏苡仁煮成粥状。每日食1～2次，1周为1个疗程。

【功效】利尿消肿，健胃补脾，补中益气。主治急、慢性肾炎。

山药莲枣粳米粥

【原料】山药250克，莲子100克，红枣10个，粳米250克。

【制作】莲子去皮蒸酥，红枣去核切丁，山药蒸熟去皮压碎，与洗净的粳米放入锅，煮粥，加白糖。

【功效】利尿消肿。适用于急性肾炎后的康复。

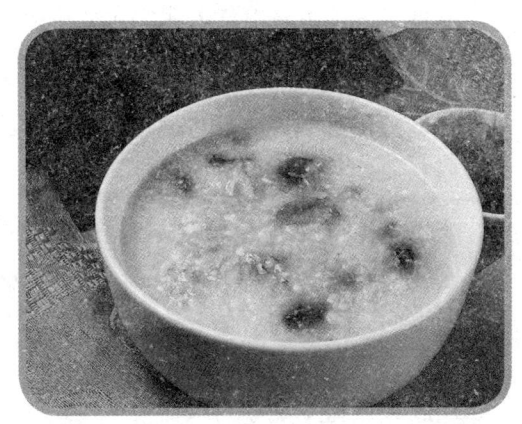

急性肾炎的预防与护理

（1）增强体质，改善身体防御机能，保持环境卫生，以减少上呼吸道感染，咽喉炎，扁桃体炎等疾患，要注意清洁，减少脓皮病发生，在上述疾病发生时应积极治疗，并采用清除慢性感染灶如屡发的扁桃体炎、鼻窦炎等。

（2）改进个人的卫生习惯，养成经常刷牙，减少口腔的链球菌的存在数，每日早上早起坚持锻炼身体，这样可以提高身体的抵抗力，防御链球菌对身体的入侵就可以减少急性肾炎的患病概率，起到很好的预防作用。

（3）不要轻视皮肤细小的感染伤口，这个是链球菌入侵身体的通道，如果出现了皮肤的化脓感染，就应该积极的使用有效的抗生素，使链球菌阻隔在皮肤表面。这样就可以很好地保护肾脏免受感染，就不会患急性肾炎了。

慢性肾炎——小心转化为肾衰

慢性肾炎是指蛋白尿、血尿、高血压、水肿为基本临床表现，起病方式各有不同，病情迁延，病变进展缓慢，可有不同程度肾功能减退，最终将发展为慢性肾衰竭的一组肾小球疾病。

慢性肾炎可由急性肾炎演变而来，但大部分慢性肾炎的患病原因不明，其临床表现呈多样性，蛋白尿、血尿、高血压、水肿为基本临床表现。发病早期，可有乏力、疲倦、腰部疼痛、纳差等表现。由于慢性肾炎病变进展缓慢，其病情多是在体检时通过尿检才发现的。

慢性肾炎属中医"水肿"、"血尿"、"腰痛"、"虚劳"、"关格"等辨证范畴，本病属本虚标实之证，本虚是指肺、脾、肾三脏的亏虚，而已肾虚最为重要。标实是指外感、水湿、湿热、湿浊、瘀血等。

肺肾气虚，水湿内聚

面黄浮肿，气短乏力，腰膝酸软，易感冒，舌淡、苔白，脉细弱。治疗原则为益气固表，利水活血。方药选择玉屏风散和防己黄芪汤加减。

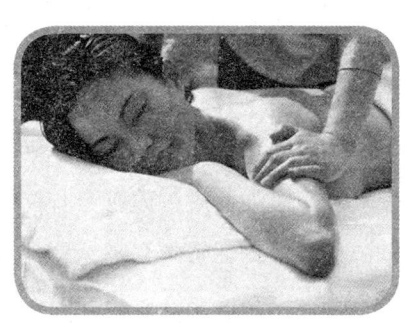

脾肾气（阳）虚，水湿逗留

倦怠乏力，腰膝酸软，纳呆便溏，水肿，遗精、阳痿或月经失调，甚则畏寒肢冷，舌淡胖，有齿印，脉沉细或沉迟无力。治疗原则为健脾补肾、利水活血为治疗原则。方药选择四君子汤合五子衍宗丸加减。

脾肾气（阳）虚，水湿逗留

倦怠乏力，腰膝酸软，纳呆便溏，水肿，遗精、阳痿或月经失调，甚则畏寒肢冷，舌淡胖，有齿印，脉沉细或沉迟无力。治疗原则为健脾补肾、利水活血。方药选择四君子汤合五子衍宗丸加减。

气阴两虚，瘀血内阻

面色少华，气短乏力，手足心热，口干咽燥或伴咽痛，舌偏红、少苔，脉细或细数。治疗原则为益气养阴，清热活血。方药选择参芪地黄汤加减。

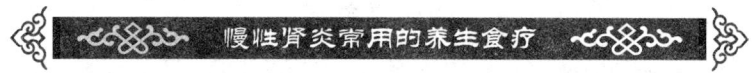
慢性肾炎常用的养生食疗

红枣益脾糕

【原料】白术5克，干姜1克，红枣30克，鸡内金10克，面粉500克，白糖300克。

【制作】将白术、干姜、红枣、鸡内金入锅内煮熟，去渣取汁，倒入面粉。加入白糖、发面粉揉成面团，发酵后加碱蒸糕。每日1次，每次50克，常食。

【功效】养阴补血。适用浮肿消退、面色无华、食欲减少、失眠多梦等症的气血不足型慢性肾炎。

逐水消肿方

【原料】老姜300克，黑丑、白丑各63克，红糖120克，大枣60克。

【制作】将黑丑、白丑除去杂质，用锅炒至发爆破声后取出，研细末；老姜洗净去皮，捣碎，用纱布压榨取汁，再将枣洗净，煮熟，去皮、核，捣成泥状；将红糖、枣泥、黑丑、白丑末在姜汁中调匀成糊，先蒸半小时，取出捣匀后继续蒸半小时，干后为丸即成为药1料；每料等分为7份。1～3日服1料，饭前2小时开水送下。

【功效】逐水消肿。适用于慢性肾炎肾病型。

枸杞子糯米饭

【原料】枸杞子25克，糯米500克，干贝5个，大虾10克，火腿肉50克，姜粉、黄酒、酱油各适量。

【制作】先将枸杞子用凉水浸软，糯米用水浸泡3小时左右。把泡好的糯米和枸杞子沥去水,与已煮软做好的干贝丝、虾粒、火腿片一起下锅,加适量的水和盐;用武火煮沸后,再加入姜粉少许,黄酒和酱油各一匙,文火焖熟即可食用。每日1～2次,代饭食。

【功效】养阴,补肝肾。可辅治慢性肾炎。

加味黄芪粥

【原料】生黄芪、薏苡仁各30克,赤小豆15克,鸡内金末9克,金橘饼2枚,糯米30克。

【制作】先将黄芪放入小锅内,加水600毫升,煮20分钟捞出渣;再加入薏苡仁、赤小豆煮30分钟,最后加入鸡内金末和糯米,煮熟成粥。以上为1日量,分2次温热服食,每次服后吞金橘饼1枚。连服2～3个月。

【功效】补气,健脾。适用于小儿慢性肾炎。

【宜忌】小儿急性肾炎不宜选用。

参芪鸡丝冬瓜汤

【原料】党参、黄芪各10克,鸡脯肉200克,冬瓜250克,精盐、味精、麻油各适量。

【制作】党参、黄芪、鸡脯肉洗净切片,加水600毫升,大火烧开,再将冬瓜连皮切片放入,转用小火烧至酥烂,下精盐、味精,淋麻油即可。分2次趁热连渣服。

【功效】消肿利水。适用于慢性肾炎日久气血亏虚、头面水肿、体倦力乏。

冬瓜蚕豆壳粥

【原料】新鲜连皮冬瓜80～100克,或冬瓜子(干的15克,新鲜的30克),蚕豆壳20克,粳米适量。

【制作】先将蚕豆壳煎煮,取汁去渣,再将冬瓜洗净,切成小块,同粳米适量一并煮为粥,然后对入蚕豆壳汁即成;或用冬瓜子、蚕豆壳一并煎水,去渣同米煮粥。每日2次,10～15日为1个疗程,经常食用效果较好。

【功效】利小便,消水肿,清热毒,止烦渴。适用于急慢性肾炎水肿胀满、小便不利以及肝硬化腹水、脚气水肿、肥胖症、暑热烦闷、口干作渴、肺热咳嗽、痰喘。

慢性肾炎的预防与护理

本病一旦明确诊断，应积极进行治疗和预防，防止肾功能进行性恶化，尽量避免和延缓患者进入必须接受肾脏替代治疗的阶段。

（1）避免感染、劳累等加重病情的因素。

（2）严格控制饮食，保证充足营养。

（3）积极控制和治疗并发症。

（4）慎用或不用肾毒性和易诱发肾损伤的药物。

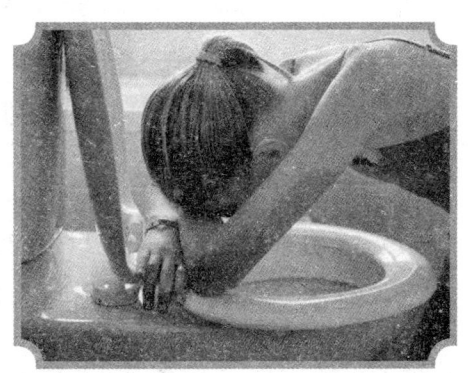

（5）使用中医药治疗，根据患者病情，辨证论治，立法方药，用传统的中医疗法改善和延缓肾衰竭的进展。

阳痿——男人的难言之隐

阳痿指男子阴茎不能勃起或勃起不坚，不能进行正常的性生活。它是男子性功能障碍疾病之一。

正常男子的阴茎勃起可因视、听、触、想象等刺激，使大脑皮质的性兴奋冲动传递至勃起中枢，从而引起勃起。勃起时，大脑皮质除向勃起中枢发出兴奋冲动外，还连续不断地发出抑制勃起反射的冲动。当抑制作用过强时，就出现阳痿。阳痿分为功能性及器质性两类，以功能性阳痿最多见，常因长期手淫、纵欲过度、焦虑、抑郁、惊恐等强烈的情绪波动，造成性兴奋减弱，表现为性欲异常，在平时受性刺激时尚可有正常勃起，而在准备性交时或性交过程中情欲降低,不能勃起。而器质性阳痿则见于各种器质性疾病,如隐睾、睾丸萎缩、前列腺炎、精囊炎、糖尿病、心脏病、肝硬化、截瘫及局部损伤、药物影响等,一般在任何情况下都不能勃起,与功能性阳痿不同,但临床较少见。

中医学认为,肾主藏精,为人之先天之本,若肾精不足,阳无阴精以充养,故见阳痿。又肾中真阳虚衰,不能作强,或惊恐伤肾亦可致痿。脾为人之后天之本,气血化生之源,运精而归肾,而肾有所养,后天脾胃强则阴精充,充则阳势始可振雄。反之,"阳明虚则宗筋(弛)纵",故势衰而用废也。肝性条达疏泄而主筋,宗筋聚于阴器。若肝失疏泄之职,宗筋失职,亦令筋痿之病生矣。此外,湿热下注肝肾,致宗筋弛纵不收,而阳事不举;思虑太过,伤及心脾,亦可致痿。

中医学将阳痿分成4种类型,并进行辨证施治。

肾阳不足

由于素体阳虚,或久病伤肾,或恣情纵欲,房事过度,或手淫无节制,久之致肾阳亏虚,元阳不足,不能促进性功能,故性欲减退,而阳痿不举。故患者面色㿠白、精神委靡、形寒肢冷、腰膝酸软无力、腰背畏寒、伴有滑精、精液滑冷、小便频数、头晕耳鸣、舌淡胖而嫩、有齿痕、脉沉细尺弱。治宜温肾壮阳。

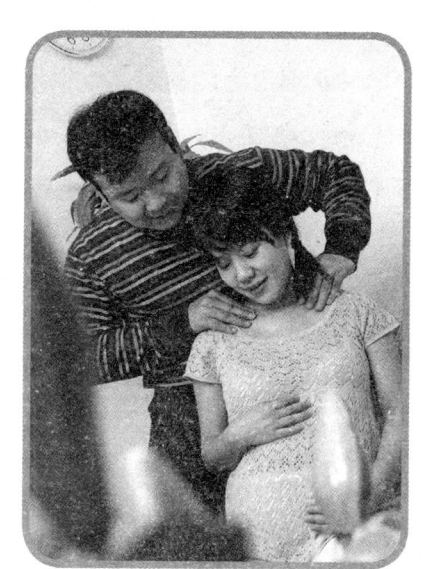

心脾两虚

由于思虑过度,心脾两伤,气血生化无源,或大病久病之后,中气虚弱,血气未复,均可导致阳痿。患者心悸健忘、失眠多梦、形体消瘦、食欲不振、疲软无力、腹胀便溏、面色萎黄或苍白、舌淡白、脉细弱无力。治宜补益心脾。

肝郁不舒

长期情志不遂，忧思郁怒，或长期夫妻感情不合，或性生活不和谐，使肝失疏泄之职，导致宗筋所聚无能而痿。患者常性情急躁、心烦易怒、胁肋不舒或胀痛、睡眠多梦、食欲不振、便溏不爽、苔白脉弦。治宜疏肝解郁。

湿热下注

平素过食肥甘、膏粱厚味，酗酒无度戕伤脾胃，运化失司，聚湿生热，湿热内蕴，下注肝肾致宗筋弛纵，导致阳事不举。患者常兼有遗精之症、阴囊潮湿瘙痒坠胀、甚或肿痛、小腹及阴茎根部胀痛、小便赤热灼痛、腰膝酸痛、口干苦、舌红苔黄腻、脉弦滑。治宜清热利湿。

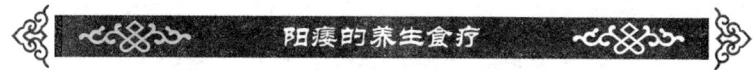

阳痿的养生食疗

羊肾杜仲五味汤

【原料】杜仲15克，五味子6克，羊肾2个，料酒10毫升，生姜5克，葱10克，盐3克，味精2克。

【制作】将羊肾剖开，去筋膜，泡洗干净，切碎。杜仲、五味子用纱布包裹，同放沙锅内，加料酒、生姜、葱、加水适量，炖至羊肾熟透后，加入盐、味精调味后空腹服食。

【功效】温阳固精，补肝肾，强筋骨。用于肾虚腰痛、阳痿遗精等症辅助治疗。

炒鳝丝

【原料】鳝鱼250克，芹菜、洋葱、水发玉兰片各15克，酱油2毫升，料酒4毫升，白糖2克，味精1克，湿淀粉12克，香菜6克，高汤、猪油、花生油各30毫升，胡椒面0.5克，盐2克。

【制作】将鳝鱼宰杀去骨，切成细丝；芹菜、洋葱、水发玉兰片切成3.3厘米长细丝。将花生油倒入炒勺中,在旺火上烧开,放入鳝鱼丝,煸炒半分钟,即放入芹菜、洋葱和玉兰片丝,炒约10分钟,迅速捞出,倒出余油;接着把炒勺再放旺火上,加猪油烧热,放入刚捞出的各种原料,炒匀,放入酱油、料酒、白糖、味精、盐、胡椒面、高汤、湿淀粉,再连续翻炒几下,即可装盘,把香菜末放在盘子边沿。佐餐随意服食。

【功效】补气益精。适用于肾阳亏虚、阳痿、伴有腰痛、腰膝酸软、畏寒肢冷、面色苍白等症,久服可收意想不到之功效。

红烧海杂拌

【原料】水发海参、大虾、水发鲍鱼各100克,水发鱼肚、水发鱼肠、鲜海螺各15克,酱油、料酒、味精、葱姜丝、湿淀粉、盐、花椒水、植物油各适量。

【制作】将水发海参、鲍鱼、鱼肚、鱼肠、大虾、海螺洗净,切成片,放开水中烫透捞出。炒锅放火上,放入油,用葱姜丝炝锅,加酱油、料酒、花椒水、味精,再将海参、鲍鱼、鱼肚、鱼肠、大虾、海螺放入锅中,移小火上煨2分钟,勾粉芡,装盘即可。佐餐食。

【功效】滋补肾阴、壮阳强精。适用于肾虚所致的阳痿、遗精、神疲乏力、腰软腿痛等症。

罗汉大虾

【原料】对虾12个,鱼肉泥60克,鸡蛋清1个,豆嫩苗12棵,火腿末、油菜末各3克,油菜叶、清汤各150克,味精2克,料酒12毫升,玉米粉15克,白糖15克,熟猪油45克,姜丝6克,食盐适量。

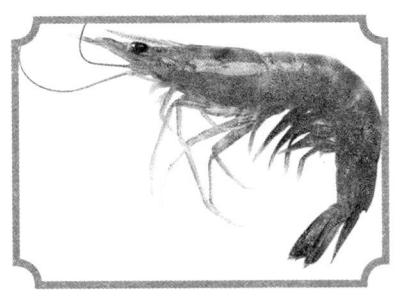

【制作】将对虾去头、皮、肠子,留下尾巴,片开,剁断虾筋,挤干水分,撒些味精,先两面蘸玉米粉,再放在鸡蛋清中蘸一下,最后把背面蘸上面包渣,码在盘子里。将鱼泥用蛋清、玉米粉、味精、盐、熟猪油拌成糊,抹在对虾上,在糊面中间放一根火腿丝,然后用筷子按一遍。将对虾用干净温油炸熟。盘中先放好生菜叶,把对虾剁成两段,对齐,码成圆圈状即可。佐餐食。

【功效】补肾兴阳、强筋壮骨。适用于肾虚阳痿、早泄、骨质疏松症。

【宜忌】阴虚火旺者忌服。

鹿茸羹

【原料】鹿茸6克,鸡肉150克,水发海参25克,水发口蘑、水烫青菜各15克,鸡蛋清1只,肥肉膘50克,食盐、味精、料酒、鸡油、水淀粉、鸡汤各适量。

【制作】将鹿茸磨成细面;海参、青菜、口蘑都切成小片;肥肉膘和鸡肉剁茸,加鸡蛋清、鸡汤和适量食盐、味精,搅成糊状,再放入鹿茸搅匀备用。在锅内放鸡汤,烧开后将鹿茸、鸡肉泥,用油纸漏斗挤作珍珠形拖入汤内,再放入海参、口蘑、青菜和作料,烧开后用淀粉勾芡,淋上鸡油,盛在汤盆内即成。佐餐食用。

【功效】补气血、壮元阳、益肾精。适合于肾虚阳痿、遗精、早泄、虚寒带下等患者食用。

【宜忌】阴虚火旺者忌食此羹,症见潮热盗汗、五心烦热、口干等。

阳痿的预防与护理

（1）忌酗酒和吸烟

少量饮酒对性生活可能还有一定益处,但酗酒却相反,因此千万不可经常酗酒。已患阳痿者,一定要忌烟,未患阳痿者,也要注意减少吸烟量,以防造成血管痉挛引发阳痿。

（2）消除精神压力

对精神压力的危害性,我们已多次提到,所以要想使身体健康,必须学会自我调整,消除精神压力,这对维持正常的性功能也不例外。这就要求合理安排工作和学习,不致身心疲惫;遇上烦心的事情要学会排遣,保持乐观,这对延长性生活年龄也是有帮助的,是预防阳痿的有效措施。

（3）积极治疗相关疾病

如果患有心脏病、高血压、糖尿病、前列腺肥大等易引起阳痿的疾病时,一定要高度警惕，积极治疗相关疾病。最好能从预防这些疾病出发，进行生活饮食调理，实际上也就起到预防动脉硬化出现、预防阳痿的作用。

（4）提高身体素质

身体虚弱，过度疲劳，睡眠不足，紧张持久的脑力劳动，都是发病因素，应当积极从事体育锻炼，增强体质，并且注意休息，防止过劳，调整中枢神经系统的功能失衡。

早泄——是肾虚在作怪吗

所谓早泄，是指在男方还没有和女方性交，或者刚刚开始性交即阴茎插入阴道之时和刚插入之后，立即出现射精现象，致使阴茎立即软缩，性生活不能继续进行下去，而导致的性功能障碍。如果在性交时，由于男方不能控制足够长的时间而射精，以致使其具有性高潮的女性得不到满足，或者不能随意地控制射精反射，也可归属于早泄范畴，但这是从性和谐角度讲的。

根据发病原因，早泄可分为器质性和功能性两大类。真正由于器质性病变引起的早泄极为少见，绝大多数属于功能性早泄。由于长期不能从容地从事性生活（环境不良），或过多地为在性生活中的"表现"而焦虑（怕不能满足女方），致使"精关不固"，这样就形成了快速射精的习惯。如果早泄发生在首次性交时，称为原发；如果在发生早泄之前，曾有过一个时期满意的性生活，则称为继发。早泄如长期得不到彻底的治疗，可导致中枢性功能衰弱，出现阳痿。

中医学认为，精液的藏泄，是与心、肝、肾三脏功能失调有关。倘若心火过旺，肝内相火炽烈，二火相交、扰动精关，致使精关不固，因而发生早泄或滑精；或者情志不遂，肝郁气滞，疏泄失常，约束无能，因而造成过早泄精；或纵欲精竭，阴亏火旺，精室受灼，致使固守无权；或者少年误犯手淫，过早婚育，戕伐太过，以致肾气虚衰，封藏失固，以致精泄过早。

中医临床将早泄分为4种类型，并针对不同病因进行辨证施治。

相火炽盛

多由于欲念不遂或屡犯手淫,肝肾阴血亏耗,不能潜藏相火。又因欲念过旺,所愿不遂,引动心火,二火相煽则精室被灼,固守无能而早泄。临床观察,患者有情欲亢盛、泄精过早、急躁易怒、易激动、心悸失眠、怔忡不安、头晕目眩、口苦咽干、小便色黄、舌红苔黄、脉弦滑数等症状。治宜清泻相火。

阴虚火旺

青年早婚,或婚后房事不加节制,肾精过耗,致使阴虚火旺,精室受扰,封藏失职,迫精早泄。患者常伴有遗精、腰膝酸软、头晕耳鸣、五心烦热或潮热盗汗、虚烦不寐、小便色黄、舌红少津、脉细数等症。治宜滋阴降火。

肾气不固

先天禀赋不足,或房事过度,或少年手淫过多,或年老多病之人,损伤肾气,致使肾气虚衰,不能固守精关,故交媾而早泄。患者常伴有遗精、精液清冷质稀、性欲减退、腰膝酸软、下肢无力、精神委靡不振、背寒肢冷、小便清长频数、夜尿频多、余沥不尽、舌淡胖大而嫩、脉沉弱、尺脉尤甚。治宜温肾固精。

心脾两虚

思虑过度,积劳成疾,致使心脾亏损而早泄。患者多有心悸、多梦、睡眠不实、不思饮食、面色无华、疲倦乏力、大便溏薄、舌淡脉细等症。治宜补益心脾,益气固精。

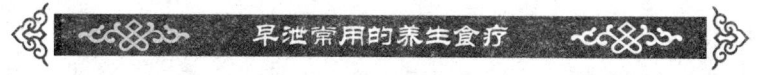

熘炒黄花猪腰

【原料】猪腰500克,黄花菜50克,姜、葱、蒜、植物油、食盐、糖、芡粉各适量。

【制作】将猪腰切开,剔去筋膜臊腺,洗净,切成腰花块;黄花菜水泡发切段;炒锅中置植物油烧热,先放入葱、姜、蒜等作料煸炒,再爆炒猪腰,至其变色熟透时，加黄花菜、食盐、糖煸炒，再入芡粉，汤汁明透起锅。顿食或分顿食用。

【功效】补肾益脾，固涩精液。适用于肾虚腰痛、耳鸣、早泄、阳痿、产妇乳少。

巴戟天蒸龙虾

【原料】龙虾肉100克，巴戟天、薏苡仁各15克，鸡内金、鸡血藤、核桃仁各10克，姜片、料酒、食盐、味精、麻油各适量。

【制作】巴戟天、薏苡仁、鸡内金、鸡血藤、核桃仁均放入锅内，煎2次，每次煎至200毫升，煎半小时，2次煎液合并，去渣留汁装入大瓷碗内，加入龙虾肉、姜片、料酒和食盐，盖好，隔水蒸，熟透下味精，淋麻油即可食用。分2次趁热食龙虾肉，喝汤。

【功效】补阳益肾。用于阳痿、早泄、遗精、性功能减退。

枸杞子炖羊肉

【原料】羊腿肉150克，枸杞子20克，葱、姜、料酒、盐、味精各适量。

【制作】将羊肉整块入开水锅内煮透，放入冷水中洗净血沫，切成方块。葱切成段，姜切成片。铁锅烧热，下羊肉、姜片翻炒，烹入料酒炝锅，炒透后，将羊肉同姜片一起倒入大沙锅内，放入枸杞子、清汤、盐、葱，烧开，撇尽浮沫加盖，用小火炖，待羊肉炖烂，调好味，挑出葱、姜，放入味精即可。佐餐随量服用。

【功效】补肾强筋。可辅治早泄、肾虚、阳痿、月经不调、性欲减退等症。

复元汤

【原料】怀山药50克，肉苁蓉20克，菟丝子10克，核桃仁2个，瘦羊肉500克，羊脊骨1具，粳米100克，葱白3根，生姜、花椒、料酒、胡椒粉、八角、食盐各适量。

【制作】将羊脊骨剁成数节，用清水洗净；羊肉洗净后，氽去血水，再洗净，切成5厘米厚的条块；将怀山药、肉苁蓉、菟丝子、核桃仁用纱布袋装好扎紧；生姜拍破；葱切段。② 将中药及食物同时放入沙锅内，注清水适量，武火烧沸，打去浮沫；再放入花椒、八角、料酒，移文火继续煮，炖至肉火巴烂，出锅装碗，加胡椒粉、食盐调味，即可食用。佐餐食。

【功效】温补肾阳。适用于肾阳不足、肾精亏损之耳鸣眼花、腰膝无力、阳痿早泄等症。

早泄方

【原料】鹿衔草30克，熟地黄20克，山药30克，巴戟15克，枸杞子12克，茯苓10克，淫羊藿20克，肉桂5克，熟附片15克，五味子12克，鹿角胶10克，子公鸡1只，葱20克，姜15克，料酒30毫升，盐10克。

【制作】将以上药（除附片、鹿角胶外）用纱布袋装好，扎口，放药罐内煎煮30分钟，每次加水1500毫升，煎煮2次，合并煎液待用。鹿角胶另用水炖至溶化。熟附片放炖锅内，加水300毫升。煎煮1小时后，放入药液、鸡、绍酒、葱、姜、盐于锅内，置武火上炖煮沸，再用小火炖50分钟即可。每日1次，单服。5日为1个疗程。

【功效】补肾虚，益精血。适用于早泄。

早泄的预防护理

（1）男性早泄患者要记得不能手淫，手淫会产生男性的性冲动，产生性刺激，但是这样重复的性交方式会损害男性的健康，并不能治疗早泄现象。

（2）注意婚前性教育和性指导。掌握一些性解剖及性生活知识，了解和掌握正常的性交方法和性反应过程，不宜过度节制性生活，因性生活次数太少，不利于雄激素的释放。

（3）保持好情绪。性交前的情绪对男性的射精有影响，避免激素、紧张、忧虑等不良情绪，要积极的接受治疗，树立信心。女方要安慰、体贴、不要责怪丈夫，使其放松心态、利于身体康复。

（4）早泄患者不要因为早泄就使用壮阳药物，这样不但不会治疗病情，反而会加重。射精的时间没有统一的标准，一般在2～6分钟是正常的，但是如果双方感到满足，也不能用射精的时间长短来衡量。

图书在版编目（CIP）数据

养好五脏不生病/刘莹编著. -- 上海：上海科学普及出版社, 2016（2024.1重印）
ISBN 978-7-5427-6668-7

Ⅰ.①养… Ⅱ.①刘… Ⅲ.①五脏-养生（中医） Ⅳ.①R212

中国版本图书馆CIP数据核字(2016)第062651号

责任编辑　胡 伟

养好五脏不生病

刘莹　编著

上海科学普及出版社出版发行

（上海中山北路832号　邮政编码 200070）

http://www.pspsh.com

各地新华书店经销　　唐山玺鸣印务有限公司印刷
开本 710×1000　1/16　印张 21　字数 275 000
2016年6月第1版　2024年1月第2次印刷

ISBN 978-7-5427-6668-7　　　定价：78.00元